Dr. Károly Ákos/Magda Ákos

Dina
Eine Mutter praktiziert die konduktive Pädagogik (Petö-System)

Plädoyer für das eigenverantwortliche Handeln von Eltern cerebral bewegungsgeschädigter Kinder

Bearbeitung Gabriele Haug

Alabanda-Verlag

CIP-Titelaufnahme der Deutschen Bibliothek
Ákos, Károly: Dina : eine Mutter praktiziert die konduktive Pädagogik (Petö-System) ; Plädoyer für das eigenverantwortliche Handeln von Eltern cerebral bewegungsgeschädigter Kinder / Károly Ákos ; Magda Ákos. Bearb. Gabriele Haug. – Ulm : Alabanda-Verl., 1989
(Konduktive Pädagogik)
ISBN 3-926724-07-2
NE: Ákos, Magda:; Haug, Gabriele [Bearb.]

Alabanda-Verlag
Mai 1989
April 1990
Graphische Gestaltung: Elisabeth Kaas
Satz: N.C.H. Verlag, Konstanz
Druck: Maus Offset-Druck, Konstanz

Printed in West-Germany
ISBN 3-926724-07-2

Károly Ákos
Magda Ákos

Dina

Bearbeitung
Gabriele Haug

Eine Mutter praktiziert die Konduktive Pädagogik (Petö-System)

ALABANDA VERLAG

Plädoyer für das eigenverantwortliche Handeln von Eltern cerebral bewegungsgeschädigter Kinder

Doch gibt's ein Mittel ...
Die Mütter sind es!

Goethe (Faust II)

Inhalt:

Vorwort

Dieses Buch ist dem schwer körperbehinderten deutschen Mädchen Dina gewidmet. Es ist im wesentlichen eine Dokumentation der Korrespondenz, die zwischen ihrer Mutter und uns geführt wurde. Als wir zum erstenmal von Dina hörten, ahnten wir nicht, wie wichtig für uns die Erfahrungen werden sollten, die wir durch sie und ihre Mutter machen konnten. Es sieht so aus, als ob dieses zufällige Zusammentreffen eine Schicksalsänderung für cerebral bewegungsgeschädigte Kinder bringen könnte. Deshalb trägt dieses Buch, das die Veränderung Dinas dokumentiert, zurecht den Namen des kleinen Mädchens. Das Buch richtet sich an die Mütter von Säuglingen und Kleinkindern mit einer Gehirnschädigung (Cerebralparese), an die Mütter, die in diesen seltsamen Zeiten ihrer „wunderbaren" Fähigkeit beraubt werden, die es auch ihnen – wie allen anderen Müttern – ermöglichen würde, die Persönlichkeitsentwicklung ihres Kindes in Gang zu setzen. Genau diese Fähigkeit aber ermöglicht es der Mutter zu lernen, wie sie ihrem körpergeschädigten Kind helfen kann.

Auch in der gesellschaftlichen Realität der Bundesrepublik ist die Mutter in der Regel für die Erziehung der Kinder verantwortlich. Das trifft in besonderem Maß für behinderte Kinder zu. Deshalb richten wir uns an die Mütter. Das soll jedoch nicht heißen, daß nur die leibliche Mutter über die besonderen Fähigkeiten verfügt, die für die kindliche Persönlichkeitsentwicklung so notwendig sind. Die Mutter kann durch den Vater ersetzt werden oder eine andere ständige Bezugsperson des Kindes.

In diesem Buch werden nur wenige Fachausdrücke verwendet, wie „Körperschädigung", „cerebrale Bewegungsschädigung", „cerebrale Bewegungsstörung", auf die der Leser auch in anderen Veröffentlichungen zum Thema stößt. Über die Definition dieser Begriffe gibt es viele Meinungsverschiedenheiten unter den Fachleuten. Unserer Meinung nach sollte man über „cerebrale Dysfunktion" sprechen, was im Lehrbuch von Hári/Ákos: „Konduktive Pädagogik" ausführlich begründet ist:

Ein orthofunktionaler Mensch besitzt eine generelle Fähigkeit zur Adaption, zum Lernen. Das Individuum befindet sich sein Leben lang in einem ständig sich entwickelnden Prozeß der Adaptation an seine natürliche und soziale Umgebung. Die generelle Fähigkeit zur Adaptation ist Voraussetzung für die lebenslange Entwicklung der individuellen Adaptation. Bei einer Dysfunktion ist diese Fähigkeit eingeschränkt oder nicht vorhanden. Die betroffenen Menschen sind deshalb nicht in der Lage, die in den unterschiedlichsten Bereichen geforderte Adaptation an neue Bedingungen zu leisten und die notwendigen Tätigkeiten zu erlernen."

Die konduktive Pädagogik strebt die Herstellung der fehlenden Orthofunktion an. Dadurch wird die Dysfunktion überwunden, und das Individuum wird allmählich vollständig sozialisiert. Von Beginn an orientieren sich dementsprechend die alltäglichen Tätigkeiten an der altersentsprechenden „normalen Lebensweise".

Während sich heute Fachärzte, Allgemein-, Sonder- und Heilpädagogen, Krankengymnasten etc. über Kompetenzfragen bezüglich der cerebralen Dysfunktion streiten, muß klar gesagt werden, daß die konduktive Pädagogik keinem Fach zugeordnet werden kann und auch keine Mischung aus den vorgenannten Disziplinen darstellt. Sie verkörpert eine besondere Art der Anwendung „anthropogener Kooperationen" in Bezug auf Menschen, die eine cerebrale Dysfunktion haben und zur Orthofunktion erzogen werden.

Zu den anthropogenen Kooperationen möchten wir hier nur so viel sagen, als daß zur Entwicklung der menschlichen Adaptationsfähigkeit der Einfluß einer intercerebralen (zwischen zwei oder mehreren Gehirnen sich vollziehenden) Wechselbeziehung notwendig ist. Die erste Phase dieser Entwicklung spielt sich zwischen dem Säugling und seiner Mutter ab. Damit beginnt die kindliche Persönlichkeitsentwicklung. Die weitere Entwicklung der Persönlichkeit ist durch verschiedene anthropogene Kooperationen (anthropogenic cooperations = ACOS) bestimmt (K. Ákos und M. Ákos: Der Sinn des menschlichen Lebens/Relationspsychologie).

Demzufolge muß der Säugling nicht behandelt werden, um seine Dysfunktion überwinden zu können, sondern seine Mutter benötigt kompetente Hilfe, damit sie trotz seiner durch die Gehirnschädigung bedingten Schwierigkeiten anthropogene Kooperationen mit ihm herstellen und er auf diese Weise seine normale Entwicklung nachholen kann.

An dieser Stelle möchten die Verfasser den Müttern von Dina und Steffi ihren besonderen Dank aussprechen sowohl für die Erlaubnis zum Zitieren der Briefe, als auch für die vielen wertvollen Initiativen und wichtigen Hinweise. Danken möchten wir auch Frau Galla für die Übersetzung unserer Briefe.

Zum Aufbau des Buches

Das Buch besteht aus zwei Teilen. Der erste Teil („Eine Broschüre für die Mütter") besteht aus der etwas veränderten Broschüre, die aus unserer Beschäftigung mit Dina und als Hilfestellung für die Mütter 1986 entstanden ist. In dieser Broschüre wird einleitend dargelegt, wie sich die Mutter mit ihrem Kind im Sinne der konduktiven Pädagogik beschäftigen kann. Der zweite Teil ist eine chronologische Abfolge der Entwicklung Dinas und Steffis anhand des Briefwechsels zwischen ihren Müttern, Frau Seiffer und Frau Groß, Frau Galla und uns.

In den Text eingeschobene Erklärungen und Anmerkungen der Autoren sind durch Kursivdruck gekennzeichnet. Die Namen sind verändert.

Teil I: Eine Broschüre für die Mütter

Mit „Mutter“ ist hier nicht ausschließlich die leibliche Mutter gemeint, sondern die enge Bezugsperson des Kindes, also auch ein Vater oder eine Großmutter oder ein Onkel. In der Regel ist es jedoch die leibliche Mutter, und deshalb ist im weiteren Text von ihr die Rede.

Was kann die Mutter zur Überwindung der cerebralen Dysfunktion ihres Säuglings oder Kleinkindes tun?

1. Was bedeutet „cerebrale Dysfunktion“, und wie kann sie überwunden werden?

Ein Kind ist geboren. Die Mutter stellt glücklich fest, daß alles in Ordnung ist. Hoffnungsvoll verfolgt sie die Entwicklung des Säuglings. Alles verläuft normal, sie hat genug Milch, das Kind saugt gut, es nimmt an Gewicht zu. Manchmal merkt sie aber, besonders wenn sie schon Kinder und somit Erfahrung hat, daß irgendetwas mit dem Baby nicht stimmt. Sie geht zum Arzt und erfährt früher oder später, daß das Kind körpergeschädigt ist. Das ist ein harter Schlag.

Was folgt, ist das völlige Ausgeliefertsein der Mutter an die Ratschläge verschiedener Fachärzte, Krankengymnasten, Therapeuten, Sonderpädagogen, die sich auf unzählige Testergebnisse und unwiderlegbare Meinungen von Autoritäten stützen. Krankengymnastik wird verordnet, Apparate werden angewendet, Operationen durchgeführt.

Die Fachleute finden die Ergebnisse nach der Überprüfung akzeptabel. Die Mutter ist nicht zufrieden. Sie vergleicht ihr Kind mit anderen gleichaltrigen Kindern und stellt fest, daß es sich immer noch anders verhält. Sie wird zur Geduld ermahnt und bekommt unklare Informationen über strukturelle Einzelheiten des Gehirns mitgeteilt.

Die Zeit vergeht, und die Mutter sieht, daß sich die Lage ihres Kindes im Vergleich zu der anderer gleichaltriger Kinder verschlechtert, es immer mehr zurückbleibt. Sie bekommt vielleicht sogar den gutgemeinten Rat, das Kind in einem Heim unterzubringen, wo es unter guten Bedingungen leben kann und wo für alle seine Bedürfnisse gesorgt ist. Wie soll eine Mutter das akzeptieren können?

Dann schon dem Rat der Fachleute folgen, die zwar keinen „übertriebenen" Optimismus vertreten, aber fast unerfüllbare Forderungen an die Mütter stellen, wenn dadurch eine geringe Hoffnung möglich ist.

Die Verfasser dieses Buches vertreten einen anderen Standpunkt.

Wir möchten die betroffenen Mütter ermutigen, ihre natürliche Fähigkeit, die Fähigkeit der biologischen Spezies Mensch, zu erkennen und Mut und Ausdauer zu ihrer Nutzung zu entwickeln. Die menschliche Spezies trägt nämlich nicht nur durch eine genügend große Zahl von Nachkommen zur Arterhaltung bei, sondern auch durch die Schaffung selbständiger und kooperationsfähiger Persönlichkeiten durch die Mütter. Die Grundlage wird schon in der sehr bedeutenden Anfangsperiode nach der Geburt gelegt. Diese Fähigkeit der Mutter wird meistens nicht bewußt wahrgenommen. Sie schafft nicht nur die zur Austragung des Kindes notwendigen Voraussetzungen, ohne sich dessen im einzelnen bewußt zu sein, sondern sie macht sich meist auch nicht bewußt, daß sie die Persönlichkeitsentwicklung ihres Babys in Gang setzt. Für ein bewegungsgeschädigtes Kind ist es aber von entscheidender Bedeutung, ob sich die Mutter ihrer Fähigkeit zur Ingangsetzung der kindlichen Persönlichkeitsentwicklung bewußt ist oder nicht.

Eine Mutter, die das weiß, kann – Unterstützung vorausgesetzt – mit relativ wenigen gezielten Instruktionen erreichen, daß die unterbrochene oder gar nicht erst begonnene Persönlichkeitsentwicklung des Babys in Gang gesetzt wird und damit auch die Symptome seiner Bewegungsschädigung zurückgehen. Die Anleitungen sind notwendig, weil die zwischen Mutter und Baby normalerweise natürlich entstehende Beziehung durch die Hirnschädigung stark beeinträchtigt oder ganz verhindert wird. Der Mutter soll gezeigt und erklärt werden, daß sie imstande ist, die Fähigkeiten ihres Kindes zu entwickeln, wie sie das tun kann und daß seine Krankheitssymptome dadurch gleichzeitig abnehmen werden. Dabei besteht das größte Problem darin, den Müttern ihre Fähigkeiten bewußtzumachen, entgegen der oft entmutigenden Meinung vieler – ihrerseits auch wieder rivalisierender – Fachleute.

Die Verfasser erwarten von den Müttern bewegungsbehinderter Säuglinge und Kleinkinder kein im voraus entgegengebrachtes Vertrauen für ihren Standpunkt. Im Gegenteil – wir möchten die Mütter darin bestärken, daß sie hauptsächlich ihren eigenen Erfahrungen vertrauen sollen und auch denen nicht unkritisch. Die eigenen Wünsche und Ängste sollten immer den gemachten Erfahrungen gegenübergestellt und neu beurteilt werden.

Die Möglichkeit der Heilung bewegungsbehinderter Kinder haben wir durch die Tätigkeit des ungarischen Arztes András Petö (1893-1967) kennengelernt. Durch die Anwendung seiner „konduktiven Pädagogik" konnte in dem von ihm begründeten Institut Tausenden bewegungsbehinderter Kinder geholfen werden. (Als reale Hilfe bezeichnen wir, wenn ein solches Kind sich bei allen Tätigkeiten nicht mehr von seinen Altersgenossen unterscheidet, also geheilt ist.) Wir haben von Petö gelernt, daß es möglich ist, bewegungsgeschädigten Kindern in diesem Sinne zu helfen. Wir haben auch die Erfahrung gemacht, daß Mütter von Babys und Kleinkindern, die wegen ihres Alters von der Mutter nicht getrennt werden und deshalb nicht stationär im Petö-Institut untergebracht werden können, die Anwendung des Petö-Systems für ihr Kind gut erlernen können. Es wurde uns damit klar, daß Mütter das Petö-System in einem Alter des Babys anwenden können, in dem die völlige Gesundung des bewegungsbehinderten Kindes in kürzester Zeit erreichbar ist, nämlich im frühen Säuglingsalter.

Wir verfolgen mit dieser Broschüre die Absicht, den Müttern cerebral bewegungsgeschädigter Kinder zu helfen, die Symptome dieser Gehirnschädigung früh zu erkennen und durch Anwendung des Petö-Systems dazu beitragen zu können, daß das Baby geistig und körperlich gesund werden kann. Wir möchten die Mütter bei der Entfaltung ihrer beinahe wunderbaren Fähigkeiten unterstützen, damit sie mit der Heilung ihres bewegungsgeschädigten Kindes beginnen. Voraussetzung dafür ist aber, daß die Mutter so früh wie möglich erkennt, daß ihr Baby eine cerebrale Dysfunktion hat.

2. Wie kann die cerebrale Bewegungsschädigung früh erkannt werden?

In der Medizin geht man heutzutage im allgemeinen davon aus, daß die nach vielfältigen Symptomen unter verschiedenen Bezeichnungen klassifizierten Bewegungsstörungen durch nicht wieder gutzumachende Gehirnschädigungen verursacht werden. Der Streit der Fachleute über die Symptome und deren cerebralen Ursprung interessiert die Mütter jedoch im allgemeinen nicht. Sie möchten wissen, was man tun kann, um das Kind gesund zu machen. Dieser Wunsch kann erfüllt werden, da cerebrale Funktionsstörungen, die durch eine Schädigung der Gehirnstruktur entstanden sind, kompensiert werden können. Diese Kompensation kann durch eine entsprechende Kooperation der Mutter mit ihrem Baby erreicht werden und zwar umso besser und schneller, je früher die Bewegungsstörung erkannt und die adäquate Beschäftigung begonnen wird.

Die Mutter erkennt eine Bewegungsstörung nicht durch Reflexdiagnostik, sondern durch den Eindruck, den das Kind auf sie macht, daß nämlich etwas nicht stimmt, nicht so ist, wie es gewöhnlich sein sollte.

Diese Abweichung im Verhalten des Babys kann am Anfang sehr leicht übersehen werden, da sie noch nicht immer auffällig ist.

Der Daumen kann z.B. in die Hand gepreßt unter den anderen Fingern liegen. Wenn man genau hinschaut, stellt man häufig fest, daß die Finger sich in einem ungeordneten Durcheinander befinden, manchmal liegen sie übereinander. Wenn man versucht, die Arme des Babys zu bewegen, stellt man fest, wie stark gebeugt und an den Brustkorb gepreßt sie sind. Gleichzeitig sind die Hände zur Faust geballt und das Handgelenk zum Handteller hin gebeugt. Diese Symptome können zusammen, aber auch einzeln, einseitig oder auf beiden Seiten auftreten. Sie können sich zeitweise verstärken, hauptsächlich dann, wenn das Baby durch etwas Unerwartetes erschreckt wird, wenn es z.B. beim Baden zu schnell ins Wasser gelegt wird oder zu viel Wasser in der Wanne ist, so daß das Kind darin schwimmt. Es ist möglich, daß die Symptome am Anfang nur in solchen Ausnahmesituationen auftreten.

Beim nicht geschädigten Säugling liegen die Arme während des Schlafes im rechten Winkel zum Oberkörper, die Ellbogen sind angewinkelt, die Hände zu Fäusten geschlossen, die Daumen liegen jedoch außen, und auch das Handgelenk ist in Richtung Handrücken gebeugt. Wenn das Kind wach ist, bewegt es seine Arme und Hände ständig kräftig. Ein bewegungsgeschädigtes Baby dagegen bewegt Arme und Hände nur sehr wenig oder überhaupt nicht.

Das gesunde neugeborene Baby liegt im Ruhezustand auf dem Rücken mit gebeugten Knien und gespreizten Beinen, die Füße nach oben gebeugt. Es strampelt oft kräftig mit den Beinen. Das bewegungsgestörte Baby dagegen befindet sich immer in Ruhelage. Wenn es auf den Rücken gelegt wird, sind die Beine oft nicht symmetrisch. Manchmal sind sie vollständig gestreckt, manchmal auch gekreuzt. Gelegentlich kann ein Bein nach innen gedreht auf dem anderen liegen. Auch das Fußgelenk ist oft gestreckt. Das Baby strampelt nicht. Hält man es senkrecht hoch, bewegen sich die Beine nicht, sie sind gestreckt, manchmal gekreuzt, auch die Füße befinden sich in der Streckung.

Ein weiteres wichtiges Anzeichen einer Bewegungsstörung kann auch die asymmetrische Haltung der beiden Körperhälften sein. Auch Spannungen der gesamten oder von Teilen der Muskulatur können vorkommen (der medizinische Fachausdruck: „Spasmus" oder „Rigidität"). Infolge der gespannten Muskulatur kann man bestimmte Haltungen („Kontrakturen") nur mit großer Kraft verändern.

Der gesunde Säugling bleibt, wenn er nackt auf dem Rücken liegt, nicht völlig ruhig liegen, sondern führt mit dem Oberkörper „schlängelnde" Bewegungen aus und strampelt mit Armen und Beinen. Es kommt nicht selten vor, daß ein nur 3 – 4 Wochen altes Baby mit gebeugten Knien seine Fersen gegen die Windel drückt, die Beine dann mit solcher Kraft ausstreckt und den Körper so anspannt, daß es aus der Windel herausrutscht. So etwas wird bei einem bewegungsgeschädigten Kind nie passieren. Es ist auffallend ruhig.

Ein gesundes Kind schreit sehr laut, wenn es sich unwohl fühlt und lenkt damit die Aufmerksamkeit der Mutter auf sich. Ein bewegungsgestörtes Kind kann aufgrund der Muskelspannung so behindert sein, daß es nur leise wimmert. (Man freut sich darüber, daß es so ein liebes Kind ist.)

Das Verhalten des gesunden Babys kann sich relativ schnell stark verändern, während das des bewegungsbehinderten fast oder völlig gleich bleibt. Es ist normal, wenn ein neugeborenes Kind auf ein unerwartetes, erschreckendes Geräusch hin seine offenen Hände seitlich zum Kopf hochreißt („Moro-Reflex"). Ein Zeichen für eine Bewegungsstörung ist es aber, wenn dieser Reflex über die ersten 2–3 Monate hinaus, manchmal über Jahre hinweg, erhalten bleibt, oft in sehr heftiger Form.

Es kann auch vorkommen, daß sich der Kopf nach hinten streckt und die Beine überstreckt sind („Opisthotonus"). In dieser Haltung sind die Arme im Ellbogen gebeugt, die Handgelenke in Richtung Handfläche. Die Daumen werden von den Fingern in die Hand gepreßt. Der ganze Körper ist unbeweglich und steif wie ein Brett. Diese Haltung kann nicht mit Gewalt verändert werden. Wenn die Mutter das Kind aber auf den Schoß nimmt, es liebkost oder ins Bett legt und leise mit ihm spricht, es streichelt und besänftigt, gewinnt es sein Vertrauen wieder und die Symptome gehen zurück oder lassen zumindest stark nach.

Die frühen Symptome des neugeborenen bewegungsgestörten Babys werden oft als übertriebene Reaktionen gewertet. So kann es sein, daß die Mutter sie nicht als Zeichen einer Bewegungsstörung erkennt. Es kann auch passieren, daß die Mutter sie als Spiel auffaßt, das ihr Kind gerne spielt. Sie ist erst alarmiert, wenn das vielleicht 3–4 Monate alte Baby den Kopf noch nicht hebt. So erkennt sie, daß das Baby etwas Schlimmes hat. Sie hört jetzt zum erstenmal die Fachausdrücke, mit denen die Ärzte die verschiedenen Formen der Bewegungsschädigung benennen („Monoplegie, Paraplegie, Hemiplegie, Tetraplegie", usw.), und sie hört seltsame Erklärungen über abgestorbene Gehirnzellen. Die Mutter erschrickt dadurch nicht nur zutiefst, sondern auch Verzweiflung ergreift sie, Hoffnungslosigkeit, Passivität. Sie verliert das Vertrauen in die Zukunft ihres Kindes. Sie hört zudem auch noch von anderen bewegungsbehinderten Kindern, die zwar körperlich wuchsen, aber auch im Erwachsenenalter auf dem Niveau eines Säuglings zurückblieben, weder kauen noch sprechen lernten und zur Lebenserhaltung dauernde Hilfe benötigten. Ist das unabwendbar?

Das Baby ist aber nicht nur durch die Hoffnungslosigkeit seiner Mutter gefährdet, sondern auch durch die falsche Deutung seines übermäßig ruhigen Verhaltens als das eines „lieben“ Kindes. Es kann sein, daß die Mutter froh darüber ist, weil ihr Baby viel weniger Beschäftigung braucht als seine Geschwister in diesem Alter. Sie vernachlässigt es unwillkürlich, obwohl sie sich eigentlich mehr um es kümmern sollte als um seine Geschwister. Und so wächst seine Passivität zur Apathie an.

In Wirklichkeit aber hat das Kind eine Hirnschädigung, die verhindert, daß es die Mutter durch die ständige Veränderung seines Verhaltens dazu bringt, sich mit ihm und seinen Problemen zu beschäftigen, was lebensnotwendig wäre. Ein gesundes Kind z.B. löst in seiner Mutter einen „Trieb“ aus, mit ihm zu spielen. Es beeinflußt dieses Spiel durch seine Verhaltensweise. Die Mutter ist sich meist nicht bewußt, daß sie auf diese Art und Weise von ihrem Kind geleitet wird, sondern das geschieht unbewußt.

Auch viele Fachleute unterschätzen häufig immer noch die Bedeutung der Kooperation zwischen Mutter und Kind im Spiel für die kindliche Persönlichkeitsentwicklung oder sind sich darüber nicht im klaren. Bekannt ist, daß das Spiel einen immer größeren Raum im Leben von Mutter und Kind einnimmt und beiden großen Spaß macht. Die Mutter eines bewegungsgeschädigten Säuglings ist aber durch die Symptome der Schädigung beim Spielen mit ihm verunsichert und gehemmt. Resultat ist, daß seine Persönlichkeitsentwicklung in zunehmendem Maße vernachlässigt wird, was in einem apathischen Zustand enden kann.

Bei einer entsprechenden Anleitung hätte die Mutter aber auch die Möglichkeit, sich mit ihrem behinderten Baby so zu beschäftigen, wie es die Mutter eines gesunden Kindes tut. Dadurch ist die Heilung des bewegungsgeschädigten Kindes erreichbar, da das Verhalten des Kindes „normal“ wird und es lernt, seine Symptome zu kompensieren.

An dieser Stelle möchten wir eine Frage ansprechen, die sicherlich auftauchen wird. Was kann passieren, wenn die Mutter aufgrund einer falschen Interpretation ihr vollkommen gesundes Baby als bewegungsgeschädigt behandelt? Die Antwort ist einfach: nichts!

Es besteht kein wesentlicher Unterschied zwischen dem notwendigen Verhalten der Mutter in beiden Fällen. Nur, bei einem gesunden Säugling wird die Mutter sich „instinktiv" richtig verhalten, während ihr das adäquate Verhalten ihrem bewegungsbehinderten Kind gegenüber nur mit entsprechender Anleitung bewußt gemacht werden kann. Ohne diese Anleitungen wird sie die zur körperlichen und geistigen Entwicklung des bewegungsgestörten Kindes notwendige mütterliche Kooperation unbewußt vernachlässigen.

Ein gesundes Baby entwickelt sich nur deswegen, weil seine Mutter viel mit ihm spielt, dadurch seine Aktivität steigert und auf richtige Weise kanalisiert.

3. Wie soll sich die Mutter mit ihrem cerebral geschädigten Kind beschäftigen?

Die Entwicklung eines Säuglings kann nicht beschleunigt werden. Es ist jedoch möglich, ja sogar notwendig, daß die Mutter bei der Lösung der anstehenden Probleme des Babys seine Neigungen beachtet und über seine Abneigungen nicht mit Gewalt hinweggeht. So erreicht das Kind seine Ziele. Es bekommt, was es möchte und hat Freude daran.

Das bedeutet aber nicht, daß die Mutter nicht ihrerseits auf anzustrebende Ziele und deren Realisierung verzichten soll. Im Gegenteil: Die Entwicklung der kindlichen Persönlichkeit wird dadurch in Gang gesetzt, daß die Mutter pädagogisch geschickt vermeidet, was das Baby ablehnt und ebenso geschickt Dinge tut, die ihm Spaß machen.

Spaß entsteht bei einem Baby aber nur dann, wenn es aktiv nach einem Ziel strebt, d.h. wenn es motiviert ist und es ihm gelingt, das angestrebte Ziel zu erreichen. Das ist am besten beim Spielen erkennbar.

Bei einem bewegungsbehinderten Säugling soll die Mutter so oft wie möglich die Initiative zum Spielen ergreifen, wenn er nicht gerade schläft oder ihm etwas fehlt. Sie weckt seine Motivation. Durch ihre Hilfe erreicht das Kind sein Ziel. Macht sie die Sache gut, wird die Aktivität des Kindes gesteigert, seine Aufmerksamkeit verstärkt, es wird fröhlicher und kooperiert immer besser mit ihr.

Wenn das Kind aber beginnt, müde und passiv zu werden und seine Aufmerksamkeit nachläßt, soll das Spiel nicht einfach wiederholt werden, sondern es kann durch kleine Abänderungen interessant und neu gestaltet werden, so daß das Kind wieder aktiv daran teilnimmt. Schläft ein Baby, darf es natürlich nicht zum Spielen aufgeweckt werden.

Die Mutter eines bewegungsgeschädigten Kindes muß klar erkennen, was das Spiel für ihr Kind und sie selbst bedeutet, was sie damit erreichen will. Nur so wird verständlich, welche Spiele auf welche Art und Weise gespielt werden können und sollen.

Nun möchten wir zeigen, wie die Mutter mit ihrem Baby spielen kann. Wie kann sie überhaupt mit dem Kind spielen, wenn sich z.B. seine Beine in der weiter oben beschriebenen „ungewöhnlichen“ Haltung befinden?

Das Kind liegt auf einer harten Unterlage. Die Mutter schiebt beide Füße langsam (!) zum Po. Dabei achtet sie darauf, daß die Fußsohlen, also auch die Fersen, flach auf der Unterlage liegen. Nun stehen die Unterschenkel senkrecht, die Knie zeigen nach oben. Die Mutter begleitet den Vorgang, indem sie wiederholt sagt: „Ich ziehe meine Füße an.“

Sie hält die Füße kurz in dieser Stellung, singt ein Liedchen oder sagt einen Reim und spricht mit dem Kind. So wird seine Aufmerksamkeit auf die Aktivität gelenkt.

Später kann sie z.B. die Füße nehmen, nach oben beugen und mit den Fersen auf die Unterlage klopfen, während sie in langsamem Rhythmus ein Sprüchlein sagt, z.B. „Klopf, klopf, klopf, ich sag es aus dem Kopf" o.ä.

Am Verhalten des Kindes kann man deutlich erkennen, daß ihm das Spiel gefällt. Das Baby hat sein Ziel erreicht: Seine Mutter spielt mit ihm.

Welches Ziel aber verfolgt die Mutter? Sie hat die Absicht, dem Kind beizubringen, wie es die Knie beugen und die Fersen auf dem Boden halten kann. Das Kind lernt diese Bewegungen allmählich durch das Spiel. Nach einer gewissen Zeit stellt sie fest, daß es die Bewegungen tatsächlich gelernt hat, wenn es ohne ihr Festhalten zunächst nur kurz, später immer länger in dieser Stellung bleiben kann. Wenn sich die Beine von selbst wieder strecken, sagt sie: „So ist es gut, strecke schön deine Beine aus."

So lernt das Baby, wann seine Beine gebeugt sind und die Füße flach auf der Unterlage aufliegen und wann die Beine gestreckt sind.

Dieses spielerische Lehren kann man schon im Alter von 1 – 2 Monaten folgendermaßen weiterentwickeln:

Das Kind liegt mit gebeugten Beinen, die Füße am Po, flach auf der Unterlage. Die Mutter drückt die Fersen mit der Hand leicht auf die Unterlage, beugt die Füße leicht nach oben und übt einen schwachen Druck auf die Knie aus. So erreicht sie die Streckung der Beine. Da sie die Fersen auf der Unterlage festhält, rutscht das Kind nach hinten. Sie spricht dazu: „Wir reisen, wir reisen, wir reisen mit der Kutsch" oder: „Rutscht das Baby, rutscht, rutscht, rutscht" oder: „Ri-ra-rutsch, wir fahren mit der Kutsch" o.ä.

Das Spiel macht dem Kind großes Vergnügen, es will dasselbe gleich nochmal.

Was lernt es dabei? Die Mutter stellt nach einer gewissen Zeit fest, daß das Kind die Knie auf einmal von selbst beugt, die Beine aufstellt, die Fersen auf die Unterlage drückt und sich selbständig nach hinten schiebt. So führt dieses Spiel dazu, daß das Baby eine Form der selbständigen Fortbewegung mit den Beinen gelernt hat. Ursprünglich war es durch die spastische Streckung der Beine und den Spitzfuß behindert, das tun zu können. Es hat also gelernt, diese Symptome zumindest in Rückenlage beim Spielen zeitweise abzustellen.

Ein anderes Beispiel: Parallel zu dem eben beschriebenen Spiel beginnt die Mutter auch mit Greifspielen.

Das Greifenlernen ist – wohlgemerkt – der wichtigste Faktor im Lernprozeß bewegungsgestörter Kinder. Es scheint zunächst überflüssig, einem Baby das Greifen beibringen zu wollen, da jedes Neugeborene die Dinge festhält, die seine Handfläche berühren. (Das nennt man in der Medizin „Greifreflex“.) Bewegungsgeschädigte Kinder haben oft eine zusammengeballte Faust, die sich nicht spontan öffnet, da der Greifreflex von den eigenen Fingern ausgelöst wird. Er ist äußerst stark und bleibt, wie der Moro-Reflex, viele Monate lang auslösbar. Da das willkürliche Öffnen und Schließen der Hand nicht möglich ist, ist das Greifenlernen und seine Weiterentwicklung ebenfalls unmöglich.

Um ihrem zwei Monate alten Baby das Greifen beizubringen, kann die Mutter aber folgendermaßen mit ihm spielen:

Sie legt ihre Zeigefinger in die behutsam geöffneten Hände des auf dem Rücken liegenden Babys. Das Kind hält sie durch den Greifreflex fest. Hier muß die Fingerstellung des Babys vielleicht korrigiert werden, so daß die Finger nicht übereinander, sondern nebeneinander liegen und der Daumen ihnen gegenüber liegt. Das ist der richtige Griff. Nun legt sie ihren Daumen auf seine Finger, damit sie sich nicht verschieben. Dann stützt sie sein Handgelenk auf dem Handrücken mit ihrem Mittelfinger, damit sich die greifende Hand nicht nach unten, in Richtung Handfläche beugt, sondern etwas nach oben. Das ist die natürliche Lage der greifenden Hand.

Die Mutter begleitet all das mit Worten, was sie und das Kind tun – wie eine Erzählerin.

Jetzt beginnt das eigentliche Spiel. Die Mutter spricht ein rhythmisches Sprüchlein und bringt dabei die kleinen Fäuste zusammen und auseinander. „Backe, backe, Kuchen, der Bäcker hat gerufen“ singt oder spricht sie. Nach einigen Wiederholungen breitet sie die Arme des Kindes ganz weit aus und zeigt: „Sooo... großen Kuchen backe ich“.

Dabei bringt sie ihm sowohl das Greifen bei als auch das Strecken der Arme.

Dies ist keine Gymnastik für das Baby, sondern ein Spiel. Das merkt man am Vergnügen des Kindes. Nicht nur, daß es gerne mitmacht, es wünscht sich die Wiederholung, was es durch sein Verhalten ausdrückt. So ist das Kind zum Spielen motiviert, das Spiel ist sein Ziel.

Man kann also auch mit bewegungsgeschädigten Kindern spielen. Die Bedingungen dafür zu schaffen, ist aber weitaus schwieriger als bei einem gesunden Kind.

Durch das von der Mutter angestrebte Erziehungsziel hat das Kind nicht nur die richtige Stellung der Finger und des Handgelenks spielerisch gelernt, sondern es hat auch die Entlastung vom Druck der gespannt am Brustkorb liegenden Oberarme erfahren.

Das Kind lernt, was es aktiv und mit Freude im Spiel erreicht hat. Der so erreichte Erfolg kann weiterentwickelt werden, z.B. zum Greifen einer Rassel.

Die Rassel ist ein bekanntes Spielzeug, das nicht näher beschrieben werden muß. Ein bewegungsgestörtes Baby braucht anfangs aber eine besondere Rassel, die es richtig greifen kann. Sie muß wie eine Hantel sein, deren Stiel gerade ist und lang genug, damit die Finger sie so wie weiter oben beschrieben umfassen können. Am wichtigsten ist dabei, daß der Daumen den Fingern gegenüber steht. Die Mutter kontrolliert die Stellung sorgfältig und korrigiert sie bei Bedarf. Der Stiel ist etwa so dick wie die Zeigefinger der Mutter, die das Baby schon zu greifen gelernt hat. Anfangs muß sie vielleicht die Handgelenke des Kindes noch mit dem eigenen Mittelfinger stützen. Vielleicht muß sie sogar die greifende Hand des Babys mit ihrer eigenen Hand leicht umfassen, damit das Kind die Rassel nicht losläßt. Nun wird die Rassel bewegt, die Mutter singt ein Lied oder spricht einen rhythmischen Kindervers.

Das ist offensichtlich ein interessantes Spiel, bei dem das Kind lernt. Das merkt die Mutter dann, wenn ihr Baby die Rassel auch selbständig hält. Nach einer bestimmten Zeit wird es eine eventuell falsche Finger- oder Handhaltung selbständig korrigieren, wenn es von der Mutter mit Worten darauf aufmerksam gemacht wird.

An dieser Stelle sei eine Zwischenbemerkung erlaubt über die Genauigkeit, mit der eine Aussage formuliert werden muß.

Der Satz „Das Baby hat die Rassel in der Hand" enthält eine sehr allgemeine Information. Es ist wichtig, die konkreten Einzelheiten zu beobachten, wie das Kind die Rassel hält.

Ein bewegungsgeschädigtes Baby kann die Rassel vielleicht schon in der rechten Hand halten, wenn es auf dem Rücken liegt, nicht jedoch in der linken. Oder es kann sie mit einer Hand halten, wenn es auf dem Rücken liegt, aber nicht beim Sitzen oder auf dem Bauch liegend. Man hat das Gefühl, das Kind versteht nicht, was man von ihm will, es sollte das aber verstehen, da es das zuvor ja schon gelernt hat.

Die Mutter muß aber erkennen, wo das konkrete Problem liegt und wie es aus dem Weg geräumt werden kann, damit ihr Baby – in diesem Beispiel – die Rassel halten kann. Sie muß erkennen, daß „das Halten" trotz derselben Bezeichnung für die linke Hand etwas anderes ist als für die rechte oder in verschiedenen Positionen. Dieser Unterschied besteht auch beim Lernen gesunder Säuglinge, ist aber kaum zu bemerken, da sie sehr schnell lernen.

Anders ist das bei einem bewegungsgestörten Kind, dessen Lernfähigkeit beeinträchtigt ist. Die Mutter kann ihm helfen, wenn sie ihre erzieherische Hilfe den besonderen Problemen des Kindes anpaßt. Sie sollte z.B. wissen, daß ihr Baby, wenn es gelernt hat, die Rassel in einer bestimmten Körperlage zu halten, dies nicht auch in jeder beliebigen anderen Lage tun kann. Wenn das Kind nicht versteht, was es tun soll, sucht die Mutter geduldig nach Möglichkeiten, wie es diese Aufgabe lösen kann. Die Frage, wie man in einer bestimmten Situation die zur Problemlösung führenden Möglichkeiten finden kann, wird uns noch wiederholt beschäftigen.
Nach diesem Einschub geht es weiter.

Welche Möglichkeiten zur Weiterentwicklung des Greifens gibt es, wenn das Kind schon gelernt hat, eine Rassel zu halten?

Das Baby kann die Rassel z.B. annehmen und alleine halten. Es kann sie selbständig schütteln, was es zuvor mit Hilfe der Mutter getan hat. Es kann die Rassel auch wieder loslassen, was einen großen Fortschritt bedeutet, da der Greifreflex „willkürlich" aufgehoben werden kann. Das Kind kann die Rassel halten, dann loslassen, und die Mutter kann sie ihm wieder zurückgeben. Dieses Spiel gefällt ihm, und seine Mutter erlebt, daß es gelernt hat, Dinge nicht nur zu greifen, sondern auch loszulassen. Nun kann sie ihm auch beibringen, daß es Dinge, die vor ihm liegen, selbständig aufnehmen kann. Dies ist aber nur möglich, wenn es die Hand zuvor aufgemacht hat.

Beim Greifenlernen muß auch auf Symmetrie geachtet werden. Dazu kann die Mutter dem Kind zwei Rasseln auf einmal anbieten, für jede Hand eine. Wenn eine Hand geschickter ist, läßt die Mutter die Rassel mehr mit der „ungeschickteren" Hand halten. Die Hände dürfen aber nie als

„geschickt“ oder „ungeschickt“ bezeichnet werden, sondern immer als rechte und linke Hand. Nach einer bestimmten Zeit erreicht sie, daß das Kind auf ihre Aufforderung hin mit der rechten oder linken Hand greift.

Kann das Baby die Rassel schon richtig greifen, halten und loslassen, gibt ihm die Mutter auch anderes Spielzeug zu ähnlichem Gebrauch. Kinder sollten übrigens vom Säuglingsalter an z.B. auch ein schönes, buntes, weiches Tuch bekommen – etwa in Taschentuchgröße, nach dem sie zunächst zufällig, dann willkürlich greifen, das sie schütteln und genau betrachten. (Es empfiehlt sich, mehrere gleiche davon als Ersatz zu besorgen, da manche Kinder jahrelang nur mit diesem Tuch schlafen gehen und auch beim Waschen nicht darauf verzichten möchten.) Durch das „Begreifen“ von Spielsachen verschiedener Form, Farbe, Größe, Beschaffenheit, Härte usw. sammelt das Kind Erfahrungen. Es lernt, selbständig damit zu spielen und zwar für eine immer längere Zeit. Die Mutter schaut mit Vergnügen zu, wie ihr Baby selbständig spielt. Durch diese zeitweilige Unabhängigkeit hat sie auch mehr Zeit für anderes.

Die Mutter eines bewegungsbehinderten Kindes muß sich genau darüber im klaren sein, welche Bedeutung diese Spiele für das Lernen haben.

4. Was lernt das Kind beim selbständigen Spielen?

Wenn das Baby Spielsachen in der Hand hält und schüttelt, lernt es dabei die Lösung komplexer Probleme. Während es vergnügt eine Rassel greift, schüttelt, losläßt, wieder aufnimmt und hinlegt, verbinden sich in seiner Gehirnfunktion die verschiedensten Sinneswahrnehmungen und Bewegungsinitiativen. Ein von ihm bewegtes Ding, das von der eigenen Hand zu den Augen gebracht, gedreht und dann wieder entfernt wird, verbindet Tast- mit Seh- und Hörempfindungen (Rasseln) und Bewegungen und fördert dadurch die Formwahrnehmung, das Erkennen von Objekten in unterschiedlicher Entfernung und Lage, Richtungssehen und -hören, also das Zusammenspiel der verschiedensten Sinneswahrnehmungen und deren Unterscheidung.

Während ein Säugling Dinge greift und bewegt, werden die feinen Fingerbewegungen, die Beugung des Handgelenks, die Drehung des Armes, seine Beugung und Streckung als Ausdruck der räumlich und zeitlich organisierten komplizierten Gehirnfunktionen zur „Tätigkeit". Wenn er die Spielsachen greift und zum Mund bringt, sprechen die Fachleute von der „Hand-Auge-Mund-Koordination der Gehirnfunktion". Daran ist die Mutter im allgemeinen nicht besonders interessiert, für sie ist es wichtig, daß ihr Baby, nachdem es mit verschiedenen Dingen spielen kann, diese greift und zum Mund bringt, nun auch besser ein Glas halten oder beim Essen mit dem Löffel mehr helfen kann. Dadurch wird das Kind allmählich selbständiger. Die Mutter stellt fest, daß das Baby durch das Spielen immer geschickter wird. Die Spiele können immer noch ein Stückchen weiterentwickelt werden. Die Mutter freut sich über die zunehmende Geschicklichkeit des Kindes.

Im Spiel werden vor allem Voraussetzungen geschaffen für spätere Entwicklungen, die im Moment noch gar nicht wahrnehmbar sind. Ein Baby spielt z.B. mit einem Stück Brotrinde. Es bringt sie zum Mund, leckt daran, probiert, wie sie schmeckt, reibt sie am Zahnfleisch. Es bereitet dadurch nicht nur das Kauen vor, sondern auch die Bewegungen der Lippen, der Wangen, der Kiefer, der Zunge, die zum Sprechen notwendig sind. Kinder erlernen das Sprechen nur, wenn sie kauen können.

Wir würden niemals empfehlen, einem gesund geborenen Baby einen Schnuller zu geben. Es scheint aber günstig zu sein, wenn ein bewegungsgeschädigter Säugling mit etwa 4 – 5 Monaten, der unfähig ist, Spielzeug mit der Hand in den Mund zu bringen, einen Schnuller bekommt. Wenn er zu zahnen beginnt, reibt er damit das Zahnfleisch. Er schließt den Mund um den Schnuller und dreht ihn mit der Zunge im Mund herum. Um das Drehen mit der Zunge anzuregen, kann man ihm den Schnuller auch falsch herum in den Mund geben. Dadurch werden Voraussetzungen für das Kauen und später das aktive Sprechen geschaffen. Natürlich soll der Schnuller auch durch die Hand des Kindes mit Hilfe der Mutter in den Mund geführt werden (Hand-Auge-Mund-Koordination). Das darf aber nicht mit dem Trinken aus der Saugflasche verwechselt werden, was in jedem Fall falsch ist.

Das Baby spielt also mit den verschiedensten Sachen, die es in die Finger bekommt. Durch diese Spiele macht das Kind biologisch bedeutsame Erfahrungen. Es spielt mit einem bunten Tuch, dann mit einer Rassel, später, besonders wenn es Zähne bekommt, mit einem Stück Brotrinde oder irgendetwas Hartem, womit es das Zahnfleisch reibt. Die Lieblingsspiele verändern sich mit der Zeit, auch die Art und Weise des Spielens ändert sich. Bei all diesen Spielen lernt das Kind. Es lernt auch, selbständig zu spielen. Voraussetzung dafür ist aber die regelmäßige Kooperation mit seiner Mutter. Sie spielt mit ihm und gibt ihm auch die für ein selbständiges Spiel notwendigen Gegenstände. Die Mutter beteiligt sich auf die vielfältigste Weise an den Spielen, damit ihr Kind selbständiger wird - auch in der Kooperation mit ihr. Auf diese Weise bekommt das Lernen im allgemein-biologischen Sinn eine human-biologische Qualität.

Woher weiß die Mutter aber, auf welche Weise sie sich mit ihrem Baby beschäftigen soll?

5. Die Rolle der Mutter im Lernprozeß des Kindes

Die Mutter eines zweimonatigen Säuglings kann mit ihrem Kind nicht in derselben Weise spielen wie die eines sechsmonatigen Babys. Wie sie mit ihm spielen soll, lernt sie im wesentlichen von ihm selbst. Schon ein Säugling zeigt durch sein Verhalten der Mutter, wenn sie „gut" mit ihm spielt. Die Mutter wird aber in ihrem eigenen Verhalten nicht nur von ihrem Kind gelenkt, sondern auch von den Erfahrungen mit gleichaltrigen Babys. Mütter beobachten immer, wie sich andere Kinder und Mütter verhalten, ziehen Vergleiche und sammeln Ideen für die eigene Erziehung. Sie kennen die Eigenheiten ihres Babys ganz genau, nehmen aber andere als Vergleich, wenn es um die Leistungsmessung oder -erhöhung geht. Dadurch erkennt die Mutter die Bewegungsstörung ihres eigenen Kindes. Wenn ihr 3 – 4 Monate altes Baby z.B. auf dem Bauch liegt und seinen Kopf nicht hebt, beunruhigt dies die Mutter, weil die anderen Gleichaltrigen das bereits können. Beobachtet sie ihr Kind aber genau, erkennt sie, daß es versucht, den Kopf zu heben, wenn es auf dem Bauch liegt, es aber nicht schafft. An diesen Bewegungsversuchen kann die Mutter ansetzen, ihrem Kind die richtige Kopfhaltung beizubringen. Sie will keine wissenschaftlichen Vorträge über den Tonus einzelner Muskeln oder über Organisationsfehler der Kopfkontrolle als Erklärung dafür hören, warum ihr Baby den Kopf nicht hebt wie die anderen. Sie ist aber sehr wohl daran interessiert, wie sie ihm das Heben und Halten des Kopfes beibringen kann.

Das ist folgendermaßen möglich:

Gesunde Kinder heben beim Liegen auf dem Bauch den Kopf auch nicht ständig. Ein gesundes Baby hebt den Kopf dann, wenn es eine etwas entfernt stehende Person oder einen Gegenstand anschauen will. Ansonsten ist der Kopf eines auf dem Bauch liegenden Säuglings auf die Seite gedreht, und er kann nur das sehen, was sich vor seinen Augen auf dieser Seite abspielt. Auch ein bewegungsbehindertes Baby möchte gerne den Kopf heben, wenn es etwas Interessantes gibt. Ohne Hilfe geht das aber nicht.

Die Mutter legt eine gefaltete Decke unter die Brust des Kindes, damit sein Körper etwas höher liegt. Sie legt seine Hände möglichst flach vor die Decke, so daß die Handteller auf dem Boden liegen. Die Ellbogen sind gebeugt. In dieser Lage kann es den Kopf ein wenig und nur für kurze Zeit aktiv heben, wenn es neugierig ist – sonst nicht! Die Mutter sitzt also vor dem Kind, ihr Gesicht ist nahe an seinem Kopf. Sie spricht zu ihm, ruft, singt oder zeigt ihm Spielsachen. Durch diese Motivation hebt es den Kopf einen Augenblick lang auf die Höhe des Rumpfes. Jetzt sieht das Baby mehr als vorher.

Und genau das ist das Erziehungsziel der Mutter. Damit beginnt das Kind, den Kopf heben zu lernen. Eine Weiterentwicklung ist möglich, wenn die Mutter sich immer wieder Wege ausdenkt, wie sie die Aufmerksamkeit des Kindes erregen und möglichst lange halten kann. Später bringt sie ihm auch bei, daß es Spielzeug greift, das in der Reichweite der Hände liegt. Damit erreicht sie die Streckung der Ellbogen. Das Kind lernt so, wie es den Kopf immer höher heben und dadurch immer mehr Dinge sehen kann.

Anfangs können die Arme auch nur für ganz kurze Zeit gestreckt werden, später dann immer länger. Um das erzielte Resultat länger halten zu können, kann die Mutter die gestreckten Ellbogen am Anfang noch stützen. Sie wird bald merken, daß die Arme immer seltener zusammenklappen und der Kopf so hoch gehalten wird, daß die großen bewundernden Augen sie nicht loslassen, auch wenn sie sich nicht hinunterbeugt. Wenn der Kopf zu sinken beginnt, spricht sie mit dem Baby und versucht, seine Aufmerksamkeit von neuem zu wecken. So kann es den Kopf länger halten. (Die

Mutter merkt natürlich, wenn das Kind müde ist und hört dann auf.)

Mit Freude wird sie feststellen, daß sie die Decke unter der Brust wegnehmen kann, weil das Kind gelernt hat, den Kopf selbständig zu heben und zu halten. Sie muß sich jetzt Gedanken darüber machen, wie es für immer längere Zeit aufmerksam bleiben kann.

Wenn es sich mit abgestützten Armen und erhobenem Kopf halten kann, gibt die Mutter ihm Spielzeug in die eine Hand oder läßt es mal mit der rechten, mal mit der linken Hand auf die Unterlage trommeln. Sie bringt dem Baby bei, nach einem Gegenstand zu greifen und macht nach einer bestimmten Zeit die Erfahrung, daß es den Kopf hält, während es sich nur auf eine Hand stützt...

Das Kind lernt im Spiel, was es zur Entwicklung seiner Selbständigkeit braucht. Die Mutter hilft ihm dabei. Auch bei einem bewegungsgeschädigten Kind läuft derselbe Lernprozeß ab, aber nur dann, wenn die Mutter sich darüber bewußt ist, welche Rolle sie in diesem Erziehungsprozeß spielt. Am Anfang des Greifenlernens legt sie z.B. einen Gegenstand so vor das Kind hin, daß er leicht zu fassen ist. Dabei muß sie beim Greifen und Halten Unterstützung geben. Allmählich aber soll sie ihre Hilfe Schritt für Schritt verringern und dem Kind neue, etwas schwierigere Ziele setzen (Motivation). Dazu gibt es vielfältige Möglichkeiten.

Ein Kind liegt z.B. auf dem Bauch mit erhobenem Kopf. Es ist offensichtlich schon müde, die Ellbogen sind zwar noch gestreckt, beginnen aber bereits einzuknicken. Läßt die Mutter nun einen Ellbogen ganz einknicken, so fällt das Baby zur Seite. Sie wechselt jetzt ihren Platz, so daß sie seitlich von ihm sitzt. Das Kind folgt ihr mit den Augen, was meistens genügt, damit es den Kopf zu ihr hindreht und dabei auf den Rücken kippt. „Du hast dich auf den Rücken gedreht, wie geschickt du bist“, sagt die Mutter. Auf diese Weise beginnt das Lernen des Lagewechsels. Dasselbe Ergebnis ist auch dadurch zu erzielen, daß die Mutter ihr Kind ermuntert, nach einem angebotenen Spielzeug mit gestrecktem Arm zu fassen. Dabei hält sie es so, daß das Baby sich beim Greifen auf die Seite dreht und auf den Rücken kippt.

Die Lösung solcher kleiner Aufgaben fördert das Lernen, das Voraussetzung für die Entwicklung der kindlichen Persönlichkeit ist. In diesem Lernprozeß kommt der Mutter durch ihre Erziehungstätigkeit die wesentliche Rolle zu. Die Bedeutung der einzelnen Teile und Schritte dieser Erziehungstätigkeit wird nur der Mutter eines bewegungsbehinderten Kindes bewußt. Dadurch können sie auch bewußt eingesetzt werden.

Das Drehen vom Rücken auf den Bauch kann die Mutter ihrem Baby z.B. auf die folgende Weise beibringen:

Zuerst lehrt sie es, sich auf die Seite zu drehen. Dazu stellt sie sich seitwärts zum Kind und lenkt seine Aufmerksamkeit auf sich, indem sie mit dem auf dem Rücken liegenden Baby spricht. Es will die Mutter sehen und wendet sich ein wenig zur Seite. Dann bietet sie ihm einen Finger oder ein Spielzeug an. (Zu diesem Zweck soll es greifen lernen.) Es versucht, das Ziel mit der oben liegenden Hand zu erreichen und streckt den Arm aus. Dadurch gelingt es manchmal, daß es sich auf den Bauch dreht. Wenn dies aber nicht gelingt, soll die Mutter genau beobachten, woran das liegt und sich überlegen, wie sie es dem Kind ermöglichen kann, dieses Hindernis aus eigener Aktivität zu überwinden. So wird diese Aktivität als Tätigkeit gelernt.

Sie muß z.B. helfen zu vermeiden, daß der andere Arm unter dem Körper eingeklemmt wird. Deshalb läßt sie das Baby, während es noch auf dem Rücken liegt, beide Arme nach hinten strecken. Wenn das Kind nun einen Finger der Mutter greift und sich mit ihrer Hilfe dreht, kommt es auf dem Bauch an, abgestützt auf den gebeugten Ellbogen und den Unterarm. Diese Bewegung begreift das Kind, wenn seine Mutter mithilft.

Die Mutter lernt durch genaues Beobachten ihres Babys, Aufgaben zu finden, die es gerne macht, und ihm bei der Lösung zu helfen. Diese Aufgaben kommen teils vom Kind selbst, teils sind sie von anderen Kindern „abgeschaut".

Das Kind lernt auch, wenn es alleine spielt. Aber selbst dann schafft die Mutter die entsprechenden Voraussetzungen und versucht, die erreichten Ergebnisse weiterzuentwickeln. Ein bewegungsbehindertes Baby unterscheidet sich darin nicht von gesunden Kindern, nur, es hat größere und individuelle Schwierigkeiten. Die Mutter steht deswegen in ihrer Erziehungsarbeit größeren und besonderen Anforderungen gegenüber. Ihre Aufgabe ist es, die Aufmerksamkeit (Aktivität) des Babys zu steigern und auf die Einzelheiten der Tätigkeit und die individuellen Lösungen zu achten, die normalerweise unberücksichtigt bleiben. Dazu ist sie in der Lage.

6. Wodurch die Mutter beim Beobachten irritiert werden kann

Mütter sind gute "instinktive" Beobachterinnen ihrer Babys. Dank dieser Fähigkeit wird die kindliche Persönlichkeitsentwicklung von ihnen meistens buchstäblich spielend in Gang gesetzt. Die Mutter eines bewegungsbehinderten Babys stößt in ihrer Erziehungstätigkeit jedoch auf ungewöhnliche Schwierigkeiten. Es ist daher verständlich, daß sie in dieser Situation Rat bei Fachleuten sucht. Sie wird vielleicht hören, daß ihr Kind bewegungsbehindert ist und darum nicht fähig, den stammesgeschichtlich vorgegebenen Weg der menschlichen Entwicklung nachzuvollziehen. Dies müsse nun nachgeholt werden. Das Kind soll demzufolge zuerst robben und dann krabbeln. (Diese Theorie hört sich nicht schlecht an. Die Vorfahren des Menschen waren jedoch keine Robben, sie krabbelten auch nicht auf Händen und Knien. Vielleicht haben einige Fachleute da gerade die Schule geschwänzt.) Es kann vorkommen, daß beim Krabbeln die Arme einknicken und das Kind vornüberfällt. Das Krabbelprogramm kann deshalb nicht durchgeführt werden. Man sagt der Mutter, das Baby habe schwache Arme und die entsprechenden Muskeln müßten gekräftigt werden. Das geht aber nicht. Was kann man also tun?

Die Mutter muß die tatsächliche Situation, in der sich ihr Kind befindet, klar erkennen. Voraussetzung dafür ist das Freimachen von solchen falschen Theorien und Ansichten. Sie sollte ihr Augenmerk nicht auf ferne Vorfahren richten, sondern auf ihr eigenes Kind. Statt andere zu fragen, warum die Arme ihres Babys sich in der Krabbelhaltung beugen, sollte sie von ihrer eigenen Erfahrung ausgehen. Beugen sich die Arme im Ellbogen immer deshalb, weil die Muskeln zu schwach sind? Die Mutter kann versuchen, die Arme zu strecken. Sie wird meistens feststellen, daß ein kräftiger Widerstand auftaucht, der die Streckung verhindert. (Das soll aber nicht mit Gewalt versucht werden.) Es ist nicht das Körpergewicht, das die Arme beugt, weil die Muskeln noch zu schwach sind, sondern eine überstarke Muskelkraft, der „Spasmus“. Es ist durchaus möglich, daß der Beugespasmus der Arme in liegender oder sitzender Stellung von selbst verschwindet, nicht jedoch in der Position des Krabbelns. Es ist möglich, daß hier das Körpergewicht auch eine Rolle spielt, nicht jedoch wegen der angenommenen Schwäche der Muskeln, sondern wegen der Steigerung des Spasmus in dieser Lage.

Der Umgang mit dem Kind darf also nicht von abstrakten, schematischen Vorstellungen geleitet werden, sondern muß auf der eigenen Beobachtung und den eigenen Erfahrungen basieren.

Das ist jedoch ein schwieriger Weg, wenn er durch bestimmte falsche Vorstellungen verbaut ist. Die Mutter hört z.B., daß der stammesgeschichtlich festgelegte Entwicklungsweg nachvollzogen werden müsse oder ähnliche unbegründete Ansichten, wie z.B. daß man sich zuerst mit den groben, dann mit den feinen Bewegungen beschäftigen solle usw.

Wenn sie aber ihr Kind frei von jeglichen falschen Vorstellungen beobachtet und nach Wegen sucht, wie die reale Entwicklung gefördert werden kann, findet sie heraus, wie ihr Kind z.B. durch das Greifen vieler Gegenstände in den unterschiedlichsten Positionen Fähigkeiten erwirbt, die, oberflächlich betrachtet, zunächst nichts miteinander zu tun haben. Solange ein bewegungsgeschädigtes Kind aber nicht lernt, seine Hände zu benutzen, d.h. nicht das Greifen lernt, kann es auch fast nichts anderes lernen.

In dem oben erwähnten Fall lernt das Kind beim Greifen, wie es in jeder Haltung die Arme willkürlich beugen und strecken kann. Dadurch verschwindet der Spasmus. Wir werden darauf aber noch zurückkommen.

Die unzähligen Erfahrungen der Tast-, Seh-, Hör-, Geschmacks-, Geruchsempfindung, die Voraussetzung sind für die geistige Entwicklung, sind ohne Greifenlernen nicht oder nur in sehr eingeschränktem Maße möglich. (Es ist kein Zufall, daß das Wort „begreifen“ denselben Wortstamm hat wie „greifen“.)

Aber nicht nur bestimmte Meinungen und Vorstellungen hindern die Mutter daran, ihren eigenen Beobachtungen und Schlußfolgerungen zu vertrauen, sondern auch die Faszination und vermeintliche Allmacht der Technik. Es ist ein Fehlschluß, wenn man glaubt, die moderne Technik übertrifft in jedem Fall die ältere, so wie die Einfachheit auch nicht immer von der Kompliziertheit übertroffen wird. Diese Haltung kann dazu führen, daß die Mutter die wirkungsvollsten Lehrgeräte gar nicht zur Kenntnis nimmt.

7. Die Lehrgeräte des Petö-Systems und ihre vielfältigen Anwendungsmöglichkeiten

Für die Erziehung bewegungsgeschädigter Kinder zur Überwindung ihrer besonderen Schwierigkeiten müssen die richtigen Geräte verwendet werden. Damit sind aber keineswegs komplizierte Geräte gemeint. Ein ausgezeichnetes Lehrgerät haben wir schon in der Rassel kennengelernt. Wir haben gezeigt, wie vielseitig sie verwendet werden kann, wenn über die richtige Form sorgfältig nachgedacht wird.

Aber nicht nur Spielzeug dient zum Lernen, sondern auch Gebrauchsgegenstände, wie z.B. ein Becher. Er ist ein sehr brauchbarer Gegenstand zum Üben und Weiterentwikkeln des Greifens. Es muß aber überlegt werden, was für ein Becher und in welcher Weise er benutzt wird.

Voraussetzung zum Lernen ist die Aktivität des Kindes, sein Streben nach einem Ziel, also seine Motivation und ihre Befriedigung. Ein Kind soll also nie mit Hilfe eines Bechers das Greifen lernen, wenn es keinen Durst hat. Auch ein leerer Becher ist kein Lehrgegenstand. Wenn ein Säugling weint, denkt seine Mutter zuerst daran, daß er durstig ist und bietet ihm Tee zum Trinken an. Das Stillen des Durstes ist für die Mutter eine wichtige Gelegenheit, dem Baby das Greifen und Heben eines Bechers beizubringen.

Dazu dient anfangs ein leichter, zweihenkeliger Becher aus Kunststoff, der nur halbvoll ist. Leicht soll er sein, damit das Kind nicht schwer zu heben hat. Aber warum ein Becher mit zwei Henkeln? Nicht nur, weil das Kind mit zwei Händen mehr Kraft hat als mit einer, sondern weil die Bewegungen des cerebral geschädigten Kindes und seine Körperhaltung oft asymmetrisch sind und die zwei Henkel dazu dienen, diese Tendenz zu korrigieren. Die Mutter achtet während des Greifenlernens darauf, daß die Finger richtig nebeneinander liegen, der Daumen ihnen gegenüber liegt und die Handgelenke in Richtung Handrücken gebeugt sind.

Anfangs kann es nötig sein, daß die Mutter die greifenden Kinderhände mit ihren eigenen Händen umfassen muß.

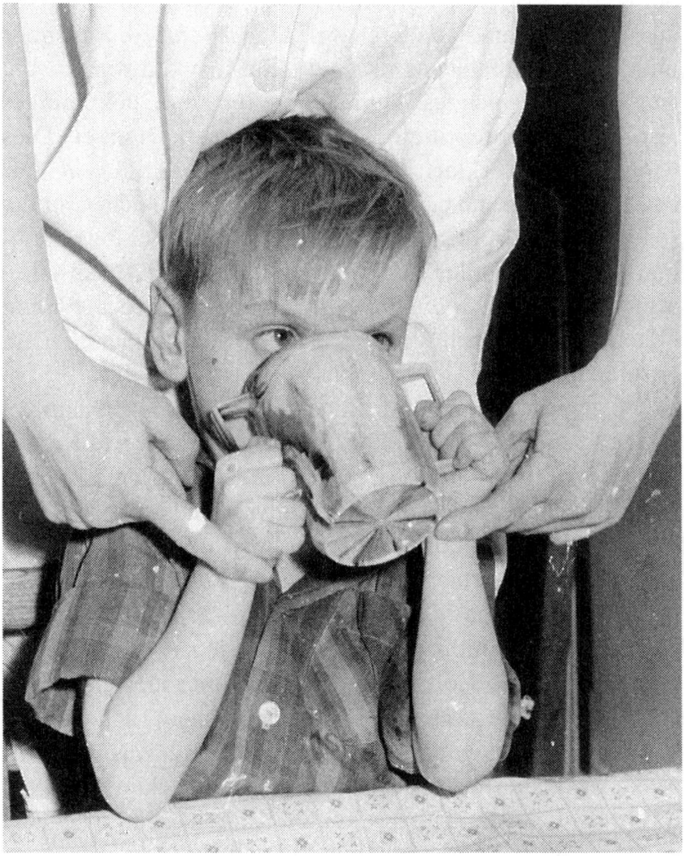

Dieses Bild aus dem Buch Von M. Hári/Ákos: „Konduktive Pädagogik" zeigt einen Jungen, der aus einem Becher mit zwei Henkeln trinkt.

Dies alles ist aber nur dann möglich, wenn die Henkel groß genug sind, d.h. sie müssen vom Boden bis zum Rand des Bechers reichen.

Kann das Kind den zweihenkligen Becher schon allein gut benutzen, darf es aus einem „normalen", d.h. henkellosen Becher trinken. Kinder mit einer starken Asymmetrie der beiden Körperseiten sollen jedoch noch für längere Zeit aus dem zweihenkligen Becher trinken. Wenn ein Kind aber unbedingt ebenfalls aus so einem Glas trinken will wie die ganze Familie auch, es aber nicht greifen kann, bekommt es als Zwischenstufe einen Becher mit einem Henkel. Dies wird dem Kind erklärt. In diesem Fall wird darauf geachtet, daß es abwechselnd beide Hände verwendet. Auch beim Essen mit dem Löffel sollte beachtet werden, daß dieser einmal rechts, das andere Mal links gehalten wird. (Man sollte also einen Löffel für die linke und einen für die rechte Hand haben.) Das erleichtert den späteren Handwechsel beim normalen Löffel.

Es wurde schon deutlich, daß es eine große Zahl unterschiedlichster Lehrgeräte für bewegungsbehinderte Kinder gibt, die sorgfältig ausgewählt werden müssen, auch im Hinblick auf den bereits erreichten Entwicklungsstand.

Von Petö, dem Begründer der konduktiven Pädagogik, kennen wir großartige Beispiele für Lehrgeräte. Obwohl sie in technischer Hinsicht sehr einfach sind, überrascht ihre vielseitige Verwendbarkeit. Nehmen wir z.B. die im Petö-Institut benutzte Holzpritsche. Sie scheint eine sehr einfache Liege zu sein aus leichtem und elastischem Eichen- oder Buchenholz, was bereits auf eine sorgfältige Auswahl hinweist. Ihre Oberfläche besteht aus glatten, lackierten (splitterfreien) Latten mit abgerundeten Kanten. Die Pritsche ist leicht, damit sie jederzeit hochgestellt werden kann, um freien Platz zu schaffen. Sie kann auch hochgestellt nicht umfallen, auch dann nicht, wenn ein Kind sich an ihr festklammert. Die Oberfläche besteht aus Latten, damit die Hand dazwischen durchfassen und eine Latte gut greifen kann. Mit Matratze und Bettzeug ist die Pritsche ein ideales, weil ebenes, hartes aber elastisches Bett für die Nacht.

Sprechen wir jetzt aber über die Erziehung zum Greifen. Wenn das Kind auf dem Bauch liegt, läßt die Mutter es zwei Latten greifen, die Ellbogen sind dabei gebeugt. Das Kind schiebt sich jetzt zum Strecken der Arme mit dem Körper ein wenig nach hinten. So lernt es das Greifen zusammen mit dem Strecken der Ellbogen, während es auf dem Bauch liegt. Gleichzeitig sagt die Mutter ihm, wann es die rechte oder die linke Hand benützt.

Durch das Lernen der Armstreckung wird der Beugespasmus aufgehoben. Das ist auch ein Lehrziel.

Ziel des Kindes aber ist es, nach hinten zu rutschen. Streckung und Beugung der Arme sind nur Bestandteile einer Bewegung, durch die ein „willkürlicher" Platzwechsel erfolgt, d.h. Bestandteile einer Tätigkeit. Die aktuelle Motivation des Kindes kann bei dieser Tätigkeit ein Spiel sein, in dem es z.B. ein Auto ist, das rückwärts in den Parkplatz hineinfährt, oder ein Tier, das rückwärts geht o.ä.

Dasselbe Lehrziel (Aufhebung des Beugespasmus) wird angestrebt, wenn sich das Kind durch „willkürliche" Streckung und Beugung der Arme vorwärtszieht. Am „Lerngegenstand Pritsche" wird das kräftige Greifen einer Latte gelernt sowie das Vorwärtskriechen. Es muß darauf geachtet werden, daß das Kind richtig greift. Wenn es sich noch nicht kräftig genug ziehen kann, muß es vorerst durch Schieben unterstützt werden.

Die Motivation ist aber immer wesentlich und unentbehrlich. Dazu gibt es eine Fülle von Möglichkeiten. Die Mutter legt z.B. ein Spielzeug so vor das Kind hin, daß es durch Fortbewegen gerade eben erreichbar ist. Dann ermuntert sie das Baby zum Anfassen. Es zieht sich deshalb ein wenig nach vorn. Die Mutter kann sich auch an das obere Ende der Pritsche setzen und das Baby zu sich rufen. Auch die Geschwister können mithelfen und mitspielen.

Anfänglich kann die Strecke, die das Kind auf dem Bauch selbständig zurücklegt, sehr kurz sein, sie wird aber immer länger werden. Inzwischen ist das Greifen kräftiger geworden. Das Kind hat gelernt, den Standort der Hände zu wechseln und das Greifen zur Beugung und Streckung der Arme zu benutzen. Natürlich gehört zum Ziehen auch die helfende Bewegung der Beine, und so hat das Kind die Zusammenarbeit (Koordination) von Armen und Beinen gelernt.

Es lernt nun, sich auf dem Bauch um sich selbst zu drehen. Die Mutter kann zu diesem Zweck z.B. einen Teddybär etwas seitlich zum Kind hinstellen und seine Aufmerksamkeit darauf richten. Wenn es sich in Richtung Teddy bewegt, wird dieser ein Stück weitergeschoben, so daß sich das Kind auch weiterbewegt usw. So lernt es, mit der einen Hand eine Latte zu fassen und sich zu ziehen und mit der anderen zu schieben, bis es sich so weit gedreht hat, daß sich der Kopf nun an der Stelle befindet, wo anfangs die Füße waren. Wenn nötig, hilft die Mutter beim Greifen, indem sie die Finger richtig ordnet und evt. ihre eigene Hand draufhält oder beim Ziehen bzw. Schieben hilft.

Mutter und Kind singen dabei vielleicht ein Kinderlied oder sprechen ein rhythmisches Sprüchlein über einen Teddybär o.ä.

Auch in der Rückenlage kann das Kind lernen, sich zu drehen. Das ist auf die folgende Weise möglich:

Das Kind liegt auf dem Rücken und zieht sich mit der rechten Hand, während es sich mit der linken Hand schiebt. Gleichzeitig macht es einen „Schritt" zur Seite mit dem linken Fuß und setzt den rechten Fuß nach. Dieses Spiel kann auch in entgegengesetzter Richtung gemacht werden – wenn das Kind nicht müde ist. Dadurch lernt es nicht nur das Herumdrehen als eine Form des Platzwechsels, sondern auch Schritte nach rechts oder links zu machen. Es lernt zudem, die Füße auseinanderzunehmen und wieder nebeneinanderzusetzen, was sehr wichtig ist für Kinder, deren Füße und Beine spastisch zusammengepreßt oder gekreuzt sind.

Die Mutter spricht dabei zu ihrem Kind: „Meinen rechten Fuß setze ich zur Seite... Meinen linken Fuß setze ich daneben." Später spricht das Kind selbst dazu. Auf diese Weise werden die ausgeführten Tätigkeiten bewußt.

Interessant ist so ein Spiel für das Kind aber erst dann, wenn es mit anderen Spielen verknüpft ist oder mit dem Text eines Liedes oder eines rhythmischen Verses.

Hat das Kind gelernt, sich an der Latte festzuhalten, kann dies dazu benutzt werden, sich auf dem Bauch von der Pritsche herunterzuschieben, so daß es mit den Füßen den Boden erreicht und schließlich steht. (Ist die Pritsche zu hoch, wird ein Schemel o.ä. unter die Füße gestellt.) Wenn das Kind stehen lernt, ist es wichtig, daß es nicht nur mit den Zehenspitzen den Boden erreicht, sondern auch mit den Fersen. Die ganze Fußsohle muß also flach auf dem Boden aufliegen. Es muß ebenfalls darauf geachtet werden, daß die Knie gestreckt sind. Ist das anfangs nicht möglich, stützt die Mutter die Knie mit ihren Händen. Später stellt sie dann fest, daß die Knie gestreckt bleiben, während sie ihre Hände an den Beinen nach unten bewegt. Am Ende ist kein Stützen mehr nötig. Bis dahin wird es aber immer wieder vorkommen, daß die Beine zusammenknicken. Daß das aber nicht an der mangelnden Muskelkraft liegt, sieht man daran, daß das Kind, wenn es ans Geradestehen erinnert wird, seine Beine anschaut und die Knie streckt.

Das lobende Formulieren der erreichten Ziele durch die Mutter ist außerordentlich wichtig. So lernt das Kind, wenn es z.B. „schön gerade" steht. Auch ein Lied kann hier eingebaut werden, z.B.: „Da stehst du mein Herzchen, gerade wie ein Kerzchen." Für das Kind ist es ein schönes Spiel und für seine Mutter eine Lehrmethode zum ausdauernden Stehen.

Nun kann die Mutter ihrem Kind beibringen, sich mit gespreizten Knien hinzusetzen. Zunächst liegt es auf dem Bauch, spreizt die Beine ein wenig und schiebt sich mit den

Händen auf der Pritsche nach hinten. Die Mutter verhindert aber das Rutschen der Beine. (Wenn die Ellbogen noch nicht ganz gestreckt werden können, setzt sich die Mutter so auf die Pritsche, daß die Füße nicht wegrutschen können und unterstützt das Strecken der Arme.) So schiebt sich das Kind nach hinten, die Knie werden gebeugt, Kopf und Rumpf heben sich hoch. Dann wird ein kleiner Stuhl auf die Pritsche gestellt, an dem es sich hochziehen kann, damit der Rumpf noch höher kommt, bis es völlig aufrecht sitzt. Dies ist auch dadurch zu erreichen, daß das Kind die Finger der Mutter greift und so in Sitzhaltung kommt.

Die Mutter hat dem Kind zuvor erklärt, daß es jetzt gleich aufsitzen wird und während des Tuns jeden einzelnen Schritt mit Worten begleitet. Es konnte sich zuvor unter „sich aufsetzen" nichts vorstellen, erst bei diesem Vorgang hat es die Erfahrung gemacht, was das bedeutet. Dies hat es der Mutter zuliebe getan.

Sitzt es aber erst einmal, gibt es so viel Neues zu erfahren: zum Fenster hinausschauen, ein Bild anschauen, fernsehen usw.

Wenn das Kind sitzt, macht sich die Mutter Gedanken, wie sie ihm beibringen kann, die Sitzposition zu halten und ein Umkippen zu vermeiden. Dabei muß natürlich auch darauf geachtet werden, daß das Kind nicht zu lange in dieser Haltung bleibt, sondern lernt, wie es in eine andere Stellung wechseln kann.

Das Stehen- oder Sitzenlernen ist kein Selbstzweck, sondern nur eine Zwischenstufe, um weitere Lernziele zu erreichen. Durch das Greifen wurde es dem Kind möglich zu lernen, wie es zum Stehen kommt, indem es nach hinten rutscht. Wenn es schon stehen kann, sich dabei aber noch an der Pritsche festhalten muß, kann die Mutter diese Fähigkeiten weiterentwickeln und dem Kind beibringen, in die Hocke zu gehen. So kann es sich schon auf das Töpfchen setzen. Wenn das anfangs alle zwei Stunden gemacht und das

Kind gelobt wird, wenn es sein „Geschäft“ erledigt hat, wird es in kurzer Zeit sauber sein.

Die Pritsche ist also nicht nur ein Bett, sondern auch ein Lehrgerät, mit dem es möglich ist, das Greifen, Sitzen, Rutschen, Stehen, Klettern usw. zu lernen.

Neben der Pritsche ist auch der Stuhl in seiner scheinbaren Einfachheit als vielseitiges Lehrgerät anwendbar. Wenn bewegungsgeschädigte Kinder ohne Vorbereitung auf einen Stuhl gesetzt werden, können sie herunterkippen.

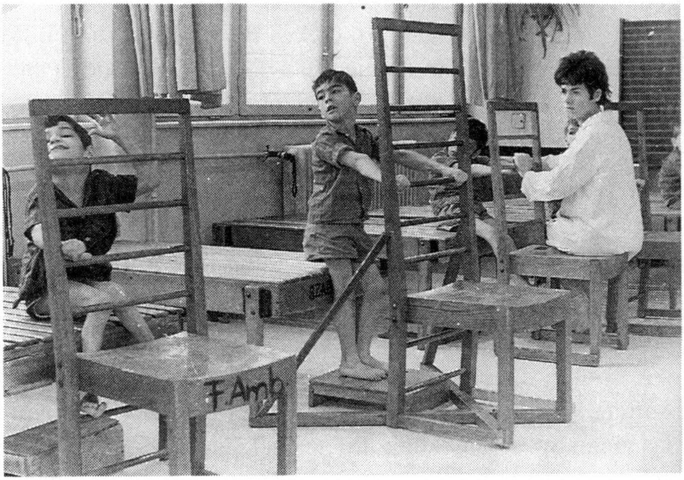

Dieses Bild aus dem Buch von M. Hári/K. Ákos: „Konduktive Pädagogik“ zeigt Sprossenstühle mit Gleitlatten und Holzpritschen, wie sie im Petö-Institut verwendet werden.

Deshalb tragen sie häufig einen Schutzhelm oder werden am Stuhl befestigt. Diese Hilfen sind jedoch nicht nur überflüssig, sondern auch falsch. Ein Kind, das einen Schutzhelm trägt, lernt lediglich, daß es herunterfallen kann, ohne sich am Kopf zu verletzen. Wenn es am Stuhl befestigt ist, wird es nie lernen, wie es das Gleichgewicht halten kann.

Ziel jeder Mutter ist es aber, daß ihr Kind selbständig und sicher auf einem Stuhl sitzen bleiben und aufstehen oder sich hinsetzen kann, so wie es will. Das kann sie ihm beibringen. Wenn es schon gelernt hat zu greifen, soll es auch lernen, wie es in der Sitzhaltung bleiben und sich dabei abstützen kann. Die Gleichgewichtshaltung kann folgendermaßen erreicht werden:

Die Mutter bringt dem Kind bei, daß die Fußsohlen flach auf dem Boden aufstehen, also auch die Fersen immer auf dem Boden bleiben und die Knie gut gebeugt sind. Durch die Beugung der Knie wird der Oberkörper aufrechtgehalten. Ist der Stuhl ein wenig zu hoch, stellt sie einen niedrigen Schemel (oder ein dickes Buch) unter die Füße. Sie zeigt dem Kind, wenn die Füße gut auf dem Boden aufstehen und es richtig sitzt. Es kippt nicht vom Stuhl, wenn es „gerade“ sitzt. Anfangs stellt die Mutter einen Sprossenstuhl mit der Rückenlehne zum Kind. (Diese Rückenlehne besteht aus horizontalen Sprossen wie eine Sprossenwand.) Um sicher zu sitzen, lernt es, wie es sich daran festklammern kann. Damit der Oberkörper gerade ist, wird eine Sprosse in entsprechender Höhe gefaßt. Die beiden Arme werden gleichmäßig gestreckt. Um ein Seitwärtsneigen zu vermeiden, sollten die Hände weit voneinander entfernt sein. Zu Anfang kann man zur Sicherheit zu beiden Seiten des Kindes einen Sprossenstuhl mit der Rückenlehne so zum Kind stellen, daß die Seitwärtsneigung dadurch aufgehalten wird. Das ist besser, als das Kind in einen Stuhl mit Armlehnen zu setzen, denn diese sind nicht wegzunehmen, wenn das Kind schon sicher sitzt – im Gegensatz zum Stuhl. Als Zwischenstufe kann die Mutter einen Stuhl wegnehmen und sich vorübergehend neben das Kind stellen.

Wir haben gezeigt, daß die Mutter bei der Praktizierung des Petö-Systems Geräte benötigt, die sehr einfach, aber äußerst vielseitig verwendbar sind und deren Zweckmäßigkeit einleuchtend ist.

Während die Mutter immer besser begreift, welche Maßnahmen für das Lernen des Kindes notwendig sind und welche Bedingungen sie für seine erfolgreiche Erziehung schaffen kann, erlebt auch das Kind in seiner Persönlichkeitsentwicklung die praktische Umgestaltung seiner Umgebung mit.

Die Mutter wird inzwischen entdecken, daß immer mehr Geräte für die Erziehung des Kindes brauchbar sind.

8. Lehrgeräte zum Erlernen der Selbständigkeit

Eine Mutter ist ständig mit Problemen des Kindes konfrontiert, die gelöst werden müssen, wie in dem oben angeführten Beispiel der Durst. Mütter haben eine natürliche Bereitschaft zum Erkennen und Lösen dieser Probleme. Bewegungsbehinderte Kinder haben zusätzlich noch besondere Probleme. Deren Lösung erfordert Maßnahmen, die jedoch durchaus mit denen vergleichbar sind, die bei Schwierigkeiten gesunder Kinder ergriffen werden.

Ob sich eine Mutter dessen bewußt ist oder nicht, die Persönlichkeitsentwicklung ihres Kindes hängt von ihrer Erziehungstätigkeit ab, die durch die Lösung seiner aktuellen Probleme einen zur Selbständigkeit führenden Lernprozeß bewirkt. Bei einem gesunden Kind trägt die Mutter ihren Teil zu diesem Entwicklungsprozeß der Persönlichkeit spontan bei. Ist das Kind jedoch bewegungsgeschädigt, muß die Mutter selbst erst lernen, wie sie ihrem Kind helfen kann. Sie muß auch lernen, daß es viele Möglichkeiten gibt, das Kind zur Selbständigkeit zu erziehen.

Es sollte auf jeden Fall vermieden werden, Bedürfnisse des Kindes so zu befriedigen, daß es nicht zu kooperieren braucht. Stattdessen sollte nach Wegen gesucht werden, die die Kooperation des Kindes nicht nur ermöglichen, sondern auch vom Lehr- und Lernaspekt her am besten erweitern.

Die Hilfsmittel, die den Prozeß des Selbständigseins unterstützen sollen, müssen ebenfalls gut durchdacht sein. Voraussetzung dafür ist das ständige Beobachten des Kindes. Die besten Lehrgeräte sind diejenigen, auf die nach einer bestimmten Zeit verzichtet werden kann oder die eine schrittweise Reduzierung der mütterlichen Hilfe erlauben. So kann sich der Lernprozeß schrittweise entwickeln, d.h. das Leistungsniveau steigert sich und die Selbständigkeit nimmt zu.

In einem Beispiel weiter oben wurde gesagt, daß sich ein Kind sicherer fühlt, wenn ihm beim Sitzen auf einem Stuhl zu beiden Seiten je ein Stuhl hingestellt wird, der es bei einem evt. Seitwärtskippen aufhält. Später nimmt man dann – mit der Weiterentwicklung der Fähigkeit, das Gleichgewicht zu halten – erst den einen, dann den anderen Stuhl weg. Eine weitere Möglichkeit, die Fähigkeit zum Halten des Gleichgewichts zu fördern, ist z.B. die, das Kind auf eine etwas längere Bank zu setzen. So kann es zwar zur Seite kippen, aber nicht herunterfallen, und die Mutter kann ihm beibringen, sitzenzubleiben, indem es sich auf eine Hand stützt. Später genügt es dann, wenn die Mutter ans Geradesitzen erinnert, um ein Kippen zu verhindern: „Ich sitze gerade." Auf diese Weise bringt sie ihm bei, die Schräglage wahrzunehmen, zu korrigieren und einen stabilen Gleichgewichtssinn zu entwickeln.

Nichtbehinderte Kinder trainieren die Fähigkeit, das Gleichgewicht im Sitzen halten zu können, durch unzählige Lageveränderungen. Dieser Lernprozeß vollzieht sich sehr schnell, eine bewußte Mitwirkung der Mutter ist kaum nötig. Bei einem bewegungsbehinderten Kind muß die Mutter jedoch erkennen, wie sie diesen Lernprozeß schrittweise entwickeln kann und welche möglichst einfachen effektiven Geräte benutzt werden können.

Betrachten wir den Stuhl unter diesem Aspekt. Besonders günstig ist ein Stuhl, dessen Rückenlehne aus Sprossen besteht, also aus dünnen, runden Stangen. Es ist vorteilhaft, wenn die Sprossen auch nach unten, zwischen den hinteren Stuhlbeinen, fortgesetzt werden. Die beiden seitlichen Beine müssen auf einer Latte stehen, so daß der Stuhl leicht rutscht. Er besteht aus einem leichten, glatten Holz und hat einen glatten Sitz.

Es ist überflüssig, einem gesunden Baby das Sitzen beibringen zu wollen, bevor es 7 – 8 Monate alt ist. Wenn es aber von selbst das Sitzen lernt, sollte es nicht daran gehindert werden. Stattdessen soll beobachtet werden, unter welchen Bedingungen es mit geradem Rücken sitzt, um eben diese Bedingungen schaffen zu können. Richtiges Sitzen ist eine schwierige Aufgabe. Deshalb lernen viele gesunde Kinder, wenn sie genügend Platz haben und sich an etwas festklammern können, früher stehen als sitzen. Ein bewegungsgeschädigtes Kind wird aber nie richtig sitzen lernen, bevor es nicht gelernt hat, die Arme frei zu bewegen und zu greifen. Die Erziehung zum Stehen sollte nicht vor dem Alter von 13 – 15 Monaten beginnen. Das Kind sollte dann allerdings schon gut und kräftig greifen und sich halten können.

Wir wollen aber wieder auf den Sprossenstuhl zurückkommen. Einem bewegungsbehinderten Kind kann man das sichere Sitzen beibringen, wenn es auf einem Stuhl oder Schemel oder Topf sitzt und sich an einem Sprossenstuhl festhält, dessen Sprossenlehne ihm zugewandt ist. Dabei faßt das Kind mit beiden Händen und gestreckten Armen die Sprosse, die auf Schulterhöhe liegt. Der Rücken soll gerade sein. Die Beugung des Rückens kann korrigiert werden, indem das Kind nach oben schaut, z.B. in das Gesicht der Mutter oder auf ein Spielzeug in ihrer Hand oder auf den Fernseher o.ä. Sitzt es aber dennoch nicht gut, sollte an die Haltung der Füße gedacht werden, die dann – wenn nötig – korrigiert werden muß. Wenn die Sitzhaltung verbessert wurde, sagt und zeigt die Mutter dem Kind, daß es jetzt gerade sitzt.

Das Kind hat vorher ebenfalls mit Hilfe des Sprossenstuhls schrittweise gelernt, wie es die Arme strecken kann. Vielleicht mußte die Mutter dabei den Stuhl zuerst ein wenig nach vorne neigen, damit das Kind die Sprosse durch das Strecken der Arme erreichen konnte. Als ihm das schon gut gelang, ließ die Mutter den Stuhl langsam auf den Boden zurückfallen. Damit wurde das völlige Ausstrecken der Arme erreicht. Sie sagte dabei: „Ich strecke meine Arme, strecke, strecke...“.

Das Sitzen wird Schritt für Schritt erschwert. Zunächst hält das Kind sich nur mit einer Hand an der Sprosse fest. Später dann soll es – natürlich nur für kurze Zeit – ohne Festhalten frei sitzen. So lernt es, sicher zu sitzen.

Dies sind die Erziehungsziele der Mutter. Vom Kind werden sie am besten akzeptiert, wenn sie in Spiele eingebaut werden.

Wie kann ein Sprossenstuhl zum Aufstehenlernen benutzt werden?

Die Mutter sitzt z.B. verkehrt herum auf dem Sprossenstuhl vor dem Kind, das auf einem anderen Stuhl sitzt und sich mit den ausgestreckten Armen an einer Sprosse festhält. Die Mutter ermuntert das Kind, sich mit geradem Rücken ein wenig nach vorne zu beugen und mit den Händen abwechslungsweise die nächst höhere Sprosse zu greifen. So lehrt sie es, wie es mit den Händen „hochklettern“ kann. Die Mutter spricht, wenn möglich spricht das Kind mit: „Ich greife mit meiner rechten Hand höher.“ „Ich greife mit meiner linken Hand höher.“ ... Bei Bedarf erinnert sie das Kind daran, die Arme gestreckt zu halten: „Ich strekke die Arme.“ Auch auf die Beine muß geachtet werden. Sie sollen in den Knien gut gebeugt gehalten werden. Wenn die Haltung nicht stimmt, läßt die Mutter sie korrigieren.

Schließlich sieht sie, daß das Kind jetzt aufstehen kann und ermuntert es dazu, wenn es möchte. Sie kann es mit ihren Händen unterstützen und dazu sagen: „Ich stehe auf.“

Wenn nötig, verhindert sie das Vorrutschen seiner Füße, indem sie ihre davorstellt. So steht es auf.

Durch das Erreichen des Ziels lernt das Kind nach und nach, sich dieses Ziel selbst zu stellen und immer selbständiger zu erreichen. Die angestrebten Ziele werden nur dadurch verstanden und die dahin führenden Tätigkeiten im Detail gelernt, daß sie auch tatsächlich erreicht werden.

Wenn das Kind gerade stehen soll, zeigt man ihm vielleicht ein Bild an der Decke oder sagt, es solle seinen Händen nachschauen, mit denen es über dem Kopf klatscht – und so steht das Kind gerade. Die Mutter sagt: „Jetzt stehst du schön gerade". Das Kind versteht das.

In den oben aufgeführten Beispielen wird klar, was für ein einfaches und doch vielseitiges und wirkungsvolles Lehrgerät der Sprossenstuhl ist. Mit seiner Hilfe werden die Zwischenstufen möglich, die zum Erreichen eines Ziels nötig sind. Später kann dann auf seine Hilfe leicht verzichtet werden – im Gegensatz zu einer Krücke. Ein gutes Lehrgerät entspricht dem Prinzip der kleinstmöglichen Hilfe zum Erreichen des gestellten Ziels. Je mehr auf eine Hilfe verzichtet werden kann, desto größer wird die Selbständigkeit.

Wenn es dem Kind gelungen ist aufzustehen, muß es sich zum Halten seines Gleichgewichts auch weiterhin an der Stuhllehne festhalten. Die Mutter sitzt umgekehrt auf dem Stuhl, um so einerseits einen Sturz des Kindes verhindern und andrerseits das Greifen und Strecken der Arme unterstützen zu können. Später wird diese Hilfe überflüssig.

Bei größeren Kindern wird der Sprossenstuhl durch seitlich nach hinten gehende Latten stabilisiert, wie auf dem Foto aus dem Buch von Hári/Ákos: „Konduktive Pädagogik" zu sehen.

Der Lernprozeß des Stehens beginnt beim Stehen mit Hilfe des Greifens und wird über verschiedene Zwischenstadien zum selbständigen, ungestützten Stehen weiterentwikkelt. Am Anfang kann ein selbständiges Stehen nicht erwartet werden. Nach nicht allzu langer Zeit kann das Kind für einen Augenblick die eine Hand von der Sprosse wegnehmen. Um das zu erreichen, gibt die Mutter ihm z.B. einen Lappen, damit es den Staub von den Sprossen wischen kann, wie sie es auch tut.

So kann sie das Kind auf spielerische Weise dazu bringen, eine Aufgabe auszuführen, die es noch nicht bewußt versteht oder sich noch nicht zugetraut hat. Anschließend sagt die Mutter aber, daß es gerade gestanden und sich nur mit einer Hand festgehalten hat. So wird es sich bewußt, daß es – während der „Arbeit" – gelernt hat, zu stehen und sich dabei nur mit einer Hand festzuhalten.

Um das Loslassen beider Hände zu lernen, klatscht das Kind, zunächst nur vor dem Körper, wie es das schon im Sitzen gelernt hat. So kann es – wenn nötig – sofort die Sprosse wieder greifen. Wenn es später sicherer steht, nimmt es die Hände für längere Zeit weg. Dazu bringt die Mutter ihm bei, über dem Kopf zu klatschen. Um immer länger selbständig stehen zu lernen, zählen Mutter und Kind z.B. gemeinsam, wie oft es klatschen kann, ohne sich festzuhalten. So lernt es auch zu zählen. Wenn das noch nicht geht, sprechen die beiden zu jedem Klatschen „bim, bam, bum" und machen es noch einmal.

Zu Beginn muß die Angst vor dem Hinfallen überwunden werden, auch wenn nur einmal geklatscht werden soll. Um das zu erleichtern, steht die Mutter vor dem Kind und breitet die Arme so aus, daß ihre Hände neben den Armen des Kindes sind, stützt es aber nur dann, wenn es tatsächlich zu fallen droht.

Wenn das Kind mit dem Stuhl schon ausdauernd stehen kann, lernt es, die ersten Schritte zu tun. Es steht dabei vor dem Sprossenstuhl, dessen Lehne ihm zugekehrt ist und greift die Sprosse auf Schulterhöhe. Die Mutter sitzt rittlings auf dem Stuhl, dem Kind zugewendet, und schiebt ihn etwas rückwärts. Jetzt ermuntert sie das Kind, einen Schritt zu tun. Dabei führt sie das Bein. Das Kind macht den Schritt und hält sich dabei am Stuhl fest. Wenn seine Kraft nicht ausreicht, umfaßt die Mutter seine Hände, die die Sprosse greifen und verstärkt dadurch den Griff. So beginnt das selbständige Gehen mit dem Sprossenstuhl, Schritt für Schritt. Später wird das Kind den Stuhl beim Gehen selbst schieben. Dabei kann die Mutter anfänglich helfen, indem sie hinter dem Kind auf einem Schemel oder niedrigen Stuhl sitzt und mit den eigenen Händen hilft, die Knie höher zu heben oder das Zusammenpressen der Knie oder Kreuzen der Beine zu verhindern.

Am Anfang muß jeder Schritt einzeln beigebracht werden: „Ich belaste mein rechtes Bein." (Damit die Ferse auf den Boden kommt.) „Das linke Bein macht einen Schritt." Das Ziel wird sprachlich formuliert. Die zu diesem Ziel führende Tätigkeit wird dadurch gelernt, daß es auch tatsächlich erreicht wird. Es muß darauf geachtet werden, daß die Ferse bei jedem Schritt auf den Boden kommt. Um sie auf den Boden sinken zu lassen, kann die Mutter das Kind beim Stehen z.B. nach oben schauen lassen, indem sie ihm vielleicht die Lampe an der Decke zeigt oder es über dem Kopf klatscht. So wird die Ferse auf den Boden sinken.

Als vorübergehende Hilfe und als Vorbeugung gegen den Zehenspitzengang bei längerem Gehen mit dem Ziel, etwas entfernt Liegendes erreichen zu wollen, kann das Kind einen „Stiefel" tragen, der den Fußknöchel in rechtwinkliger Stellung fixiert (siehe Fotos weiter hinten). Beim Liegen, Sitzen und Stehen soll das Kind aber barfuß oder mit normalen Schuhen das Absetzen der Fersen lernen.

In späteren Phasen des Gehenlernens mit Hilfe des Sprossenstuhls schiebt ihn das Kind selbständig bei jedem Schritt weiter.

Dann kann die Mutter den Stuhl ganz wegnehmen. Stattdessen geht sie mit ausgebreiteten Armen rückwärts vor ihm her und fordert es auf, zu ihr zu kommen. Hier unterscheidet sich die Erziehung des bewegungsgeschädigten Kindes bereits nicht mehr von der in der Anfangsphase eines gesunden Kindes.

Der Sprossenstuhl ist also ein Lehrgerät zum Aufstehen, Stehen und Gehen. Er kann aber auch zum Hinsetzenlernen eingesetzt werden. Der Stuhl steht dabei mit der Lehne dem Kind zugewandt. Es hält sich an der Sprosse in Schulterhöhe und greift nun abwechselnd mit der linken und rechten Hand die nächst unteren Sprossen. So „klettert“ es mit den Händen abwärts. Dann setzt es sich auf den bereitgestellten Stuhl.

Wenn es aber, anstatt sich hinzusetzen, weiter zu den unter der Sitzfläche liegenden Sprossen „hinunterklettert“, lernt es zu hocken. Das ist eine Zwischenstation zum Sitzenlernen auf dem Boden, aber auch, um sich mit den Handflächen zum sicheren Fallen abstützen zu können. Auch das Fallen muß dem Kind beigebracht werden, weil das zum sicheren Gehen gehört. Das Kind soll lernen, weder nach hinten zu stürzen, noch wie ein Sack hinzufallen, wenn es beim selbständigen Gehen rutscht oder stolpert, sondern sich stattdessen durch Abstützen zu schützen.

Was das Kind am Sprossenstuhl gelernt hat oder lernt, wird spielerisch geübt. Im „Hinhocken-Gehen-Spiel“ z.B. geht die Mutter rückwärts vor dem Kind und hält seine Hände. (Die Arme sollen gestreckt sein.) Das Kind greift ihre Daumen, sie verstärkt den Griff, indem sie sein Handgelenk von oben durch ihren Handteller und die Finger stützt.(Die Hand des Kindes ist leicht in Richtung des Handrückens gebeugt.) „Wir gehen, wir gehen, wir gehen spazieren und hocken auf diesen Berg...“ Sie sprechen – wenn möglich gemeinsam – dieses Sprüchlein oder singen ein ähnliches Lied, gehen dabei und hocken sich dann hin. Später hält sich das Kind nur noch mit einer Hand an der Mutter fest. Jedes kleine Kind liebt dieses Spiel. Nur die Mutter, die das Petö-System praktiziert, ist sich jedoch seiner Bedeutung bewußt.

Das Gehen kann auch dadurch vorbereitet werden, daß das Kind auf einem Stuhl sitzt und sich in einem Halbkreis nach rechts oder links dreht, indem es mit den Beinen seitlich Schritte macht. Auch diese Bewegungen werden in Spiele eingebaut. Das Kind lernt so, die Beine wiederholt auseinanderzunehmen. Das ist für bewegungsgestörte Kinder oft eine schwierige Aufgabe und gerade deshalb sehr wichtig. Die seitlichen Schritte können auch im Stehen an der Pritsche gelernt werden, um die Beine auseinandersetzen zu können und ein Überkreuzen zu vermeiden. Das Kind umgreift dazu die Latten der Pritsche und macht Schritte zur Seite.

Das Seitwärtsgehen ist ein Zwischenstadium auf dem Weg zum selbständigen Gehen. Um das erreichen zu können, muß das Kind schon gelernt haben, die Hände von einer Stelle an eine andere zu bringen, um sich auf dem Weg zu einem selbst gesteckten Ziel an den Möbeln festhalten zu können. Als Vorbereitung dieser Phase kann eine „Gehstraße“ hergestellt werden aus zwei befestigten Stangen, zwischen denen das Kind gehen kann – und zwar vorwärts, indem es sich an den beiden Stangen (Besenstielen) festhält.

Pritsche und Sprossenstuhl sind auch zusammen sehr vielseitig benützbar. Die Pritsche kann z.B. als Tisch dienen, vor dem das Kind auf dem Stuhl sitzt und an deren Latten es sich festhält. Beim Füttern und Spielen lernt das Kind das ausdauernde Sitzen. Am Anfang hält es sich mit einer Hand an der Pritsche, während die andere Hand zu den verschiedensten Tätigkeiten benutzt wird, z.B. zum Zeichnen oder zum Formen von Salzteig (aus 100 g Mehl und 100 g Salz mit Wasser vermengt) zu Schnecken, Brötchen o.ä. Nach einer gewissen Zeit kann die Mutter erreichen, daß das Kind den Teig zu einem Brötchen formt und so lernt, beide Hände gleichzeitig zu benutzen. Damit lernt es auch, selbständig, aus eigenem Willen zu handeln.

Die Pritsche, der Stuhl, der Teig usw. sind vielseitig

einsetzbare Lehrgegenstände, die von der Mutter zum Erreichen ihrer verschiedenen Erziehungsziele eingesetzt werden. Diese Ziele fördern die selbständige Tätigkeit in der kindlichen Persönlichkeitsentwicklung.

9. Spiel, Sprache, Vielseitigkeit

Mit der Praktizierung des Petö-Systems verfolgt die Mutter die Absicht, die gesamte Persönlichkeit ihres Kindes so zu verändern, daß es zu einem „ganz normalen" Kind wird. In diesem Veränderungsprozeß („Metamorphose") erkennt sie die Symptome der Bewegungsschädigung als Hindernisse auf dem Weg der kindlichen Persönlichkeitsentwicklung und sucht nach Möglichkeiten, damit umzugehen. So betrachtet ist es eine Vereinfachung, wenn man sagt, daß die Mutter ihrem Kind beibringt, ausdauernd zu sitzen und zusätzlich z.B. auch noch die Hände zu gebrauchen. Sie sucht nämlich einerseits nach einer Beschäftigung für das Kind, derentwegen es lange sitzen bleiben möchte, während sie andrerseits mit dieser Beschäftigung gleichzeitig ein bestimmtes Erziehungsziel verfolgt. Die Mutter eines bewegungsbehinderten Kindes ist sich bewußt, daß beim Durchblättern eines Bilderbuches nicht nur feine Fingerbewegungen gelernt werden, sondern auch langes Sitzen, wozu natürlich auch das Halten des Gleichgewichts gehört. Die Aufmerksamkeit des Kindes richtet sich hauptsächlich auf die Bilder, die von der Mutter erklärt werden. Sie erzählt, was auf dem Bild zu sehen ist: Personen, Tiere, Pflanzen, Dinge, Farben, was passiert usw. Sie zeigt ihm, was rechts und links geschieht, oben und unten, was klein und groß ist usw. Das Kind interessiert sich für alles, hört gebannt zu. So lernt es, die Welt zu erkennen und gleichzeitig, die Hände zu gebrauchen und das Gleichgewicht in der Sitzposition lange zu halten.

Die Verbindung unterschiedlicher und vielfältiger Lernvorgänge miteinander gehört zum Wesen des Spiels. Die ganze wunderbare Wirkung der mütterlichen Erziehungstätigkeit zeigt sich am besten im Spiel. Von Anfang an bringt die Mutter dem Säugling aber schon bei, nicht nur mit ihr, sondern auch selbständig zu spielen. Wenn das Kind schon älter ist und das ausdauernde Sitzen am Tisch lernt, kann sie ein Blatt Papier mit Klebeband auf dem Tisch befestigen, ihm einen farbigen Stift in die Hand geben und es zum Zeichnen anregen. Die Farbe des Stifts soll das Kind selbst wählen, den Namen der Farbe nennt die Mutter. Sie achtet darauf, daß der Stift so dick ist, daß das Kind ihn gerade gut greifen kann und sorgt dafür, daß die Knie richtig gebeugt sind und die Fußsohlen und Fersen auf dem Boden aufstehen. Beim Greifen muß sie vielleicht noch die Hand des Kindes mit der eigenen umfassen, damit es den Stift sicher halten kann. Sie malen zusammen: „Punkt, Punkt, Komma, Strich, fertig ist das Mondgesicht“ o.ä. Die Mutter hat dem Kind schon früher an ihrem eigenen Gesicht, an einer Puppe, am Gesicht des Kindes gezeigt, wo sich Kopf, Haare, Augen, Mund usw. befinden und wie sie heißen. Das Kind hat alles mit gestrecktem Arm gezeigt, anschließend auch die eigenen Gesichtsteile. So hat es die „Auge-Hand-Koordination“ gelernt. Und jetzt sitzt es selbständig und zeichnet die vor ihm stehende Puppe und spricht vielleicht zu sich selbst: „Da ist die Nase, der Mund...“

Die Erziehungstätigkeit der Mutter ist nicht nur sehr vielseitig, sondern wird den ganzen Tag hindurch konsequent fortgesetzt. So lernt es gleichzeitig, verschiedene Bewegungen immer besser zweckmäßig zu koordinieren und dadurch die Probleme der Bewegungsstörung zu überwinden. Seine Bewegungen werden immer „normaler“.

Das Kind lernt auch zu sprechen. Es versteht immer mehr, kann sich besser ausdrücken und sich in der Welt orientieren.

Die mütterliche Erziehung läuft nie mechanisch ab, folgt niemals schematischen Vorschriften, sondern befriedigt die Bedürfnisse des Kindes, weckt seine Interessen, baut darauf auf und erhöht seine Kooperationsfähigkeit.

Die Ergebnisse machen dem Kind viel Spaß. Das hängt hauptsächlich damit zusammen, daß es nicht nur einseitig von der Mutter Hilfe bekommt, sondern ihr auch hilft. Die Mutter erwartet diese Hilfe, und wenn sie sie bekommt, freut sie sich darüber. Auf diese Weise lernt das Kind Selbständigkeit, kann sich immer besser zurechtfinden und wird ständig selbstsicherer. All das kommt daher, daß die Mutter von Beginn an die Aktivität des Kindes nie gebremst, sondern stets gesteigert und seine Energien richtig kanalisiert hat. Die Erfolge der Mutter, die sich auf diese Weise mit ihrem Kind beschäftigt, bereiten auch ihr immer mehr Spaß, machen sie selbstsicherer und sind eine starke Motivation zur Weiterarbeit.

Beim Füttern interessiert sich die Mutter nicht nur für den Appetit des Kindes, sondern auch dafür, wie sie ihm beibringen kann, den Löffel zu halten. Anfangs muß sie nicht nur seinen Griff unterstützen, sondern auch für ein sicheres Sitzen sorgen. Es kostet viel Mühe, bis das Kind beim Füllen und Zum-Mund-Heben des Löffels hilft. Dieser Lernprozeß verlängert die Essenszeit. Wie oft wird das Essen verschüttet! Wieviel Zeit kostet das Saubermachen nach dem Essen! Aber das Lernen geht vor! Günstig ist es, die nähere Umgebung des Babys durch eine Unterlage o.ä. zu schützen.

Zum Trinken soll nie die Saugflasche verwendet werden, da das Kind dabei nichts lernt, was weiterentwickelt werden könnte. Stattdessen verwendet es einen zweihenkligen Becher und zum Essen einen Löffel, die es selbständig zu halten lernt. Ist es dazu in der Lage, bekommt es ein Stück Brotrinde in die Hand und wird mit fester Speise gefüttert. So lernt es das Kauen, eine Vorstufe zum Sprechen.

Damit steht nun eine ganze Menge erworbener Fähigkeiten zur Lösung der verschiedenen Aufgaben zur Verfügung. Das Kind nimmt immer aktiveren Anteil am Füttern, Anziehen, Waschen, Pflegen usw. und wird in diesen Tätigkeiten selbständiger. Es beginnt, sich beim Baden Brust und Bauch einzuseifen, Socken und Hose aus- und später auch anzuziehen usw. Es lernt nicht nur die Namen der Kleidungsstücke, sondern auch ihre Farbe und welches kariert oder gestreift, welches sauber und welches schmutzig ist und vieles mehr. Die Mutter interessiert sich meist wenig für die Ergebnisse von psychologischen Tests, freut sich aber voller Stolz darüber, daß das Kind schon mit Löffel, Gabel und Messer ißt – auch wenn diese vorläufig noch einen dicken Stiel haben müssen – daß es Knöpfe schließen kann, daß es nicht nur alles begreift, sondern auch logisch spricht und einen ständig wachsenden Wortschatz hat. Sie erzählt begeistert, daß ihr Kind wieder etwas Witziges gesagt hat.

Es wird der Mutter immer besser gelingen, all die Möglichkeiten zu finden, die sie in ihrer Erziehungstätigkeit erfolgreich anwenden kann. Sie stellt fest, daß die verschiedensten Dinge in ihrer Umgebung vielseitig zur Erziehung des Kindes benützt werden können. Selbst ein einfacher Löffel wird für sie vom Eßwerkzeug zum Lehrgerät, wenn sie mit dem Kind bespricht, wo der Stiel ist, ob er gerade oder gebogen, voll, halbvoll oder leer ist usw. Um die Symmetrie des Körpers zu erfahren, läßt sie das Kind den Löffel mal mit der rechten, mal mit der linken Hand greifen, täglich abwechselnd.

Die Mutter zeigt dem Kind auch, daß man einen Gegenstand auf unterschiedliche Weise benützen kann. Einen Gummiball kann man z.B. drücken, rollen, werfen usw. Mit seiner Hilfe kann auch das ausdauernde Hocken geübt werden, indem er in einem Spiel mit einem anderen Kind hin- und hergerollt wird. Dabei wird auch das gezielte Rollen gelernt sowie die Kooperation mit einem anderen Kind.

Auch ein farbiger Gummiring mit einem Durchmesser von ca. 15 – 18 cm und einer Dicke von 20 – 30 mm ist auf verschiedene Weise einsetzbar. Er „ist" z.B. ein Hut, der mit beiden Händen auf den Kopf gesetzt oder wieder heruntergenommen wird. Die Mutter beabsichtigt mit diesem Spiel das symmetrische Strecken und Beugen der Arme des Kindes und das Ausführen gezielter, durch den Tastsinn gesteuerter Bewegungen.

Wird der Ring zwischen zwei Latten in die Pritsche gesteckt, kann das Kind während des Essens mit einer Hand den Ring umklammern und mit der anderen den Löffel führen.

Dr. Petö war sehr stolz auf seine Entdeckung: Wenn man einem Kind in jede Hand einen Ring gibt (anfangs waren es Stäbe), die es fest drücken soll, kann es Aufgaben lösen, die bisher noch zu schwierig waren – z.B. ohne Hilfe von einem Stuhl aufstehen. Die „energetisierende" Wirkung des Drückens war in der diagnostischen Neurologie schon lange vorher bekannt, aber erst Petö hat diese Erkenntnis therapeutisch (zum Lernen) angewandt.

Demgemäß gibt die Mutter dem Kind einen Gummiring in die Hand, damit es mit der anderen Hand z.B. besser zeichnen kann. Oder sie gibt ihm zwei Ringe, und so kann es die Fersen beim Gehen auf den Boden setzen. Oder es kann den Löffel beim Essen besser benützen, wenn es in der anderen auch einen Löffel hält und drückt. Die Mutter muß aber immer die Individualität ihres Kindes berücksichtigen. Was für das eine bewegungsgeschädigte Kind günstig ist, braucht nicht unbedingt auch für ein anderes gut sein. Es darf niemals eine Schablone angelegt werden. Es sollen immer die Hilfsmittel gewählt und die Bedingungen geschaffen werden, die zum Erreichen eines Zieles gut geeignet sind.

10. Zur Prognose der Bewegungsbehinderung

Unsere Absicht war es bisher, die Mutter eines bewegungsbehinderten Säuglings davon zu überzeugen, daß sie die Möglichkeit hat, ihm bei der Überwindung seiner Schwierigkeiten zu helfen.

Wir möchten an dieser Stelle eine wichtige Mahnung hinzufügen. Während der drei ersten Lebensjahre besitzt ausschließlich die Mutter die „wunderbare“ Fähigkeit, die Persönlichkeitsentwicklung ihres Kindes fördern zu können. Dann verringert sich ihr Einfluß. Zur weiteren Entwicklung der kindlichen Persönlichkeit ist nun ein größerer Kreis menschlicher Beziehungen notwendig, in erster Linie der Gleichaltriger. Wenn die völlige Überwindung der Schwierigkeiten des bewegungsgeschädigten Kindes in den ersten drei Lebensjahren nicht erreicht werden konnte, sind kompliziertere menschliche Beziehungen notwendig als die bisherige Zweierbeziehung Mutter-Kind.

An dieser Stelle möchten wir auch auf die Frage nach der Rolle des Vaters und der Geschwister bei der Persönlichkeitsentwicklung eines Kindes eingehen.

Wenn ein Kind in einer Familie lebt, beeinflussen natürlich alle Familienmitglieder seine Persönlichkeitsentwicklung. Im Mittelpunkt unserer Ausführungen stand die Mutter bislang deshalb, weil sie das Baby häufig stillt, in der Regel von Geburt an betreut und deshalb einen unvergleichbar größeren Einfluß auf seine Persönlichkeitsentwicklung hat als die anderen Mitglieder. Diese haben hauptsächlich indirekten Einfluß, über die Mutter, deren Erziehungstätigkeit meistens unterstützt wird, manchmal aber auch behindert. Wenn aber der Vater und die Geschwister (und evt. noch andere Familienmitglieder) an der alltäglichen Erziehungsarbeit zur Überwindung der Schwierigkeiten intensiv teilhaben, verbessert sich der Zustand des Kindes oft überraschend schnell. Die Betreffenden können sich beteiligen, indem sie sich z.B. einerseits viel und in angemessener Weise mit dem Kind beschäftigen, andererseits durch Entlastung der Mutter im Haushalt usw. beitragen.

Die Mutter hat zwar in den ersten drei Lebensjahren ihres Kindes einen unvergleichbar größeren Einfluß auf seine Persönlichkeitsentwicklung als andere Menschen, das bedeutet aber nicht, daß sie in jeder Periode dieses Zeitabschnitts beginnen und das Petö-System mit demselben Erfolg anwenden kann. Wenn die Mutter sich nicht schon in den ersten Lebensmonaten im Sinne Petös mit dem Kind beschäftigt, bekommt es nicht die zu seiner Persönlichkeitsentwicklung notwendige Erziehung. Mit jedem Lebensmonat nimmt die Zeitdauer zu, die zur Überwindung der Schwierigkeiten notwendig ist, d.h. die Prognose wird mit zunehmendem Alter schlechter. Wenn erst nach Jahren mit dem Petö-System begonnen wird, kommen zu dieser schlechteren Ausgangslage evt. auch noch unkorrigierbare Deformitäten hinzu. (Die Symptome verschlimmern sich, obwohl die ursprüngliche Gehirnschädigung unverändert bleibt.)

Die Gehirnfunktion, die sich als Persönlichkeit manifestiert, entwickelt sich zusätzlich zu den Gehirnfunktionen, die schon bei der Geburt vorhanden sind und denen, die sich erst mit dem Alter entfalten (durch Reifung). Diese „addierende Entwicklung“ beeinflußt Funktionen, die sich dadurch stark verändern und immer größere und umfassendere funktionale Einheiten („Patterns“) bilden und ihren Ausdruck in der Steigerung des kindlichen Leistungsniveaus finden. Aufgabe der Mutter ist es, diese Funktionen im Zusammenhang mit den kindlichen Bedürfnissen zu erweitern.

Schon ein neugeborener Säugling ist in vieler Hinsicht unabhängiger als gemeinhin angenommen. Er weist z.B. äußerst komplizierte, vom zentralen Nervensystem geregelte Funktionen auf, wie die Atmung, den Blutkreislauf, den Wärmehaushalt u.v.m.

Die kompliziertesten Stoffwechselprozesse werden von Geburt an durch die Gehirnfunktion des Babys geregelt, die Mutter muß nur die Nahrung zuführen. Später genügt es schon, das Essen vor das Kind hinzustellen, und es ißt selbständig usw.

Selbständigkeit und Kooperationsfähigkeit eines gesunden Kindes entwickeln sich in den ersten drei Lebensjahren verhältnismäßig rasch und umfassend. Ein schwer bewegungsbehindertes Kind bleibt aber ohne entsprechende konduktive Erziehung auf dem anfänglichen Leistungsniveau stehen und fällt immer mehr hinter die Gleichaltrigen zurück. Bei sehr leichten Fällen von Bewegungsschädigung können außerordentlich befähigte und tatkräftige Mütter mit einer sehr guten Beobachtungsgabe „instinktiv" den richtigen Weg zur Überwindung der Schwierigkeiten ihres Babys finden. Es ist aber nicht einfach zu sagen, welche Säuglinge als leichte Fälle zu bezeichnen sind. Je später die entsprechende Behandlung beginnt, desto größer ist der aufzuholende Rückstand des Kindes, desto mehr Zeit wird zur Überwindung oder Verminderung der Symptome nötig sein. Ein bewegungsgeschädigter Säugling z.B. kann durch die Praktizierung des Petö-Systems in einigen Monaten das Leistungsniveau eines gesunden gleichaltrigen Babys erreichen, während ein dreijähriges Kind mit derselben Gehirnschädigung mehrere Jahre benötigt. In beiden Fällen können die Kinder die Persönlichkeitsentwicklung Gleichaltriger nachholen und dann mit ihnen Schritt halten.

Daraus folgt, daß die Prognose der Entwicklung eines bewegungsbehinderten Kindes auch sehr stark von dem Zeitpunkt abhängt, an dem mit dem Petö-System begonnen wird. Das soll aber nicht heißen, daß bei Kindern, die im Alter von 3 – 4 Jahren oder später – also relativ spät – damit beginnen, die Überwindung der Schwierigkeiten nicht mehr erreicht werden kann. Gerade die großartigen Erfolge, die die konduktive Pädagogik bei älteren Kindern vorzuweisen hat, machte sie inzwischen in vielen Ländern der Erde berühmt.

Auf die Frage der geistigen Entwicklung bewegungsbehinderter Kinder braucht man eigentlich nicht näher einzugehen, da sie untrennbar mit der allgemeinen Persönlichkeitsentwicklung und der Überwindung der Schwierigkeiten verbunden ist. Es ist aber eine weitverbreitete falsche Annahme, daß bewegungsgeschädigte Kinder immer auch geistig beeinträchtigt, „mental retardiert" seien.

Tatsache ist, daß man bei bewegungsbehinderten Kindern oft einen geistigen Entwicklungsrückstand feststellt. Der resultiert aber aus einem Mangel an Erfahrungen und Handlungsmöglichkeiten und daraus, daß man sich nicht entsprechend mit den Kindern beschäftigt. Ein in seinen Bewegungen in hohem Maß beeinträchtigtes Kind, dessen apathisches Verhalten oft als ruhig oder brav mißgedeutet wird, das aber seine Mutter nicht zum spielerischen Kooperieren aktivieren kann, wird niemals die Erfahrungen machen können, die für seine geistige Entwicklung notwendig wären. Ein Kind, das eine Rassel nicht greifen kann, wird kein räumliches Vorstellungsvermögen entwickeln. Es ist tragisch, wenn man sich vorstellt, daß eine Mutter vielleicht froh darüber ist, von ihrem „lieben" Kind unbelastet zu sein und – abgesehen von der Pflege – nicht weiß, daß und wie sie sich mit ihm beschäftigen sollte. So bleibt das Kind isoliert, vernachlässigt und wird apathisch. Solche apathischen bewegungsbehinderten Babys leben in einer unmenschlichen Welt, aus der Wirklichkeit ausgeschlossen.

Wenn die Mutter dem Kind beibringt, den Becher festzuhalten, bringt sie ihm gleichzeitig auch bei, daß das, was es hält, ein Becher ist und daß das, was es trinkt, Tee ist, daß er warm und süß ist usw. Das Kind macht durch diese Kooperation immer mehr und vielseitigere Tast-, Seh-, Hör-, Spracherfahrungen und paßt sich der menschlichen Umwelt an. So beginnt es, zur menschlichen Persönlichkeit zu werden, so fängt seine „Anthropogenesis“ an und wird in „anthropogenen Kooperationen“ weiterentwickelt. In dieser Entwicklung kann man zwischen Tätigkeiten und geistigen Fähigkeiten keine scharfe Trennungslinie ziehen. Das gilt sowohl für das gesunde wie auch für das bewegungsgeschädigte Kind, wenn seine Persönlichkeitsentwicklung begonnen hat. Es ist sogar so, daß ursprünglich bewegungsgestörte Babys, deren Schwierigkeiten durch die Praktizierung des Petö-Systems überwunden werden konnten, infolge der besonders intensiven mütterlichen Beschäftigung – im Vergleich zu den von Anfang an gesunden – überdurchschnittlich munter, aufgeweckt und durchsetzungsfähig werden.

11. Theoretischer Ansatz des Petö-Systems

Ein Kapitel aus dem noch nicht veröffentlichten Buch der Verfasser mit dem Titel: Der Sinn des menschlichen Lebens (Relationspsychologie)

Nachdem wir über cerebral bewegungsbehinderte Kinder und die konduktive Pädagogik gesprochen haben, halten wir es nun für angebracht, über die Theorie zu sprechen. Diese Überlegungen ermöglichen auch Erkenntnisse von allgemeiner Bedeutung.

Die medizinische Literatur über bewegungsbehinderte Kinder ist im theoretischen Bereich unzureichend. Sie kann weder ein klares Bild über die Situation der betroffenen Kinder vermitteln noch in ausreichendem Maß brauchbare therapeutische Anleitungen anbieten. Man ist sich darin einig, daß die Symptome bewegungsgestörter Kinder durch eine Hirnschädigung verursacht werden. Es besteht aber schon keine Einigkeit mehr darüber, welcher Art die vermutete Hirnschädigung ist und in welchem Zusammenhang sie zu den beobachteten Symptomen steht. Die Gehirnforschung brachte sehr viele Detailkenntnisse, die aber —leider – für bewegungsgeschädigte Kinder wenig hilfreich sind. Nach allgemeiner Überzeugung sind strukturelle Hirnschädigungen unkorrigierbar. Oft aber verstärken sich die Symptome mit dem Alter, nicht selten verringern sie sich bedeutend oder verschwinden völlig. Für die therapeutischen Behandlungsmethoden bewegungsgeschädigter Kinder gibt es die unterschiedlichsten theoretischen Begründungen, die jedoch keineswegs miteinander übereinstimmen.

In dieser Situation ist es immer das beste, zur Orientierung an den Ausgangspunkt zurückzukehren, in unserem Fall also zu den Bewegungen. Wir müssen genau bestimmen, worüber wir sprechen. Um uns nicht in immer kleineren, praktisch jedoch unbrauchbaren Details zu verlieren, werden wir uns mit den „natürlichen Bewegungen" auseinandersetzen. Aus den bisherigen Forschungen ist zwar bekannt, daß auch die einfachsten natürlichen Bewegungen durch die Zusammenarbeit sehr vieler Muskelfasern entstehen, die in einer bestimmten zeitlichen Ordnung abläuft und durch äußerst komplizierte Gehirnfunktionen geregelt ist.

Diese Tatsache verhindert aber keineswegs, daß sich eine Mutter erfolgreich mit den natürlichen Bewegungen ihres Kindes beschäftigen kann. Das zeigt, daß Einfachheit in biologischen Fragen nicht durch Aufsplitterung in die einzelnen Bestandteile zu erreichen ist.

Um die natürlichen Bewegungen des Kindes zu untersuchen, werden wir uns den Erfahrungen der Mutter zuwenden. Als Ausgangspunkt der folgenden Überlegungen nehmen wir die natürlichen Bewegungen des neugeborenen Babys, die zwar überaus kompliziert, aber dennoch einfacher als die älterer Menschen sind.

Die natürlichen Bewegungen eines neugeborenen Babys lassen sich in drei Gruppen zusammenfassen. Zur ersten Gruppe gehören Bewegungen wie z.B. die Atmung. Die Mutter beschäftigt sich im allgemeinen nicht mit diesen Bewegungen. Wenn etwas nicht in Ordnung ist, befragt sie einen Arzt. Diese Bewegungen können als „Automatismen“ bezeichnet werden. Wir werden uns hier auch nicht weiter damit befassen.

Innerhalb der zweiten Gruppe der natürlichen Bewegungen des Neugeborenen erregt das Weinen (genauer das Schreien) des Babys die Aufmerksamkeit der Mutter am meisten. Diese Bewegungen des Weinens aktivieren die Mutter derart, daß sie sich mit dem Baby beschäftigt. Nach einer bestimmten Zeit hört es meistens aufgrund der mütterlichen Kooperation auf zu weinen. Es kann z.B. schon genügen, wenn die Mutter zum Baby hingeht und beruhigend mit ihm spricht und es streichelt. Das Weinen hört auf, stattdessen wird eine neue Bewegung sichtbar: Die Gesichtszüge entspannen sich, das Kind ist ruhig und zufrieden. Möglicherweise hört seine Aktivität auf, und es schläft ein.

Die Bewegung des Weinens hat also den Anstoß zur mütterlichen Bewegung („Tätigkeit“) gegeben, die wiederum eine Bewegungsänderung des Kindes und somit eine neue Bewegung verursacht hat, nämlich den Ausdruck der Zufriedenheit. Schließlich hört seine Aktivität ganz auf, was wiederum das Ende der mütterlichen Aktivität – in Bezug auf das Baby – nach sich zieht.

In einem anderen Beispiel stellt die Mutter aufgrund bestimmter Merkmale des Weinens fest, daß das Baby durstig ist und gibt ihm etwas zu trinken. Es hört, wie erwartet, auf zu weinen und beginnt zu trinken. Es findet also auch eine Bewegungsänderung statt. Auch die neue Bewegung dauert nur kurze Zeit an, und das Baby wendet den Kopf ab. Auf dem Gesicht ist Zufriedenheit abzulesen usw.

Die natürlichen Bewegungen dieser Gruppe sind beim Neugeborenen noch nicht sehr vielfältig. Von der Mutter aus betrachtet haben sie alle die Eigenschaft, entweder die mütterliche Tätigkeit in Gang zu setzen, zu unterstützen oder zu bewirken, daß diese Tätigkeit aufhört. Die Tätigkeiten der Mutter richten sich nach den Bewegungen des Babys, d.h. die Mutter wird immer aus einem konkreten Grund tätig. Sie geht zum Baby und sucht nach dem Grund für sein Weinen. Meistens findet sie ihn schnell und spricht das auch aus. Sie sagt z.B., daß das Kind hungrig oder durstig ist, daß es ihm kalt oder warm ist, daß es sich naßgemacht hat und das nun brennt, daß es erschrocken ist usw. Die einzelnen Tätigkeiten der Mutter verbinden sich auf diese Weise mit den Bewegungen des Babys, so daß eine Kooperation zum Erreichen eines konkreten Ziels entsteht. Nennen wir diese Gruppe der Bewegungen des neugeborenen Babys „kooperative (indirekte) zweckmäßige Bewegungen".

Die Aktivität des neugeborenen Babys ist jedoch nicht auf diese Bewegungen beschränkt. Aus der Sicht der Mutter gibt es auch noch „beiläufige und nicht zweckmäßige Bewegungen", wie das Strampeln der Beine und das Zappeln der Arme.

Alle Bewegungen – die Automatismen und die beiden Gruppen der kindlichen Aktivität – sind Ausdruck komplizierter Gehirnfunktionen. Das Gehirn mit der undurchdringbaren Kompliziertheit seiner Teilfunktionen stellt eine „black box" dar, d.h. nur die Ergebnisse der Gesamtfunktion sind sichtbar, z.B. als natürliche Bewegungen. Ausgehend von der vereinenden, integrativen Gesamtfunktion können einige Teilfunktionen der "black box" verstanden werden. Die Gesamtfunktion läßt sich also nicht als eine Einheit von Teilfunktionen erklären, während aber die Bedeutung einiger Teilfunktionen verständlich wird, wenn man das Ganze im Auge behält. Man kann also vom Ganzen zu den Einzelteilen gehen, in unserem Fall von der Gruppe der natürlichen Bewegungen zu den drei genannten einzelnen Gruppen.

Beim neugeborenen Säugling läßt die Unterscheidung

von drei Gruppen von Bewegungen bestimmte Schlußfolgerungen über die Hirnfunktion zu. Sie organisiert drei verschiedene Bewegungstypen. Betrachtet man die altersbedingten Veränderungen, stellt man fest, daß das Alter zwar keinen bedeutenden Einfluß auf die Automatismen hat, die beiden anderen Gruppen jedoch in starkem Maß davon abhängig sind.

Im Laufe der nächsten Wochen und Monate hebt sich eine neue Gruppe immer deutlicher aus der Gruppe der kooperativen zweckmäßigen Bewegungen hervor, die nun einen zunehmend breiten Raum einnimmt. Man kann sie mit dem Begriff „erlernte zweckmäßige Bewegungen“ bezeichnen. Ein Beispiel: Nachdem die Mutter den Säugling anfangs aus einer Saugflasche trinken ließ, wird er bald selbst die Flasche greifen, dann einen Becher, später wird er ihn sogar selbständig heben und noch später vorsichtig auf den Tisch stellen. Dann wird das Kind auch darauf achten, daß es das Getränk weder auf seine Kleidung noch auf den Teppich schüttet... Aber wir haben damit etwas vorgegriffen.

Zu den kooperativ (indirekt) zweckmäßigen Bewegungen kommen ständig neue, erlernt zweckmäßige Bewegungen hinzu, durch die das Baby zunehmend selbständiger zur Befriedigung seiner Bedürfnisse beitragen kann. Auf diese Weise werden immer mehr kooperativ zweckmäßige Bewegungen in erlernt (direkt) zweckmäßige verwandelt. Diese Bewegungen kann man als erlernt bezeichnen, weil sie aus der mütterlichen Kooperation heraus entstehen und sie ersetzen, die Tätigkeit der Mutter imitieren bzw. kopieren. Bei ihren Kooperationen mit dem Baby orientiert sich die Mutter aber nicht nur an seinen Bedürfnissen, sondern auch an den Wertvorstellungen der Familie und der Gesellschaft. So lernt ein europäisches Kind heutzutage mit Messer und Gabel essen, während ein japanisches das Essen mit Stäbchen lernt.

Was die Gehirnfunktion des Babys betrifft, läßt sich aus dieser Veränderung der Bewegungen die Schlußfolgerung ziehen, daß sich die ererbte (angeborene oder infolge von Reifung entstandene) physiologische Funktion stufenweise zu einer human-biologischen Funktion umwandelt. Dadurch wird der Säugling immer selbständiger. Das völlige oder teilweise Ausbleiben dieser Umwandlung – und damit das Abhängigbleiben des Kindes – bereitet den Eltern eines bewegungsgeschädigten Kindes die größten Sorgen. Wir möchten uns jetzt mit den Bedingungen befassen, die zur human-biologischen Umwandlung der Gehirnfunktion des neugeborenen Babys führen.

Die Mutter macht die Erfahrung, daß das Baby ihr immer mehr hilft, zunehmend mehr von der mütterlichen Hilfe übernimmt und auf diese Weise allmählich selbständiger wird. Diese Umwandlung wird von der Mutter als Lernen interpretiert und gefördert. Wenn sie den Säugling z.B. trinken läßt, hat sie den Eindruck, er möchte mit den ungeschickten, zappelnden Bewegungen seiner Hände die Flasche anfassen, und hält sie deshalb so, daß ihm das gelingt. Dann greift sie seine Hände, verstärkt den Griff dadurch und läßt ihn trinken. Sie gibt ihm Zeit, damit er auch helfen kann, die Flasche zu heben. Dadurch bekommt seine Aktivität im nachhinein (nach dem Löschen des Durstes) einen Sinn, sie hat sich als zweckmäßige Tätigkeit erwiesen. In der Gehirnfunktion entsteht also stufenweise ein Regelkreis, indem das antizipierte Ziel durch Reafferenz verstärkt wird. Diese Bewegungen werden durch Anwendung in ähnlichen Situationen geschickter.

Den nötigen „Rohstoff“ für die Lehrtätigkeit der Mutter liefern die beiläufigen nicht zweckmäßigen Bewegungen. Die Erziehungstätigkeit der Mutter kann mit dem in der Biologie häufig anzutreffenden Phänomen verglichen werden, wonach die vorgegebenen Variationen das Auswahlgut für eine Selektion bieten. Die Mutter kann aus den beiläufigen Bewegungen des Babys die relativ passendsten für ihre konkrete Tätigkeit aussuchen, benutzen und dadurch in einem Lernprozeß verstärken. Die rivalisierenden, weniger brauchbaren Bewegungsvariationen verringern sich allmählich.

Auf der Ebene der Gehirnfunktion rivalisieren verschiedene Pattern miteinander. Das dominierende Pattern, das sich am besten an die gegebenen Bedingungen angepaßt hat, gewinnt die Oberhand über anfangs ähnlich starke Pattern, wodurch die Bewegung immer differenzierter und den Bedingungen angemessener wird. Die Rivalität wiederholt sich auch auf den höheren Ebenen der Gehirnfunktion.

So kann auf dem Gebiet der Bewegungen ein ähnliches Phänomen beobachtet werden, wie es der russische Wissenschaftler Pawlow bei der Unterscheidung von Sinneswahrnehmungen durch bedingte Reflexe entdeckt hat. Zuerst erwirbt ein Lebewesen die Fähigkeit, grobe Differenzen unterscheiden zu können, bevor es stufenweise feinere unterscheiden kann. Ähnliche Sinneseindrücke sind anfänglich nicht unterscheidbar.

In ähnlichen Situationen bringt das Gehirn des Babys ähnliche Bewegungsvariationen hervor, z.B. das Zappeln mit den Händen. Die Mutter sucht aus den vorhandenen Bewegungen die heraus, die für sie am besten verwendbar sind. Sie selektiert auf diese Art und Weise, ist sich aber nicht bewußt, daß sie aus einer gegebenen Auswahl allmählich die passendsten Bewegungen heraushebt. Durch diese Lehrtätigkeit erreicht sie, daß ihr Baby lernt, in seinen verschiedenen Bewegungen zunehmend geschickter zu werden. Die Gehirnfunktion des Säuglings produziert die Variationen für die positive Selektion der Mutter in der Form der beiläufigen Bewegungen. Das Nicht-Selbständigwerden bewegungsgeschädigter Kinder ist demnach Folge der unzureichenden beiläufigen Bewegungen, aus denen die Mutter diejenigen selektiert, die vom Baby gelernt werden.

Im Gegensatz zu gesunden Babys, deren beiläufige Bewegungen, das undifferenzierte Zappeln und Strampeln, sich innerhalb von Wochen und Monaten in differenzierte, vielfältige Bewegungen verwandeln, kommt es bei bewegungsgeschädigten Kindern zu keiner derartigen Veränderung. Ihre beiläufigen Bewegungen sind von Anfang an sehr eingeschränkt (bei Kindern mit Spastik) oder es handelt sich um grobe, formlose, ungewohnte „Hyperkinesen" (überschüssige Bewegungen bei Kindern mit Athetose), die mit dem Alter nicht geringer, sondern stärker werden. Diese Bewegungen kann die Mutter in ihrer Kooperation mit dem Baby ohne entsprechende „konduktiv-pädagogische" Anleitungen nicht nutzen.

Es sind also nicht so sehr die Symptome, die die Entwicklung der erlernten zweckmäßigen Bewegungen verhindern, als vielmehr die nicht stattfindende Veränderung der beiläufigen nicht zweckmäßigen Bewegungen. Diese Kinder machen es ihrer Mutter unmöglich, sie zur Selbständigkeit zu erziehen.

Wenn die Mutter aber lernt, wie sie erreichen kann, daß die Bewegungen ihres Babys doch in die gemeinsame Tätigkeit von ihr und dem Kind eingebaut werden können und erkennt, wann und in welchem Maß sie ihre Unterstützung reduzieren kann, werden seine beiläufigen Bewegungen immer vielfältiger, feiner und genauer. Damit wird deutlich, warum es bewegungsbehinderten Kindern nicht hilft, wenn man versucht, ihre Symptome durch abstrakte Aufgaben zu hemmen oder ihre Bewegungen durch Gymnastik und Übungen zu zweckmäßigen umzuformen. Die einzig richtige Maßnahme beginnt bei der Förderung der anfänglich noch beiläufigen und nicht zweckmäßigen Bewegungen und damit bei den Voraussetzungen, die zum Erlernen zweckmäßiger Bewegungen notwendig sind.

Bevor wir aber auf die Realisierungsmöglichkeiten zu sprechen kommen, müssen wir uns damit beschäftigen, warum ein Kind überhaupt die von der Mutter selektierten Bewegungen lernt. Um das verstehen zu können, wenden wir uns den Motivationen zu. Wenn ein Lebewesen aktiv wird, wirkt im Hintergrund eine Motivation. Weint ein neugeborenes Baby z.B., macht es seine Mutter auf eine Motivation aufmerksam, die es aktiviert hat. Ein zufriedener Gesichtsausdruck läßt die Mutter wahrnehmen, daß seine Motivation durch das Erreichen des Ziels erlöscht und seine Aktivität damit beendet ist.

Die Motivation stellt also eine bestimmte Periode von Aktivität dar, die ein bestimmtes Ziel hat und nach dessen Erreichen beendet ist. Das Erreichen des Ziels bestätigt die Angemessenheit der Aktivität im nachhinein. Dadurch werden die zum Ziel führenden Bewegungen gelernt. Die Hilfe der Mutter verbindet sich mit den Bewegungen in der Aktivitätsperiode des Babys derart, daß die Bewegungen der Mutter und des Säuglings in einen „Dialog" eintreten, dessen Sinn das Erreichen des Ziels ist. Zu Beginn ist nur die Mutter in der Lage, durch ihre Kooperation die Aktivität des Babys zweckmäßig zu gestalten, wobei sie von den nützlichen beiläufigen Bewegungen des Kindes Gebrauch macht, das durch diese „konduktive Erziehung" immer geschickter wird.

Anfänglich kann das Kind nur durch die Kooperation der Mutter trinken, um dieses Beispiel noch einmal aufzugreifen. Sie macht aber bald die Erfahrung, daß der Säugling dabei Tag für Tag mehr hilft und geschickter wird. Er hält den Kopf besser, öffnet und schließt den Mund angemessener usw. Diese Teilbewegungen wurden von der Mutter aus den verschiedensten zur Verfügung stehenden beiläufigen Bewegungen ausgewählt. Das Kind lernt sie, weil dadurch sein Bedürfnis befriedigt wurde.

Auf diese Weise läßt sich erklären, warum ein Baby beim Trinken lernt, einen Becher zu greifen, zu halten, zu heben, aber nicht, warum es lernt, ihn auch wieder abzustellen. Diese Bewegung findet statt, nachdem das Ziel bereits erreicht wurde – die oben dargelegte Erklärung paßt hier also nicht.

Es muß für den Säugling außer der Befriedigung der physiologischen Bedürfnisse also noch eine andere Motivation geben, die ebenfalls zum Erlernen zweckmäßiger Bewegungen führt.

Immer wenn die Mutter sich mit dem Baby zu beschäftigen beginnt, macht sie die Erfahrung, daß sich dadurch seine Aktivität erhöht, also eine neue Motivation aufgetaucht ist. Diese Motivation ist besonders wichtig für die allmählich zunehmende Hilfe, die das Baby zur Tätigkeit der Mutter beiträgt. Dadurch lernt es nicht nur die Bewegungen, die unmittelbar vor dem Erreichen des Ziels liegen, sondern auch all die anderen in dieser Aktivitätsperiode. Die anfänglich vorhandenen beiläufigen Bewegungen sind größtenteils nicht zielgerichtet, befriedigen kein Bedürfnis. Einige werden aber von der Mutter als Hilfe gewertet, auf die sie mit dem Ausdruck der Zufriedenheit, mit freundlicher Stimme reagiert.

Und genau das ist das biologische Ziel dieser „sekundären Motivation“ des Babys, durch die es die Bewegung lernt. Die sekundäre Motivation besteht also darin, die Zufriedenheit der Mutter zu bewirken. Auslöser dieser Motivation ist die Mutter, der Wunsch, sie zufriedenzustellen. Mit der Zufriedenheit der Mutter erlöscht sie wieder.

Beschäftigt sich die Mutter weiter mit dem Kind, wird diese Motivation auch bei den folgenden Tätigkeiten immer wieder auftauchen. Damit ist z.B. erklärbar, warum das Kind lernt, den Becher abzustellen.

Der Säugling hilft seiner Mutter bei ihrer Kooperation zur Befriedigung seiner Bedürfnisse (seine primäre Motivation); die Mutter reagiert darauf mit dem Ausdruck der Zufriedenheit (seine sekundäre Motivation); dadurch wird ihre Selbständigkeitserziehung effektiver.

Man kann zudem beobachten, daß mit jeder Motivation des Babys im allgemeinen auch seine beiläufigen Bewegungen zunehmen. Damit sind wir zu der Frage zurückgekehrt, die im Zusammenhang mit bewegungsgeschädigten Kindern aufgetaucht ist: Wie kann die gehemmte Entwicklung der beiläufigen und nicht zweckmäßigen Bewegungen in Gang gebracht werden?

Die Antwort ist eindeutig: Erstens müssen die Motivationen verstärkt werden. Zweitens müssen die kleinsten Bewegungsansätze des Babys erkannt und erzieherisch gefördert werden. Wie man das realisieren kann, haben wir bereits dargelegt.

Welche Motivationen lassen sich aber überhaupt verstärken? Nicht verstärken lassen sich im allgemeinen die Motivationen, deren Ziel erreicht wird, indem die Mutter mit dem Baby kooperiert, um zu seiner Bedürfnisbefriedigung beizutragen. Wenn man ein hungriges oder durstiges Kind noch hungriger oder durstiger werden läßt, schadet ihm das.

Sehr gut zu steigern ist dagegen die Motivation des Babys zur Unterstützung der mütterlichen Hilfe, wenn die Mutter lernt, die Bewegungsansätze des Kindes zu erkennen bzw. zu provozieren und zum Erfolg zu führen. Genau diese Ansätze kann und soll die Mutter durch verbalen Zuspruch, durch Vormachen und Helfen fördern.

Bisher sind wir noch nicht auf die Motivation eingegangen, die schon einen neugeborenen Säugling zum Spielen veranlaßt. Wie stark diese Motivation ist, sieht man bei älteren Kindern, die kaum zum Mittagessen weggelockt werden können, wenn sie in ein spannendes Spiel vertieft sind. Die Motivation zum Spielen ist bereits beim Neugeborenen zu beobachten. Hier ist es auf eine gewisse Art schon selbständig, mag es aber sehr, wenn die Mutter mitspielt.

Das Ziel der Spielmotivation ist jedoch für die Mutter nicht so klar erkennbar wie das der indirekten zweckmäßigen Bewegungen. Sie nimmt aber genau wahr, wenn das Baby spielt und daß es das voller Lust tut. Wenn sie im Spiel mit ihm kooperiert, freut sie sich ihrerseits über seinen Spaß. Das Ziel der Spielmotivation ist die quantitative und qualitative Entwicklung der Gruppe der beiläufigen nicht zweckmäßigen Bewegungen sowie der Erfahrungszuwachs, der Bestandteil der Orientierungsfähigkeit ist. Im Spiel werden die kindlichen Bewegungen feiner und differenzierter. Damit nimmt ihre Variationsbreite zu, Koordinationsverbindungen entwickeln sich, die Bewegungen werden geschickter. Dadurch entfaltet sich die Welt für das Baby.

Diese allmähliche Veränderung der Bewegungen ermöglicht, wie gesagt, die erzieherische Tätigkeit der Mutter und ist bereits von Anfang an Teil der Entwicklung der Orientierungsfähigkeit, die nach einer bestimmten Zeit zum wesentlichsten Ziel der Spielmotivation wird. Das zeigt sich daran, daß nur ein Spiel interessant ist, das die Aufmerksamkeit erregt, das neue Erfahrungen bringt oder alte bestätigt. Damit wird auch verständlich, warum die Motivation zu spielen so stark ist und warum das Spielen eine so große Bedeutung für die Persönlichkeitsentwicklung des Kindes hat.

Die Spielmotivation ist also schon beim neugeborenen Säugling fast ständig vorhanden. Sie nimmt bei Müdigkeit ab und ist nur während des Schlafens gänzlich ausgeschaltet. Bei einem gesunden Baby kann man gut beobachten, daß es sich schon früh im Greifen, Loslassen und Wiederaufnehmen übt und dabei z.B. die Auge-Hand-Koordination lernt usw.

Da ein Säugling viel Freude daran hat, wenn die Mutter mit ihm spielt, muß erstens der Anstoß zum Spielen bei einem bewegungsgeschädigten Kind von der Mutter kommen, damit die natürliche Veränderung seiner Bewegungen gefördert und seine Geschicklichkeit gesteigert werden kann. Zweitens muß sie die Motivation ihres Babys steigern, ihr helfen zu wollen. Auf diese Weise kann die Entwicklung der gehemmten beiläufigen Bewegungen in Gang gesetzt werden und wie bei gesunden Kindern weitergehen. Dadurch wird die Entwicklung der Selbständigkeit bewegungsgeschädigter Kinder, ihrer gesamten Persönlichkeit, ermöglicht.

Vielleicht wird das deutlicher, wenn wir – wie heutzutage Mode – das kindliche Gehirn mit einem Computer vergleichen, ein Vergleich, der aber, wie jeder Vergleich, nur sehr begrenzt zutrifft. Wenn man ihn akzeptiert, kann man sagen, daß der Computer des bewegungsgeschädigten Babys im Grunde völlig in Ordnung ist. Die Gehirnfunktionen des bewegungsgestörten Säuglings unterscheiden sich nur in der Programmierung der ererbten (angeborenen oder durch Reifung später entstandenen) beiläufigen Bewegungen von denen des gesunden Säuglings.

Das menschliche Gehirn kann mit einem Computer verglichen werden, dessen Umprogrammierung von Geburt an laufend stattfindet. Dazu sind die Teilprogramme der beiläufigen Bewegungen notwendig, die durch die Kooperation der Mutter in umfassendere integrative Programme eingebaut werden. Die Symptome der Bewegungsstörung werden zwar durch fehlerhafte Teilprogramme verursacht, sind für die zukünftige Entwicklung jedoch nicht ausschlaggebend. Der Kern der Sache ist die Entwicklungshemmung der Gruppe der beiläufigen nicht zweckmäßigen Bewegungen, das Ausbleiben der allmählichen Differenzierung und der Variierung dieser Bewegungen. Um die richtige Hilfe geben zu können, muß die Mutter sowohl die kindliche Motivation zum Spielen als auch zum Helfen (Selbständigwerden) fördern. Die Mutter kann die fehlerhaften Teilprogramme durch ihre erzieherische Kooperation in einer Weise kompensieren, wie sie es spontan mit den anfangs ungeschickten Bewegungen des gesunden Säuglings auch machen würde.

Nur, eine Tilgung des fehlerhaften Teilprogramms gibt es bei diesem Computer nicht, es kann nicht einfach durch ein intaktes ersetzt werden. So ist auch zu erklären, daß eine Fieberkrankheit genügen kann, um die verdrängten Symptome vorübergehend wieder auftauchen zu lassen, selbst wenn der Prozeß der Überwindung der Schwierigkeiten bei einem bewegungsgeschädigten Kind schon erfolgreich in Gang gesetzt wurde, das kompensierende Pattern aber noch nicht stark genug zur Dominanz ist. Aus demselben Grund kann ein vorzeitiges Ab- oder Unterbrechen der Lebensweise im Sinne des Petö-Systems bewirken, daß nicht genügend gefestigte Bewegungen wieder verlorengehen und sich der Zustand des Kindes verschlechtert, ja sogar die alten Symptome zurückkommen.

Unter Berücksichtigung der Tatsache, daß die Mutter in den ersten drei Lebensjahren ihres Kindes biologisch das „Monopol" auf seine Persönlichkeitsentwicklung hat, wird sie im Petö-System zur „Programmiererin" ausgebildet. Der Vorteil dabei ist der, daß sie eigentlich dasselbe tun soll, wozu sie auch unter „normalen Bedingungen" spontan fähig wäre – mit dem Unterschied, daß sie unter den erschwerten Bedingungen Anweisungen benötigt. (Diese Anweisungen sind hauptsächlich praktischer Art und erfordern den Gebrauch einfacher Geräte.) Für eine Mutter ist es keine besonders überraschende Aufgabe, wenn sie gesagt bekommt, daß sie sich tagsüber konsequent mit ihrem Baby beschäftigen soll, denn jede Mutter macht das mit ihrem gesunden Säugling auch. Es ist für die Mutter auch nicht schwierig, durch die Freude ihres Babys, die Verminderung seiner Symptome und die Zunahme seiner Selbständigkeit zu lernen, wann sie zufriedenstellend mit dem Kind spielt. Bei älteren Kindern ist es im Prinzip dasselbe, nur die Bedingungen in Hinsicht auf die „Programmierer" und die Erziehung verändern sich.

Wir denken, deutlich gemacht zu haben, warum die

Motivationen, die die Aufmerksamkeit und Aktivität des Babys fördern und aufrechterhalten, im Zentrum des Petö-Systems stehen. In der konduktiven Pädagogik gibt es daher weder Übungen ohne Motivation, noch passive Gymnastik, noch erzwungene hemmende Maßnahmen. Wir haben versucht, verständlich zu machen, warum das Kind im Petö-System natürliche Bewegungen lernt. Abstrakte Bewegungen („Übungen") können nicht natürlich weiterentwickelt und in praktische Tätigkeiten eingebaut werden.

Zusammenfassend kann man über die konduktive Pädagogik sagen, daß sie im gewohnten Sinne des Wortes keine „Methode" ist, sondern das Praktizieren einer Lebensweise, die sich an gesunden, lebensfrohen Kindern orientiert, jedoch unter Bedingungen, die die Persönlichkeitsentwicklung erschweren.

Dies ist deshalb von allgemeiner Bedeutung, weil die Veränderung der Bewegungen im Säuglingsalter den Beginn der human-biologischen Funktionsveränderung des Gehirns, der allgemeinen Persönlichkeitsentwicklung, darstellen. Das Beispiel der bewegungsgeschädigten Kinder zeigt, daß auch unter ungünstigen Lern- und Erziehungsbedingungen ein adäquater Weg zu einer erfolgreichen Entwicklung möglich ist.

Teil II: Eine Mutter kämpft für ihr Kind

25. Januar 1985

Ein Brief von Eva Galla:

In einer hiesigen TV-Zeitung erschien der beiliegende Artikel. Habt Ihr schon davon gehört?

Könnt Ihr Euch noch daran erinnern, daß ich von einer Freundin erzählt habe, die ein bewegungsbehindertes Kind hat? Auch sie hat diesen Artikel gelesen und interessiert sich dafür. Sie rief mich an, und wir haben darüber gesprochen.

Anmerkung

In dem Artikel „Ein Kind kann wieder lachen“ von Shirley Thompson wurde der Fall der vierjährigen Jenny Wallace beschrieben. Das kleine spastisch gelähmte Mädchen war von ihren Eltern aus Dundee (England) nach Budapest geschickt worden, um am „Institut für Verhaltens-Training“, gegründet von András Petö, behandelt zu werden.

Sie sagte, es sei ihr möglich, mit ihrem Kind nach Ungarn zu reisen, weil ihr Mann bei der Bahn beschäftigt sei und die Familie günstig in Deutschland reisen könne.

Ich sagte, es sei wohl am einfachsten, wenn sie mit Euch Kontakt aufnähme. Ihr sprecht Deutsch. Sie soll Euch einen Brief schreiben über ihr Problem und Fragen dazu stellen. Eure Adresse habe ich ihr gegeben, ich denke, sie wird sich melden. Ihr Kind ist jetzt eineinhalb Jahre alt...

2. Februar 1985

An Eva Galla:

Wir danken für den Artikel. Wir haben noch nichts davon gehört und haben ihn mit viel Freude gelesen.

Wenn Deine Freundin uns schreibt, werden wir ihr empfehlen, mit dem Kind zu uns zu kommen, damit wir es uns einmal anschauen – ohne Honorar natürlich.

Wahrscheinlich werden wir ihr erklären, wie sie sich mit dem Kind beschäftigen soll und daß sie es einen Monat später dann wieder zeigen soll. Wenn es erst eineinhalb Jahre alt ist, kann die Mutter sehr viel für das Kind tun. Sie soll aber nicht mehr länger warten. Die Zukunft des Babys hängt davon ab, wie seine Mutter ihre Aufgabe versteht und löst. Wenn sie unserem Rat folgen möchte, werden wir auch Dir alles erklären: die Lage des Kindes, die möglichen Ergebnisse, den Weg dorthin.

Es kann durchaus wichtig sein, daß Du der Mutter weitere Erklärungen geben kannst, da Du in ihrer Nähe wohnst.

Übrigens, es sieht so aus, als ob die Engländer begonnen hätten, sich für das Petö-System zu interessieren. Der britische Gesundheitsminister war in Budapest und hat das Institut besucht. Studenten der Universität Birmingham werden im März kommen, um zu lernen...

13. Februar 1985

Von Caroline Seiffer:

Ich habe Ihre Adresse von Frau Eva Galla erhalten, mit der ich befreundet bin. Sie hat mir von Ihrer Arbeit erzählt und deswegen möchte ich Ihnen über meine kleine Tochter schreiben und Sie fragen, ob Sie eine Möglichkeit sehen, ihr mehr zu helfen.

Meine Tochter ist 20 Monate alt. Ich habe noch zwei gesunde Töchter im Alter von 8 und 6 Jahren. Die kleine, sie heißt Dina, bekam ich mit 38 Jahren, sie war ein Zwillingskind. In der 35. Schwangerschaftswoche wurde der Tod des anderen Babys (eineiige Zwillinge) festgestellt und ein paar Tage später der Kaiserschnitt durchgeführt. Dina wog 2300 g, 49 cm, keine Auffälligkeiten. Sie mußte nicht in den Brutkasten, und ich konnte sie nach 10 Tagen mit nach Hause nehmen.

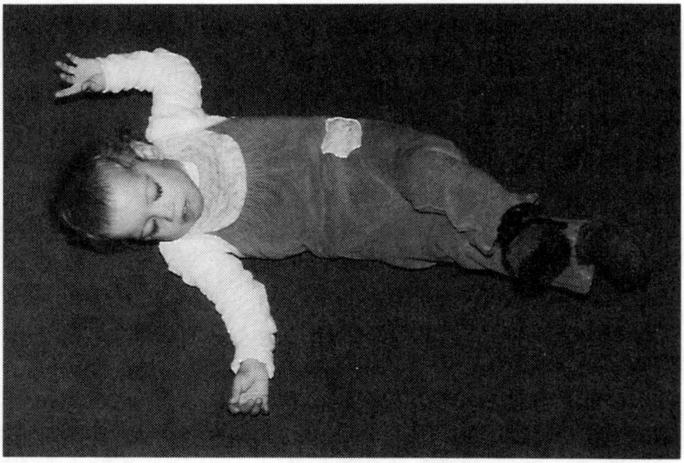

Dina mit 1½ Jahren. Wenn sie entspannt ist, sind die Daumen nicht mehr in der Hand fixiert, stehen aber noch nicht frei. Sie hebt den Kopf ein wenig und kann so den Bewegungen des Fußes mit den Augen folgen. Sie bemüht sich, das Bein ein wenig zu heben, was ihr auch gelingt.

Mir fiel sofort auf, daß sie anders war, sie machte sich oft steif, hatte Schwierigkeiten beim Trinken. Mit 4 Monaten konnte sie noch nicht fixieren und nicht lächeln. Die Ärzte vertrösteten mich immer damit, daß sie ein Frühgeborenes sei. Mit 5 Monaten brachte ich sie in ein Kinderzentrum für Spastiker. Der Arzt stellte eine „nicht ganz leichte cerebrale Schädigung“ fest. Er empfahl mir ganz dringend, Gymnastik zu betreiben und zwar nach Vojta. Ich hoffe, Sie kennen diese Methode.

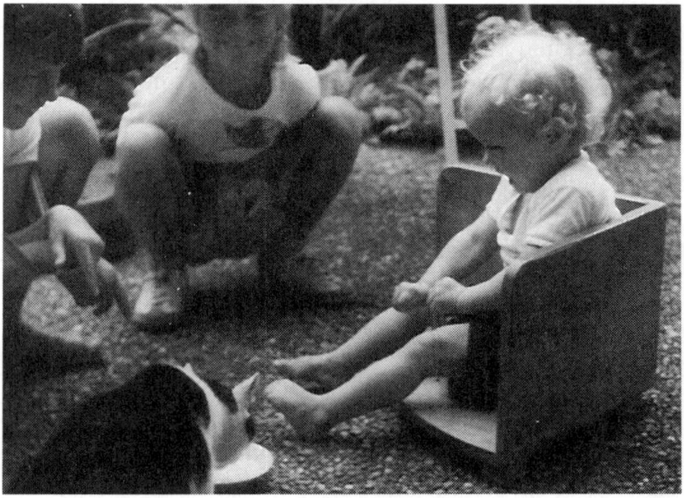

Dina mit 2 Jahren. Sie sitzt auf eine hierzulande leider übliche schlechte, passive Art. Außerdem können die Beine den Rumpf nicht stützen. Dadurch hat auch die Wirbelsäule keinen Halt in der Senkrechten. Das Sitzen in einer Ecke läßt keine Armfreiheit und kann einer Skoliose nicht vorbeugen. Die starke Spastik des Kindes zeigt sich an den Händen und Füßen und läßt darauf schließen, daß es sich nicht sicher fühlt. In diesem Alter war Dina schon in der Lage, die Spastik zu lösen, wenn sie sich sicher fühlte. Aber noch ein Jahr später wurde sie steif wie ein Brett, die Arme beugten sich krampfhaft und ihr Kopf streckte sich nach hinten („Opisthotonus“), wenn sie erschrak.

Hierbei wird das Kind mit Gewalt gezwungen, Bewegungen auszuführen, die es selbständig nicht kann. Auch soll damit die Spannung der Muskulatur vermindert werden, so daß sie nicht immer in die sogenannten „Muster“ verfällt. Ich mache diese Übungen seit 14 Monaten mit ihr, ich glaube, mit einem gewissen Erfolg.

Zusätzlich wird sie 3mal in der Woche nach Bobath beturnt, diese Art gefällt ihr recht gut.

Dina ist jetzt 20 Monate alt, sie kann nicht allein sitzen, aber mit leichtem Festhalten hält sie sich gut gerade, wirft den Kopf nicht mehr nach hinten, kann ihn gut in der Mitte halten. Sie stützt sich ganz leicht nach den Seiten ab, kann sich aber noch nicht halten oder auffangen. Sie kann vorwärtskriechen mit abwechselnd abgewinkelten Beinen, hat aber dabei noch Schwierigkeiten mit den Armen.

Die Arme sind in Bauchlage jetzt vorn, sie kann abwechselnd den rechten und linken Arm heben, um sich Spielzeug heranzuholen. Auch interessiert sie sich jetzt für Spielsachen.

Sie fixiert gut, schielt aber, erkennt Leute, fremdelt, in geistiger Hinsicht haben die Ärzte sich hier auch immer positiv geäußert.

In den Beinen besteht eine erhebliche Verspannung, beim Hinstellen versteifen die Beine, kreuzen sich.

Ich hoffe, meine Angaben reichen aus, damit Sie sich ein Bild machen können von meiner kleinen Tochter. Sehen Sie eine Chance, Dina zu helfen, daß sie sitzen, stehen und laufen lernen wird?

Ich wäre Ihnen sehr dankbar, wenn Sie Näheres über Ihre Methode mitteilen würden. Ich könnte es möglich machen, Dina Ihnen vorzustellen, wenn Sie einen Sinn darin sehen. Wenn es dazu kommen sollte, wie oft müßten wir zu Ihnen kommen, mit welchen Kosten ist alles verbunden? ...

21. Februar 1985

An Caroline Seiffer:

Ihr Brief ist heute angekommen. Sie haben Dinas Lage klar geschildert. Das Problem hängt jetzt von Ihnen, von der Mutter ab. Wenn Sie den ganzen Tag Dina widmen können, wird sie innerhalb von 1 – 1,5 Jahren vollkommen gesund, ein normales Kind sein.

Sie sollen mit ihr keine Gymnastik treiben, sondern sich den ganzen Tag lang mit ihr beschäftigen, hauptsächlich spielen. Sie müssen wissen, daß die sogenannte spontane Entwicklung jedes Kindes ein Lernprozeß ist, in dem die

Mutter ihr Kind lehrt, ohne sich dessen bewußt zu sein. Es ist schwierig, hirngeschädigte Kinder zu lehren. Deshalb brauchen die Mütter bei ihrer Lehrtätigkeit Hilfe.

Wenn man von Dinas Alter ausgeht, wird offensichtlich, daß Sie die einzige Person sind, die als „Lehrerin" in Betracht kommt. Später ändert sich das, dann dauert die Rehabilitation aber auch länger.

Wenn Sie monatlich für einen Tag mit Dina nach Budapest reisen können, werde ich jedesmal eine Stunde Ihnen und Dina widmen und Ihnen zeigen, wie Sie sich mit ihr beschäftigen sollen. Mein Rat wird kostenlos sein.

Ich hoffe, Ihre Frage beantwortet zu haben. Wenn etwas noch unklar ist, schreiben Sie mir ruhig wieder.

8. März 1985

Von Caroline Seiffer:

Für Ihren Brief danke ich Ihnen ganz herzlich. Ich habe bisher von keinem deutschen Arzt einen Hoffnungsschimmer bekommen, hier heißt es nur: Wir wissen nicht, was aus diesen Kindern wird, man muß die Zeit abwarten.

Anmerkung zum „Abwarten":

Die Aussicht auf eine erfolgreiche Behandlung bewegungsgeschädigter Kinder wird durch Abwarten nur verschlechtert. Die Symptome werden sich mit der Zeit verstärken und schlimmer werden. Dadurch verlängert sich auch die für die Überwindung der Schwierigkeiten benötigte Zeitdauer.

Ich möchte alles tun, was Sie vorschlagen und bin bereit, mich Dina intensiv zu widmen.

Schwierig ist nur die weite Reise. Ich möchte Ihnen folgendes vorschlagen: Ich komme das erste Mal allein zu einem ausführlichen Gespräch zu Ihnen, sicherlich ist das insofern das beste, als daß ich so ausprobiere, ob ich Dina eine solche fast 24-stündige Bahnfahrt zumuten kann, oder ob ich evt. fliegen muß, was ich aus Kostengründen natürlich nicht oft tun könnte.

Ich könnte am 26.3. um 14.25 Uhr in Budapest ankommen und sofort zu Ihnen kommen...

26. März 1985

Begegnung mit Caroline Seiffer:

Frau Seiffer hat uns heute aufgesucht. Das wesentliche, was wir über Dina aus diesem Gespräch und aus den Fotos erfuhren, kann man wie folgt zusammenfassen.

Dina ist ein Kind mit einer schweren cerebralen Dysfunktion. Sie hat eine alle Gliedmaßen beeinträchtigende Lähmung („Tetraplegie“ oder „doppelte Hemiplegie“). Wir erklärten der Mutter, der Zustand ihres Töchterchens rechtfertige keinerlei Pessimismus, seine Zukunft betreffend. Aber es sei schon höchste Zeit, mit der Erziehung nach dem Petö-System zu beginnen, um die bisherige Verzögerung nicht noch weiter zu verlängern.

Wir empfahlen der Mutter, uns monatlich einmal mit Dina aufzusuchen. Gleichzeitig könnte sie, wenn nötig, das Petö-Institut besuchen, dort praktische Anweisungen bekommen (wir haben keine Geräte), die wir mit Erläuterungen ergänzen wollten.

Wir mußten aber zur Kenntnis nehmen, daß der Wohnort der Familie zu weit entfernt liegt. Die räumliche Distanz hat einen Strich durch diese erste Idee gemacht. Für Frau Seiffer wäre eine monatliche Reise nach Budapest nicht durchführbar.

Das war eine Herausforderung für uns. Wir wußten, was geschehen würde, wenn Dina von ihrer Mutter nicht die adäquate Behandlung erhalten würde. Wie konnten wir ihr helfen? Als einziger Ausweg schien uns, der Mutter zu erklären, wie sie sich mit ihrem Baby beschäftigen soll. Wir setzten ihr also auseinander, warum sie das Turnen aufgeben und stattdessen viel mit ihr spielen soll. Wir haben ihr das „Backe-backe-Kuchen-Spiel“ gezeigt und auch, wie sie dem Kind beibringen kann, auf dem Rücken nach hinten zu rutschen. (Darüber später mehr.)

Ehrlich gesagt waren wir nicht sehr glücklich darüber, Dina nicht wenigstens einmal gesehen zu haben.

Und dann mußten wir auch noch mehr als einen Monat warten, bis uns die erste Nachricht über sie erreichte.

3. Mai 1985

Ein Brief von Eva Galla:

Caroline hat mit großer Begeisterung über ihren Besuch bei Euch gesprochen. Heute war sie hier und bat mich, ihren Brief an Euch zu übersetzen. Er folgt.

Brief von Caroline Seiffer:

Nach meinem Besuch bei Ihnen sind 4 Wochen vergangen. Jetzt möchte ich – wie verabredet – einen Bericht über Dina geben. Wir turnen nicht weiter, und seitdem ist sie viel glücklicher, ungezwungener geworden, fürchtet sich schon nicht mehr vor Fremden und versucht zu sprechen. Seit zwei Wochen kann sie sich vom Rücken auf den Bauch drehen und in den letzten Tagen hat sie das Drehen vom Bauch auf den Rücken versucht. Wenn sie auf dem Rücken liegt, hebt sie den Kopf und streckt die Arme, als ob sie aufsitzen wollte. All dies übt sie immer und mit Begeisterung.

Jetzt habe ich eine Frage: Dina sitzt noch nicht. Wenn

ich sie aufsetze, fällt sie nach hinten oder vorne und stützt sich nicht auf. Was soll ich tun, damit sie das Sitzen erlernt? ...

14. Mai 1985

An Eva Galla:

Wir haben heute den Brief von Caroline Seiffer durch Dich bekommen.

Wie Du gleich sehen wirst, sollst Du jetzt auch kräftig mitarbeiten, da diese „Fernhilfe" keine leichte Aufgabe ist. Es ist gut, daß Du durch die Übersetzung Einblick in diese Zusammenhänge bekommst. Wahrscheinlich werden sie Dich interessieren, und durch das Besprechen der Probleme mit Dir wird Caroline Seiffer ihre Aufgabe auch leichter verstehen. Ihre Briefe brauchst Du nicht zu übersetzen, aber es ist gut, wenn Du sie liest und mit ihr besprichst. Mir ist es sehr angenehm, wenn ich meine Antwort in Ungarisch schreiben darf.

Wir müssen gut miteinander zusammenarbeiten, damit die Mutter richtig verstehen kann, was sie zu tun hat. Es war eine äußerst wichtige Mitteilung, daß ihr Kind ruhiger wurde, sich nicht mehr vor fremden Leuten fürchtet und sich selbständig auf den Bauch dreht. Es wurde aber nicht klar, ob es den Kopf auch hebt, wenn es auf dem Bauch liegt oder nur in Rückenlage.

Aus den Fotos wird für uns ersichtlich, warum Dina noch nicht sitzen sollte. Man soll ein Kind nie an den Händen nehmen und hochziehen, um es aufsitzen zu lassen, weil das Kind dabei passiv bleibt. Es soll – später dann – die Hand der Mutter greifen, wenn es aufsitzt.

Kommen wir aber zum Wesentlichen.

Jetzt und noch lange wird die zentrale Frage bei Dinas Erziehung das Lernen des Greifens und Umklammerns sein. Sie wird das lernen, wenn es spielerisch geschieht – sowohl gleich zu Beginn des Lernprozesses als auch bei der Übung.

Zuerst braucht Dina eine hantelförmige Rassel, die sie gut fassen kann. Die Mutter achtet darauf, daß das Kind sie richtig greift, d.h. die Finger liegen nebeneinander, der Daumen ihnen gegenüber – er darf nicht unter den Fingern liegen. Das Handgelenk ist nach außen, in Richtung Handrücken, gebeugt. Die Mutter kann, wenn nötig, die Haltung mit dem eigenen Mittelfinger korrigieren. Der Daumen darf auf keinen Fall in die Hand eingeklemmt bleiben.

Wenn Dina die Rassel schon gut greifen kann, bekommt sie anderes Spielzeug zum Greifen. Mit einer Rassel in jeder Hand kann in einem Spiel das Zusammenbringen und Auseinanderbewegen der Hände geübt werden, und Dina wird nach einer gewissen Zeit dieses Spiel alleine machen.

Wenn sie auf dem Bauch liegt, soll sie als erstes lernen, den Kopf zu heben und lange hochzuhalten. Mutter, Vater, die Geschwister motivieren sie, indem sie vor ihr stehen, sie ansprechen, rufen, singen o.ä. Wenn Dina den Kopf noch nicht heben kann, legt man eine zusammengelegte Decke unter ihre Brust. Das erleichtert ihr das Heben des Kopfes. Später wird sie diese Hilfe nicht mehr benötigen.

Die Mutter hilft ihr beim Strecken der Arme, damit sie sich abstützen kann. Dabei dürfen die Ellbogen nicht einknikken. Später soll sie dann einmal die rechte, einmal die linke geöffnete Hand heben und auf die Unterlage trommeln.

Damit wird klar, wie wichtig eine Petö-Pritsche für das Kind wäre, nicht nur als hartes Bett, sondern eben zum Greifen der Latten. Sie würde lernen, auf dem Bauch liegend mit gehobenem Kopf zur Mutter oder zu einer Puppe o.ä. zu kriechen. Durch den Gebrauch der Hände würde sie lernen, sich schnell vom Bauch auf den Rücken zu drehen, also sich seitwärts zu rollen und damit auch den Platz zu wechseln.

Auch beim Füttern kann man Dina das Greifen beibringen. Wenn nötig, kann der Löffel einen dicken Stiel haben. Beim Essen soll sie in gerader Haltung sitzen, Fußsohlen und Fersen stehen auf dem Boden auf. Wenn erforderlich, stellt man ihr einen niedrigen Schemel unter die Füße. Die richtige Haltung der Füße ist für das sichere Sitzen unerläßlich – nur so kann sie aufrecht sitzen. Asymmetrisches Sitzen fördert die Neigung zur Skoliose.

Wenn Dina den Löffel mit einer Hand greift, soll sie mit der anderen einen ca. 3 cm dicken Stab umklammern. Dieser wird zu diesem Zweck am Tisch befestigt. Auch das dient dem geraden Sitzen.

Dina darf aber nicht zum Sitzen gezwungen werden.

Das wichtigste ist jetzt, ihr das Greifen und Klammern beizubringen. Dadurch erweitert sich ihre Spielfähigkeit.

Die Mutter und die Geschwister müssen sehr viel mit ihr spielen – es ist aber notwendig, daß die Mutter sich über den Sinn des Spiels im klaren ist. Der Sinn ist die Erziehung.

Ein Beispiel: Das Kind liegt auf dem Rücken. Die Mutter schiebt seine Füße bis zum Gesäß. Dann drückt sie die Fersen mit der einen Hand leicht auf die Unterlage, während die andere leicht auf die Knie drückt. Dadurch werden die Beine gestreckt, und das Kind rutscht auf der glatten Pritsche nach hinten. Für Dina wird das ein schönes Spiel sein, und so lernt sie, die Beine zu beugen und zu strecken und sich selbständig nach hinten zu schieben.

Wann immer sich die Mutter mit dem Kind beschäftigt, beim Spielen, Füttern, Anziehen usw., soll sie es aktivieren. Das ist möglich durch Rufen, Sprechen, Angeben des jeweiligen Ziels und Erklären, wie es erreicht wird. („Nimm das in die rechte Hand." „Heb den Teddy auf." „Wo ist die Puppe? Hol sie dir." u.ä.) Die Hilfe muß immer gerade so groß sein, daß das gesteckte Ziel tatsächlich auch erreicht wird.

Wenn Dina die Hände nicht gleichwertig benützt, wird darauf geachtet, daß sie beide Hände gebraucht.

Es ist entscheidend, daß sich die Mutter den ganzen Tag mit Dina beschäftigt, nicht nur beim Füttern, Anziehen u.ä., sondern auch mit Spielen, Dina immer aktivierend. Durch die Spiele werden konkrete Erziehungsziele angestrebt. Dabei ist im Moment das Greifen und Klammern am wichtigsten. Dadurch wird erreicht, daß Dina z.B. aus eigener Aktivität Haltung und Platz wechselt, kriecht, sich umdreht, sich auf dem Rücken zu einem Ziel schiebt (z.B. zu ihrer Schwester, die sie zu sich ruft).

Ist das klar? Hier sollst Du ihr nicht nur als Übersetzerin helfen, sondern auch durch Besprechen dieser Aufgaben. So wird Caroline Seiffer lernen, präzise Fragen zu stellen, die der aktuellen Lage des Kindes entsprechen.

Niemand hat es vor uns gewagt, die konduktive Pädagogik unter so komplizierten Bedingungen zu praktizieren. Wir rechnen mit der Intelligenz und Kreativität der Mutter, die einen sehr guten Eindruck auf uns gemacht hat, aber auch mit Deiner Hilfe, da wir Dich gut kennen...

Anmerkung: Wie soll das Kind beobachtet werden?

Aus dem Brief von Frau Seiffer vom 3. Mai wird deutlich, daß sich bei ihrem Kind eine unverkennbare Veränderung vollzogen hat, die mit Recht große Erwartungen der Mutter erweckt hat. Diese Veränderung hat sie dadurch erreicht, daß sie sich auf eine neue Weise mit Dina beschäftigt, wie wir es ihr empfohlen haben. Dadurch wurde das Kind aktiviert. Dinas Apathie schwand, und nach kurzer Zeit schon zeigten sich jene Funktionen, die bereits vorhanden waren, aber durch die Qualen der Gymnastik, durch die Apathie, zugeschüttet worden waren. Diese bisher latent gebliebenen, wahrscheinlich ererbten, Fähigkeiten kamen dadurch zutage, daß Dina keine Gymnastik mehr zu machen brauchte und stattdessen viel mit ihr gespielt wurde. Die Apathie macht auch deutlich, daß die forcierten Bewegungen der spastischen Glieder mit hoher Wahrscheinlichkeit weh tun.

Andrerseits wird auch deutlich, daß Frau Seiffer Dina noch nicht realistisch sieht. Das widerspricht nicht unserer positiven Meinung über sie. Diese Meinung wurde dadurch noch verstärkt, daß sie dem Widerstand, der ihr vor allem von fachmännischer Seite schwer zu schaffen machte, standhielt. Doch nach so kurzer Zeit kann sie noch nicht erkennen, daß solche allgemeinen Begriffe – wie z.B. „sitzen" – nicht konkret genug sind. Sitzen ist nicht dasselbe, wenn man auf dem Boden sitzt oder auf einem Stuhl vor einem Tisch oder ganz frei auf einem Stuhl. Die Mutter eines bewegungsgeschädigten Babys muß unterscheiden lernen zwischen dem konkreten Zustand des Kindes und dem konkreten Ziel für das Kind.

Ohne es zu wollen, haben auch wir dazu beigetragen, Frau Seiffers Unsicherheit in Bezug auf ihre Erziehungsziele zu vergrößern, indem wir versucht haben, uns ein Bild über die Lage des Kindes zu schaffen, ohne es genau zu kennen. Das reichte nicht aus, um der Mutter bei der Wahrnehmung der konkreten Probleme zu helfen und nach praktischen Anweisungen fragen zu können.

Das ist der Grund dafür, daß unsere ersten Ratschläge sich so ausführlich mit der weiteren Perspektive beschäftigen.

3. August 1985

Unsere erste Begegnung mit Dina

Briefe zu schreiben ist schwierig, besonders an eine Mutter, die gerade dabei ist, die ersten Schritte bei der Praktizierung des Petö-Systems zu machen.

Lange haben wir auf einen Brief von Frau Seiffer gewartet. Dann kam sie selbst und brachte Dina mit, zusammen mit der älteren Tochter, die der Mutter auf der langen Reise half. Sie blieben einen Tag lang. Über unsere Erfahrungen haben wir Eva Galla einen Brief geschrieben.

4. August 1985

An Eva Galla:

Gestern war Frau Seiffer mit ihren beiden Töchtern hier. Wir schreiben Dir sofort, solange wir noch alles frisch in Erinnerung haben.

Der erste Schritt war sehr erfolgreich: Dina ist aktiv, sehr gut gelaunt und in der Lage, für ihre Ziele wirkungsvoll zu kämpfen. Sie hat einen eigenen Willen. Das ist sehr wichtig. Diese psychische Verfassung ist eine unentbehrliche Voraussetzung für die weitere Entwicklung.

Wenn sie auf dem Bauch liegt, hält sie den Kopf gut. Mit Ausdauer kriecht sie z.B. auf ihre Mutter zu, wobei sie Arme und Beine nicht immer richtig bewegt.

Als zweiten Schritt wollen wir jetzt der Mutter helfen, wie sie Dina das Greifen beibringen kann.

Da wir eine „Fernerziehung" der Mutter durchführen, muß auf jeden Fall die Theorie zu dieser praktischen Tätigkeit dargelegt werden, damit keine Mißverständnisse entstehen. Die Hauptsache ist, Caroline begreift, daß sie die geistige Entwicklung ihres Kindes fördert, wenn sie Dina das Greifen lehrt und feststellt, wie sich die Bewegungsfähigkeit dadurch erweitert. Voraussetzung ist, daß das Greifen selbst für das Kind sinnvoll sein muß, wenn es greifen lernen soll. Sinnvoll heißt, daß das Kind seine eigenen Ziele durch das Greifenlernen leichter erreicht. Ziel kann es sein, ein Spielzeug erreichen zu wollen oder der Mutter zu helfen o.ä. Wenn die Mutter Dina z.B. ein Spielzeug gibt und diese es ergreift, dann hat sie ihr Ziel erreicht. Dadurch wird Dina neue Ziele anstreben, die die Mutter erkennen kann und muß. Sie unterstützt Dina beim Erreichen dieser Ziele. Sie kann z.B. Dina bitten, ihr das Spielzeug zurückzugeben, und so lernt Dina das Loslassen. Mit dem Spielzeug kann Dina auch klopfen, dabei lernt sie die Zusammenhänge zwischen Handbewegung und Hören. Sie verfolgt das in der

Hand gehaltene Spielzeug auch mit den Augen, dabei lernt sie, Hand und Augen zu koordinieren usw.

Die Mutter soll erkennen, daß das Kind sich deswegen neuen Zielen zuwendet, weil es die früher angestrebten auch tatsächlich erreicht hat. So entwickelt sich der Lernprozeß ständig weiter, wenn sie mit dem kindlichen Streben mitgeht.

Gleichzeitig verfolgt die Mutter aber auch ihre Erziehungsziele. Sie möchte erreichen, daß das Kind ihre Ziele als seine eigenen akzeptiert.

Bestimmte von der Mutter angestrebte Ziele kann man ganz allgemein so zusammenfassen: Das Kind soll alles so machen und können, daß sie damit zufrieden sein kann.

Die Mutter hat aber noch ein anderes Ziel, nämlich für das Kind zu sorgen und ihm Freude zu bereiten.

Diese beiden übergeordneten Ziele sollte die Mutter koordinieren – das klappt aber noch nicht.

Wenn Dina Durst hat, gibt ihr die Mutter zu trinken. Das ist richtig und wichtig: Das Kind hat sein Ziel erreicht. Leider geschieht das aus der Nuckelflasche. Dadurch verzichtet die Mutter auf eine ganze Reihe von Lehrmöglichkeiten. Es wäre besser, jetzt damit anzufangen, das Getränk in einem kleinen Becher zu geben, damit Dina lernt, daß man auch aus einem Becher trinken kann. Dann folgt der nächste Schritt: Dina kann den Becher mit zwei Henkeln beim Trinken selbst greifen und halten. Wenn die Mutter das Kind beim Essen und Trinken nicht auf dem Schoß hält, kann sie ihm gleichzeitig essen, trinken, greifen und sitzen am Tisch beibringen. Beim Greifen soll sie auf die richtige Fingerhaltung achten: Die Finger liegen nebeneinander, nicht aufeinander, der Daumen den Fingern gegenüber. Die Hand ist im Gelenk ein wenig in Richtung Handrücken gebeugt, was für die Kraftentwicklung wichtig ist. Dies alles strebt die Mutter an, es muß aber mit den Zielen des Kindes übereinstimmen.

Wir haben gesagt, daß Dina eine Spezialliege, eine Pritsche, braucht. Diese Notwendigkeit hat die Mutter noch nicht so ganz verstanden. Offensichtlich haben wir es ihr nicht genügend erklärt. Dies verstehen bedeutet aber, daß die Mutter die Voraussetzungen für die geistige Entwicklung Dinas begreift, daß sie in diesen Zusammenhängen denken kann. Die Pritsche als Bett ist nur Nebensache – mit Bettzeug versehen ist sie ein hartes und doch elastisches Bett, das einer Skoliose vorbeugt. Die Pritsche ist bestens geeignet, das Greifen zu erlernen. Wenn das Kind auf dem Bauch liegt, kann es nämlich die Latten der Pritsche mit den Händen umfassen und sich vorwärts oder rückwärts ziehen oder schieben. Das geht auf dem Fußboden nicht! Es kann sich auf dem Bauch drehen und dabei wieder die Latten als Hilfsmittel verwenden. All dies ist Greifenlernen bei veränderter Körperlage. Man kann auf der Pritsche auch mit Spielzeug klopfen: Hand-Ohr-Auge-Koordinationslernen.

Breite und Dicke der Latten sowie den Abstand zwischen den einzelnen Latten kann man sich ausrechnen, wenn man an die Funktion der Pritsche denkt.

Das Kind wird stehen lernen, wenn es auf dem Bauch liegend rückwärts von der Pritsche herunterrutscht, bis die Beine herunterhängen und die Füße auf dem Boden aufstehen.

So kann man die Höhe der Pritsche ausrechnen. Wenn sie etwas zu hoch ist, stellt man einen niedrigen, breiten Schemel unter die Füße des Kindes. Wenn das Kind wächst, müssen die Beine der Pritsche erhöht werden.

Später dann kann Dina auch lernen, seitliche Schritte zu machen, indem sie sich an den Latten festhält und um die Pritsche herumgeht. Dadurch lernt sie, die Füße und Beine auseinanderzunehmen, was für lange Zeit ein Erziehungsziel bleiben wird.

Äußerst wichtig ist zu verstehen, daß alles, was das Kind später einmal zum Sitzen und Stehen braucht, zuerst im Liegen gelernt wird. So lernt Dina z.B. jetzt schon, die Spastizität und das dadurch bedingte Zusammenpressen der Beine zu lockern. Das soll zu ihrem eigenen Ziel gemacht werden, z.B. indem man an den Innenseiten der Schuhe, auf Knöchelhöhe, zwei harte Plastik- oder Metallscheiben anbringt und ihr in einem Spiel zeigt, wie sie damit klappern kann.

Dina lernt dadurch, daß die Mutter immer all das laut spricht, was getan werden soll oder gerade getan wird und aktiviert sie so: „Ich nehme die Beine auseinander", „Ich nehme die Beine zusammen". Wenn das gut klappt, wird sie gelobt: „Gut, hast du gehört, wie das geklappert hat?"

Später macht sie dasselbe im Sitzen, dann im Stehen, und zum Schluß genügt es zu sagen: „Halte dich an der Pritsche fest und mach Schritte zur Seite."

Um das Aufstehen und Seitwärtsgehen zu lernen, wird eine Sprossenwand benötigt, die an der Wand befestigt wird. Sie besteht aus farbigen Sprossen von ca. 2 cm Durchmesser im Abstand von 13 – 14 cm.

Alles, was den Lernprozeß stört, soll vermieden werden, z.B. das Füttern auf dem Schoß und vor allem mit der Nuckelflasche.

Beim An- oder Ausziehen fordert die Mutter Dina auf, ihr die rechte oder linke Hand (oder das Bein) entgegenzustrecken. Diese Unterscheidung wird gemacht, wann immer das möglich ist. Auch die verschiedenen Farben und Richtungen werden immer benannt.

Es werden einfache Hilfsgeräte verwendet, auf die nach und nach wieder verzichtet werden kann. Zum Sitzenlernen sind z.B. drei kleine stabile Sprossenstühle notwendig. Die Pritsche dient dabei als Tisch, an dem sich Dina mit einer Hand festhält. Das gibt ihr Sicherheit. Rechts und links von ihr stehen zwei Stühle, mit der Rückenlehne ihr zugekehrt, auf die sich die Mutter abwechselnd setzt, damit Dina beide Hände gebraucht. Wenn Dina auf den Topf sitzt, wird ein Sprossenstuhl vor sie hingestellt, der zum Festhalten dient, zum Hinsitzen und Aufstehen. Die beiden anderen Stühle stehen rechts und links von ihr und geben ihr Sicherheit, solange sie diese braucht. Man kann allgemein sagen, daß ein Hilfsmittel dann gut ist, wenn es später wieder weggenommen werden kann.

Dina soll spielerisch lernen, wie sie ihre Nase und Ohren berühren und wie sie der Mutter helfen kann. Dabei wird immer in Worten ausgedrückt, was gerade gemacht wird und welchen Arm oder welches Bein (oder beide Arme oder Beine) sie geben soll, damit das besser geht usw.

Das ganze Leben spielt sich innerhalb eines konsequenten Tagesablaufs ab, der eingehalten werden sollte, damit das Gelernte zur Gewohnheit wird.

Bei jedem Bissen sagt die Mutter: „Ich öffne meinen Mund“, „Ich mache meinen Mund zu“, „Ich kaue“, „Ich schlucke“. Dina wird bald lernen, den Speichel hinunterzuschlucken, wenn er fließt: „Ich mache meinen Mund zu, ich schlucke.“ Wenn sie das schon von alleine macht, braucht man es nicht mehr zu sagen.

Dina braucht viele Spiele, Lieder und rhythmische Sprüchlein. Diese bringt man immer mit denselben Bewegungen in Verbindung, so werden sie als zu verschiedenen Spielen gehörend gelernt.

Entscheidend ist, daß die Mutter ihre eigenen Erziehungsziele mit denen des Kindes in Einklang bringt, wobei sie erreicht, daß das Kind das lernt, was sie ihm beibringen will.

Jetzt ist die Hauptaufgabe das Greifenlernen mit beiden Händen.

Ich hoffe, dieser Brief, den Du bitte für Caroline übersetzen und mit ihr besprechen sollst, macht deutlich, daß sie sich auf dem Umweg über die Bewegungen eigentlich mit Dinas geistiger Entwicklung beschäftigt. Die Tätigkeiten sind Ergebnisse der geistigen Entwicklung und fördern gleichzeitig deren Weiterentwicklung durch neue Erfahrungen.

Wenn Ihr Fragen habt, schreibt uns. Wir freuen uns, helfen zu können und bauen bei Dinas Erziehung auf Deine Mithilfe. „Induktive Psychogenesis“ im “Fernunterricht“ ist nicht einfach, aber wir haben Dina jetzt gesehen und sind optimistisch.

Zum Schluß noch: Es ist sehr wichtig, daß Caroline narratorisch (wie eine Erzählerin zwischen zwei Theaterszenen) Dina erklärt, welches Ziel sie gerade anstrebt, welche Mittel sie benützt und welche Erfolge sie erzielt, so wird das alles für Dina bewußt!

15. August 1985

Von Eva Galla:

Euer Brief vom 4. August ist in Rekordzeit angekommen.

... Gestern war Caroline hier. Ich habe den Brief schriftlich übersetzt. Sie las ihn und sagte, daß ihr das ganze System jetzt zum erstenmal klar wurde. Jetzt hat sie begriffen, warum sie mit Dina nicht turnen soll. Das Turnen ist das Gegenteil davon, weil das, was das Kind will, unberücksichtigt bleibt. Das Kind ist völlig passiv, es wird mit ihm geturnt. (Dies sind alles Aussagen von ihr, nachdem sie den Brief gelesen hat.)

Die Pritsche ist schon in Arbeit.

Caroline fragt: Ist es besser, das Kind beim Schlafen auf den Bauch oder auf den Rücken zu legen?

Auch möchte sie wissen, ob sie Dina ins Schwimmbad mitnehmen darf. Sie waren einmal dort, das Wasser war angenehm lau, und Dina hatte Spaß. Aber ein Arzt hier sagte, daß das Schwimmen für sie nicht gut sei.

Caroline hat noch eine Frage, die sie eher prinzipiell interessiert, weil sie in der Gegenwart praktisch schon keine Bedeutung mehr hat. Dina war 4 Monate alt, als bestätigt wurde, daß sie bewegungsbehindert ist. Man hat sofort mit der Gymnastik angefangen, da man der Meinung war, je früher, desto besser. Sie kann sich nicht vorstellen, was man nach Petö mit einem 4 Monate alten Baby machen könnte. Sie hat jetzt den Kern der Methode erkannt, glaubt aber, daß sie ohne eine bestimmte Reife des Kindes nicht anwendbar ist. Ihre Frage ist also, was Ihr gesagt hättet, wenn sie Euch mit Dina im Alter von 4 Monaten aufgesucht hätte. Was hätte sie damals tun können?

30. August 1985

An Eva Galla:

Wir haben uns sehr über Deinen Brief vom 15.8. gefreut, der gestern ankam.

Für uns ist jetzt das wichtigste, daß Caroline ihre zentrale Rolle als Mutter bei der Überwindung der Schwierigkeiten ihrer Tochter erkennt. Dies ist Teil von Dinas Persönlichkeitsentwicklung, die mit ihrem Aktivsein beginnt und sich darauf gründet. Die Mutter muß das vollständig begreifen, und daß Caroline es verstanden hat, zeigt ihre Aussage: „Es wird mit ihr geturnt."

Nun wollen wir ihre Fragen beantworten.

Wie soll Dina nachts liegen, auf dem Bauch oder auf dem Rücken? Das ist gleichgültig. Dina selbst wird die Frage entscheiden: Wie liegt sie lieber? Sie soll nie gegen ihren Willen zu etwas gezwungen werden. Tagsüber liegt sie, wie wir gesehen haben, lieber auf dem Bauch, so kann sie besser spielen. Demzufolge soll Caroline Dina auf den Rücken (!) legen, damit sie sich aktiv bemühen kann, sich auf den Bauch zu drehen. Bei diesen Bemühungen leitet die Mutter das Kind an und zwar einmal so, daß es sich nach rechts dreht, das andere Mal nach links. Anleitung bedeutet hier: Wenn Caroline will, daß sich Dina z.B. nach rechts auf den Bauch dreht, sagt und zeigt sie ihr, wie sie den rechten Arm neben dem Kopf nach oben strecken kann. Am Anfang zeigt Caroline das, indem sie Dinas rechte Hand nimmt, um sie in die gewünschte Position zu bringen. Sie sagt: „Ich hebe meine rechte Hand über den Kopf." Das Hochheben des Arms verhindert, daß er unter den Körper gedrückt wird. Nun soll Dina den linken Arm nach rechts schwingen, Kopf und Körper nach rechts drehen und zum Schluß das linke Bein über das rechte schwingen. Es werden immer so viele Teilbewegungen gezeigt und erklärt, wie Dina begreifen kann. Nach einer gewissen Zeit wird es schon genügen, wenn die Mutter sagt: „Ich drehe mich nach rechts auf den Bauch."

Diese ganze Tätigkeit wird dann aus Dinas eigener Kraft (Aktivität, Motivation) entstehen, wenn sie damit ein Ziel erreichen möchte, z.B. etwas anschauen, was sie interessiert, zu einem Spielzeug gelangen usw. Aufgabe der Mutter ist es, dieses Ziel gemeinsam mit dem Kind zu entdekken, wobei all das in Frage kommt, woran es interessiert ist. Dann unterstützt sie Dinas Streben nach diesem Ziel, indem sie ihr beibringt, wie sie die Hindernisse auf dem Weg dorthin beiseite räumen kann. Dabei darf sie nie etwas anstelle des Kindes tun, sondern sie muß herausfinden, welche Aufgabe es aus eigener Kraft lösen kann. Auf diese Weise wird seine Tätigkeit zum Erfolg führen. Wenn die Mutter laut wiederholt, wie das Kind sein Ziel erreicht hat, wird es sich die Tätigkeit merken können. Seine Bewegungen verbinden sich mit der Sprache und dem angestrebten Ziel. Dadurch nimmt das Leistungsniveau des Kindes zu.

Es ist richtig, mit Dina ins Schwimmbad zu gehen, allerdings nur, wenn keine Ansteckungsgefahr besteht. Im allgemeinen tut Dina all das gut, was ihr Spaß macht und sie aktiviert. Im Wasser spielt die Mutter mit ihr dann so, daß sie dabei das übt, was sie bereits gelernt hat, z.B. das richtige Greifen, mit den Beinen kicken, sie spreizen und wieder zusammennehmen. Wenn sich Dina irgendwo festhält, sollen die Arme gestreckt sein.

Hätte Caroline sich schon mit ihrem 4-monatigen Töchterchen im Sinne des Petö-Systems beschäftigen können, wäre das sehr vorteilhaft gewesen. Sie hätte mit ihr im Prinzip auf ganz ähnliche Weise gespielt wie jetzt auch. Schon damals hätte Dina aus der Tätigkeit und dem Sprechen der Mutter verstehen können, was diese gewollt hätte. Das Verstehen der Sprache der Mutter ist beim Kind verknüpft mit der Tätigkeit der Mutter und ihrem Verhalten und beginnt schon in den ersten Lebensmonaten nach der Geburt.

Sie hätten z.B. folgendermaßen miteinander spielen können:

Das Baby greift mit den Händen die beiden Zeigefinger der Mutter, die diesen Griff durch ihre Mittelfinger verstärkt. Dabei spricht sie ein rhythmisches Sprüchlein, z.B.: „Backe, backe Kuchen, der Bäcker hat gerufen" o.ä. und bringt dabei die Fäustchen zusammen – und wieder auseinander. Nach einigen Wiederholungen streckt sie die Arme des Kindes ganz weit auseinander und sagt: „So-o-o einen großen Kuchen backe ich."

Das Kind hätte den Text natürlich nicht verstehen können, aber der Rhythmus, die Sprachmelodie und die bald bekannten Laute hätten sich rasch zu einer Einheit im aktiven Zusammenspiel mit ihr verknüpft.

Wenn Dina auf dem Rücken gelegen wäre, hätte Caroline folgendermaßen mit ihr spielen können:

Sie schiebt Dinas Füße mit den Fußsohlen auf der Unterlage bis ans Gesäß und hält sie dort. Dann spricht sie mit ihr und singt ein Lied, z.B. „Klopf, klopf, klopf, tropf, tropf, tropf auf meinen Schirm und meinen Kopf". Dabei klopft sie mit Dinas Fersen den Rhythmus auf der Unterlage. Dann drückt sie leicht auf die Knie des Babys, so daß sich die Beine strecken. Und weil sie die Füße festhält, schiebt Dina sich nach hinten und lernt so einen selbständigen Platzwechsel.

Dieses Spiel kann man jetzt im Sitzen mit ihr spielen. Dina hält sich mit einer Hand fest, während sie mit der anderen offenen Hand auf den Tisch klopft, immer zum Rhythmus desselben Sprüchleins.

Diese Beispiele sollen der Mutter nur zeigen, daß das Ziel beim Säugling eigentlich dasselbe gewesen wäre wie jetzt auch: die Festigung der erreichten Ergebnisse und die Förderung der relativen Selbständigkeit des Kindes durch Aktivsein unter den verschiedensten Bedingungen mit möglichst viel Abwechslung in allen Positionen.

Einen Zuwachs an Selbständigkeit stellt die Mutter dann fest, wenn sie sich mit dem Kind beschäftigt und es ihr dabei jetzt mehr hilft als zuvor, z.B. beim Anziehen, Baden oder ähnlichen Aktivitäten.

Das wichtigste ist zu wissen, daß schon ein neugeborener (!) Säugling mit seiner Mutter eine „kooperative pädagogische Wechselbeziehung“ eingeht, d.h. sie in ihrer Erziehungstätigkeit leiten kann. Jede Mutter beeinflußt ihr Kind, leitet es zu bestimmten Zielen hin, ohne sich dessen im einzelnen bewußt zu sein und erreicht dadurch, daß es lernt. Das Kind selbst wiederum leitet sie dabei durch seine Bedürfnisse. Ein Kind mit cerebraler Schädigung ist jedoch nicht fähig, seine Mutter zu leiten und bekommt dadurch seinerseits nicht genügend Hilfe, „Leitung“ (Erziehung) von der Mutter, was aber Voraussetzung für seine Entwicklung ist.

Je eher es der Mutter gelingt zu erkennen, daß die Persönlichkeitssentwicklung ihres Kindes gehemmt ist, desto schneller kann sie auch durch entsprechende Anleitungen lernen, wie diese Hemmung – und dadurch auch die Symptome der Gehirnschädigung – im Rahmen der beginnenden Persönlichkeitsentwicklung überwunden werden kann.

Man kann Caroline natürlich beruhigen, daß sie mit dieser Aufgabe noch nicht zu spät dran ist. Nur, was sie im Alter von 4 Monaten innerhalb eines Jahres hätte erreichen können, wird sie bei Dina nun erst in 2-3 Jahren erreichen. Das heißt, Dina wird das Niveau der Gleichaltrigen aufholen und dadurch auch ihre Symptome überwinden.

Die hier beschriebene Praxis hat Petö entwickelt, die theoretische Erklärung jedoch stammt von uns. Die menschliche Persönlichkeit entwickelt sich in kooperativen pädagogischen Wechselbeziehungen, zwischen Baby und Mutter entsteht ein „intercerebrales Feld".

Das Baby entwickelt so einerseits mehr Selbständigkeit. Durch die Veränderungen des intercerebralen Feldes bringt die Mutter dem Kind andrerseits bei, wie es die Symptome der Gehirnschädigung „abstellen", z.B. das Greifen, Gehen usw. lernen kann.

Bei nicht geschädigten Kindern scheint dieser Prozeß der Persönlichkeitsentwicklung spontan abzulaufen, was jedoch nicht der Wirklichkeit entspricht. Er wird durch die Kooperationen mit der Mutter in Gang gesetzt, ist also nicht auf das Kind beschränkt.

Wir arbeiten gerade an einem Buch über Relationspsychologie, das die Fragen der Persönlichkeitsentwicklung behandelt, mit dem Titel: „Der Sinn des menschlichen Lebens".

Wir haben Caroline einige Bilder des schwer bewegungsbehinderten Tibi aus diesem Buch gezeigt. Er war 4 Monate alt, als seine Behandlung nach Petö begann. Ein Bild zeigt ihn mit dreieinhalb Jahren, wie er schwungvoll rennt. *(Siehe Fotos Seite 143 – 145)*

Caroline versteht die Zusammenhänge übrigens sehr gut und schnell.

4. September 1985

Von Caroline Seiffer:

...Wir haben abends noch einen sehr schönen Spaziergang entlang der Donau gemacht, für meine Tochter Elsie ein Erlebnis. Anschließend hatten wir noch zwei sehr schöne Wochen am Bodensee. Leider bekam Elsie nach der Rückkehr Pneumonie, sie muß sich immer noch sehr schonen.

Jetzt starb mein Vater, so daß ich noch nicht zur Ruhe gekommen bin.

Die Liege für Dina ist fertig, und sie schläft gut darauf, mit dem Spielen, Drehen und Ziehen klappt es noch nicht so gut, aber damit kann ich erst nächste Woche richtig beginnen...

9. September 1985

Von Eva Galla:

Euer Brief ist angekommen, ich werde ihn übersetzen und an Caroline weitergeben.

Gegenwärtig steckt alles etwas fest, weil Caroline familiäre Sorgen hat. Nach einer schweren Krankheit, die viele Wochen lang dauerte, ist ihr Vater vor einer Woche gestorben. Er wohnte 400 km entfernt, und sie mußte mehrmals dorthin reisen. Jetzt fuhr sie zur Bestattung. Die Kinder sind bei ihrem Vater...

20. September 1985

An Eva Galla:

Dein Brief ist heute angekommen... Wir haben schon von Caroline vom Tod ihres Vaters gehört...

Sind Dir unsere Briefe, die Du übersetzen sollst, klar?

Wir rechnen damit, daß Du, falls das nötig ist, Erklärungen geben kannst.

16. November 1985

An Eva Galla:

Ich schreibe jetzt nur aus Ärger, weil wir seit Monaten keine Nachricht mehr über Dina bekommen haben. Du mußt Caroline erklären, daß unser Fernkurs nur möglich ist, wenn wir wenigstens einmal monatlich einen ausführlichen Bericht mit Fotos von Dina bekommen. Wir müssen wissen, wann Caroline zufrieden und wann sie unzufrieden ist. Nur so können wir uns ein Bild über Dinas Entwicklung machen und dann weitere Ratschläge geben.

Bei diesen Kindern besteht nämlich die Gefahr, daß ein Riß entsteht zwischen der körperlichen und der Persönlichkeitsentwicklung, der schnell breiter werden kann und nur schwer und langsam wieder zu schließen ist. Da darf man nicht leichtsinnig sein. Wir helfen gerne, aber das geht nicht ohne regelmäßige und genaue Informationen...

21. November 1985

Von Caroline Seiffer:

...Mit Dina habe ich nach Ihren Anweisungen gearbeitet, wenn ich auch zugeben muß, daß noch kein vollkommener Rhythmus drin ist. Sie hat jetzt die Liege nach Ihrem Muster und auch die Stühle. Dina schläft nur noch auf diesem Bett und zwar ohne Schwierigkeiten, während das geplante Liegen am Tage und das Entlangziehen an den Latten nicht gut klappt. Ich glaube, es liegt daran, daß sich Dina auf dem Fußboden mit den Armen ja schon sehr gut vorwärtsbewegen konnte, bevor sie auf die Liege kam. Sie greift leider kaum um die Latten, um sich entlangzuziehen. Dafür klopft sie aber z.B. mit Holzdingen auf das Bett und freut sich über den Klang. Dann legen sich meine Großen unter das Bett und spielen so mit ihr, was großen Spaß macht. Dina läßt dann Dinge durch die Ritzen fallen usw.

Anmerkung über irrige Ansichten

In der Fachliteratur über bewegungsbehinderte Menschen ist oft zu lesen, daß man in der Therapie bei den großen Bewegungen (grobmotorisch) anfangen und zu den kleinen (feinmotorisch) weitergehen soll. Dina beweist das Gegenteil dieser, auch von dem sowjetischen Psychologen Alexander Romanowitsch Lurija geäußerten Meinung, da sie große Armbewegungen (z.B. sich mit den Händen vorwärtsziehen) noch nicht tun kann, während sie kleine Gegenstände greift, durch einen Spalt steckt und dann losläßt.

Das Sitzen auf dem Stuhl üben wir viel. Sie greift dann auch oft mal nach rechts und links auf der Suche nach Halt. Leider ermüdet sie dabei sehr schnell. Das Greifen selbst macht im Moment noch die größten Probleme, sie schlägt nach wie vor zuviel den Daumen auf beiden Seiten ein. Bekommt sie dann etwas zu fassen, macht sie damit kratzende Bewegungen z.B. auf der Liege oder auf dem Fußboden. Sie weiß offenbar mit den Dingen, z.B. dem Spielzeug nichts anzufangen. In Rückenlage wechselt sie jetzt aber schon mal einen Gegenstand von einer Hand in die andere.

Anmerkung zur pädagogisch angemessenen Beobachtung

Caroline schreibt, ihr Kind wisse mit den Dingen nichts anzufangen, berichtet im Anschluß an diese Aussage aber vom genauen Gegenteil. Das soll nicht heißen, daß sie keine scharfe Beobachterin ist, sondern daß sie sich nicht über die Bedeutung dessen im klaren ist, was sie beobachtet hat.

Die Beobachtung ist eine praktische Tätigkeit. Dina hat

begonnen, selbständig zu spielen. Das ist ein wichtiger Fortschritt in ihrer Entwicklung. Gegenwärtig macht sie das nur in Rückenlage. Ihre Aktivität soll in dieser für sie besonders günstigen Lage gefördert werden, und was so erreicht wurde, kann dann auf eine andere Körperlage übertragen werden.

Das Problem ist also nicht, daß die Mutter etwas nicht beobachtet hat, sondern daß sie die pädagogische Relevanz dieser Beobachtung nicht gesehen und praktisch genutzt hat. Sie hat noch nicht verstanden, daß ihr Kind noch auf einem sehr niedrigen Leistungsniveau, dem eines Säuglings, mit Spielzeug umgeht, anders als gleichaltrige Kinder.

Das Essen mit dem Löffel geht schon besser. Sie läßt sich jetzt die Hand schon mal führen, während die Tasse mit vollem Protest abgelehnt wird. Sie ergreift zwar die Tasse mit beiden Händen, aber sobald sie merkt, daß sie zum Mund geführt werden soll, macht sie sich steif und rutscht von ihrem Sitz. Ich weiß jetzt nicht, ob ich Dina zwingen muß oder ob das falsch ist.

Sie kann sich jetzt sehr gut drehen, über beide Seiten, Bauch- wie Rückenlage, so daß sie schnell und zielsicher überall hinkommt, hierin hat sie in den letzten Wochen sehr gute Fortschritte gemacht.

Ich denke, daß es doch sehr schwer ist, Dina richtig zu leiten. Ich setzte aber meine ganzen Hoffnungen auf Ihre Therapie, so daß ich auf die Idee gekommen bin, ob ich mit Dina nicht einmal für ein paar Tage in dem Institut aufgenommen werden kann, in der Praxis sieht doch vieles anders aus. Ich möchte doch gerne alles richtig machen und habe so allein manchmal Zweifel.

Da meine Mutter jetzt meine beiden großen Töchter versorgen kann, könnte ich es zeitlich einrichten. Aber ich weiß nicht, ob Sie die Idee überhaupt gut finden.

Im Oktober mußte ich auf Anweisung der Krankenkasse zu einer Untersuchung in das Kinderzentrum für Spastiker. Den Arzt kannte ich schon, er hatte mir bisher nie Hoffungen gemacht. Ich sagte ihm ehrlich, daß ich Dina Ihnen vorgestellt habe, nach Ihren Anweisungen arbeite und vor allem mit Vojta aufgehört habe. Er wurde sehr wütend und meinte, die Konsequenzen müßte ich selbst tragen.

Es ist uns unverständlich, was dieser Arzt mit seiner Haltung zum Ausdruck bringen wollte, da er der Mutter bisher jede Hoffnung genommen hat.

Er wußte aber erstaunlich gut Bescheid über das Petö-Institut und kannte auch Ihr Buch. Er sagte nur, daß es nicht möglich wäre, nach Ihrer Methode in Deutschland zu arbeiten, warum – das ließ er offen.

In der nächsten Zeit werde ich Dina fotografieren und Ihnen die Bilder schicken. Ich hoffe, Sie sind nicht enttäuscht, daß Dina nicht mehr Fortschritte gemacht hat.

4. Dezember 1985

An Eva Galla:

Ich habe den Brief von Caroline vom 21.11. erhalten, und dieser Brief an Dich ist die Antwort darauf. Ich beginne mit dem Ende.

Sie schlug zurecht vor, daß sie mit Dina ins Petö-Institut kommen möchte, um dort praktisch zu lernen. Das wäre ganz richtig. Gestern habe ich mit Dr. Hári, der Direktorin des Instituts, telephonisch darüber gesprochen. Sie sagte, daß auch andere Leute aus West-Deutschland dort behandelt würden, und so haben wir folgendes vereinbart:

Nach dem 15. Januar können sie kommen, wann immer sie möchten. Sie sollen einfach dienstags oder freitags zwischen 11 und 16 Uhr in die Ambulanz kommen. Sie brauchen also keine schriftliche Bestätigung. Frau Hári meint, sie sollten drei Wochen bleiben. In der ersten Woche sollen sie irgendwo in der Stadt wohnen und von da aus ins Institut gehen. Sie bezahlen 200 Forint pro Tag, Dina bekommt auch ein Mittagessen. Auch Caroline kann sehr billig essen. In der zweiten und dritten Woche können sie im Institut wohnen und sich so die Wohnungskosten sparen.

Jetzt komme ich auf Carolines Fragen zurück. Wir sind im allgemeinen mit Dinas Entwicklung zufrieden. Sie ist aktiver geworden und kann ihre Körperlage schon viel besser selbständig wechseln und sich zielbewußt bewegen.

Dina darf jetzt aber endgültig nicht mehr aus der Saugflasche trinken. Caroline kann Dina zunächst aus einem kleinen Becher (1 dl) trinken lassen, ohne daß sie ihn greift. So wird sie lernen, daß man aus einem Becher trinken kann. Dann bekommt sie einen Becher mit zwei Henkeln. Wenn sie ins Institut gebracht wird, sollte sie schon ohne Saugflasche trinken können.

Es wäre auch gut, wenn die Mutter sie manchmal auf das Töpfchen setzen würde.(Sie kann sich an einem vor ihr stehenden Stuhl festhalten.)

Das Greifen ist wahrscheinlich deshalb ein Problem, weil das Handgelenk von oben leicht gestützt werden sollte, nur so kann Dina kräftig greifen. Vielleicht wäre es die beste Übung, wenn sie lernen würde, sich in Bauchlage von der Pritsche hinunterzuschieben, indem sie mit den Händen die Latten greift und sich wegschiebt. Am Ende dieser Tätigkeit stehen die Füße auf dem Boden – mit der ganzen Fußsohle und der Ferse! Wenn die Pritsche zu hoch ist, muß man etwas unter Dinas Füße stellen. So kann sie stehen und sich dabei an der Pritsche festhalten. Aus dieser Haltung kann sie sich dann wieder auf die Pritsche hochziehen.

Üben sie das Auseinandernehmen der Knie im Liegen und Sitzen?

Wenn sie nach Budapest kommen, helfen wir ihnen, eine Wohnung zu suchen und ins Institut zu kommen.

Anmerkung: Zusammenarbeit mit dem Institut

Von Anfang an haben wir vorgehabt, daß Frau Seiffer mit Dina das Institut von Zeit zu Zeit besucht. Wir haben zu Hause keine Geräte, was unbedingt nötig wäre, wenn man einige Aufgaben zeigen will. Die Mutter kann praktische Anweisungen besser verstehen, wenn sie anderen Müttern und Kindern bei derselben Beschäftigung zuschaut. Verschiedene Kinder bekommen zur Lösung derselben Aufgabe unterschiedliche Hilfestellungen, ihrem jeweiligen Zustand entsprechend. Dina wird die anderen Kinder sehen und versuchen, sie zu imitieren.

Wir sind völlig damit einverstanden, daß sie 2-3 Wochen lang nach Budapest kommen und im Institut aufgenommen werden. Dadurch wird Dinas Entwicklung beschleunigt. Wir sind diesbezüglich optimistisch.

26. Dezember 1985

Von Caroline Seiffer:

...Meine Mutter war zuletzt im Oktober bei uns und hat Dina jetzt wiedergesehen. Sie sprach das aus, was ich schon manchmal als Einbildung sehe, nämlich, daß Dina wesentlich lockerer geworden ist. Beim Kriechen bewegt sie die Beine oft schon abwechselnd mit bei richtiger Armbewegung. Früher ließ sie die Beine dann schleifen. Sie spielt viel mit ihren eigenen Händen, und im Liegen greift sie mit ihren Händen nach ihren Füßen und spielt damit, wobei ich sie allerdings vorher in die richtige Lage bringen muß. Ihre Haltung im Sitzen beim Essen ist jetzt erheblich besser. Beim Füttern bemüht sie sich richtig um Haltung. Das Trinken aus dem Becher aber ist ein wahres Problem. Ich versuche alles, aber sobald sich eine Tasse, Becher oder ähnliches ihrem Mund nähert, macht sie sich steif, aber ich bleibe dabei...

9. Januar 1986

An Eva Galla:

... Was ihre Ankunft im März betrifft, so habe ich noch einmal mit Dr. Hári gesprochen. Es ist alles in Ordnung, wie bereits mitgeteilt.

Es ist sehr wichtig, daß die Großmutter bei Dina nach eineinhalb Monaten bereits eine Verbesserung bemerkt hat. Wenn unter so schwierigen Bedingungen Erfolge zu verzeichnen sind, würde die Entwicklung unter günstigeren Verhältnissen rascher vor sich gehen.

Heute schreiben wir nur über das Essen und Trinken. Dina wird nie aus dem Becher trinken, bevor Caroline nicht alle Nuckelflaschen hinauswirft. Sie soll Dina nicht zum Trinken zwingen, ihr aber jede halbe Stunde etwas aus einem kleinen Becher zu trinken anbieten. Wenn sie wirklich durstig ist, wird sie den Tee aus dem Becher trinken. Das bedeutet für die Mutter 2 – 3 Tage lang Mühe. Wenn Dina sich von der Mutter aus dem Becher zu trinken geben läßt, kann Caroline damit anfangen, ihr den Becher mit zwei Henkeln zu geben, den sie dann selbst an beiden Henkeln greifen soll.

Vielleicht trinkt sie zunächst so, daß die Mutter sie halb sitzend, halb liegend hält und den Tee in den Mund rinnen läßt. So wird sie verstehen, daß sie auch auf diese Weise trinken kann.

Bei der Haltung des Handgelenks ist immer daran zu denken, daß die Hand nach oben, in Richtung Handrücken, leicht gebeugt sein soll. Auch auf die Stellung der Daumen soll geachtet werden.

4. Februar 1986

Von Caroline Seiffer:

... Am 9.3. werde ich ankommen. Das ist ein Sonntag. Am Montag würde ich Sie gerne besuchen, und am Dienstag könnte ich ja dann ins Institut gehen. Ich fliege am Mittwoch, 26.3. wieder zurück. Diese Termine muß ich fest buchen, dann spare ich sehr viel Geld.

Inzwischen nehme ich Dina in das Warmwasser-Bewegungsbad mit (36 Grad warm). Das macht ihr viel Spaß...

Vom 9. bis 26. März 1986 waren Dina und ihre Mutter in Budapest. In dieser Zeit war hier gerade eine Grippeepidemie. Deshalb konnten sie nicht im Institut aufgenommen werden, die Arbeit in einer ambulanten Gruppe war jedoch möglich. Sie waren fünf Tage in der Woche im Institut, täglich zwei Stunden lang.

1. Mai 1986

Von Caroline Seiffer:

Nun sind wir schon wieder einige Wochen zu Hause, und ich möchte Ihnen einen Bericht geben.

Wir üben täglich das ganze Programm, wie wir es im Institut gelernt haben und laufen auch täglich einige Male. Die ganzen Übungen hat Dina im Institut nicht gern gemacht, aber hier zu Hause geht es wunderbar. Ganz prima macht sie die Übungen an der Sprossenwand, langsam mit den Händen sich hochziehen, in den Kniestand und dann richtig an der Wand stehen. Ein großes Problem ist aber noch die Streckung der Arme, so daß sie krabbeln kann. Die Beine zieht sie relativ gut an, kommt auch mit dem Hinterteil hoch, aber die Arme kommen nicht mit. Das üben wir dauernd. Das Laufen ist eine reine Freude für uns alle, besonders für Dina. Sie ist dann sehr stolz, und heute hat sie sogar vor allem das linke Bein allein vorgesetzt. Sie sitzt sehr schön auf ihrem kleinen Stühlchen mit den Griffen. Vor allem greift sie seit unserer Reise viel besser und gezielter. Sie hält sich in der Sitzstellung allein an den Griffen fest. Im ganzen kann man sagen, daß Dina im Moment gut vorankommt, soviel Aktivität hat sie noch nie gezeigt. Das wurde mir gerade heute von einer Bekannten bestätigt, die Dina lange nicht mehr gesehen hat.

Bevor ich Kontakt mit Ihnen aufgenommen hatte, wurde Dina ja von einer Krankengymnastin betreut, die auch nach dem Absetzen der Gymnastik sich immer wieder nach Dina erkundigte und mir auch immer wieder gute Tips geben konnte. Dieser Frau habe ich nun alle Übungen mit Dina vorgeführt, und sie war begeistert. Wir üben nun zweimal in der Woche gemeinsam, wobei sie mir eine große Hilfe ist. Diese Krankengymnastin findet Dinas Fortschritte so gut, daß sie plant, im Herbst mit uns nach Budapest zu kommen, um sich alles anzusehen und zu lernen, damit vielleicht noch mehr Kinder bei uns in Deutschland davon profitieren können. Ich möchte Sie daher fragen, ob Sie diese Idee auch gut finden und ob das möglich wäre.

Auf dem Flug von Budapest nach München saß eine Frau neben uns. Wir kamen ins Gespräch, und sie erzählte mir, sie sei eine geborene Ungarin und in Deutschland verheiratet. Sie habe in Budapest eine Schwester, die vor ungefähr 25 Jahren im Petö-Institut lange behandelt worden wäre, mit 5 Jahren laufen gelernt habe und heute praktisch in Ordnung sei. Das habe ich natürlich sehr gerne gehört.

Im Moment komme ich sehr gut mit allem zurecht. Die einzige Frage, die ich jetzt habe, ist die, wie man die Arme noch besser stabilisieren könnte, damit Dina vorne hochkommt. Wir benutzen eine Rolle. Ich ziehe Dina die Schultern hoch, indem ich hinter ihr knie. Das klappt dann für kurze Zeit, aber nur mit geschlossener Faust und nicht für lange. Ich habe schon an eine Unterarmmanschette gedacht, die man so ähnlich wie die Stütze der Beine anlegen könnte, damit sie die Arme gezwungenermaßen gerade lassen muß. Was meinen Sie dazu?

Dina trinkt jetzt mit Begeisterung aus der Tasse, dabei saugt sie nicht mehr wie am Anfang, sondern trinkt richtige kleine Schlückchen nacheinander. Auch reagiert sie besser auf Fragen, z. B.: „Wo ist die Tür?", dann dreht sie den Kopf dorthin. Auf direkte Fragen nach Personen, z.B.: „Hast du Elsie lieb?" sagt sie: „Nee" und lacht. Fragt man aber: „Hast du die Lampe lieb?", dann gibt sie keine Antwort und wartet auf die nächste Frage. Sie redet sehr viel, aber noch nichts Verständliches...

8. Mai 1986

An Eva Galla:

Gestern haben wir von Caroline den Bericht über Dina bekommen. Wir schicken Dir wieder die Antwort, die Du bitte übersetzen sollst.

Du bist die Initiatorin dieses Prozesses und sollst daran mitarbeiten. Die erfolgreiche Entwicklung macht uns allen große Freude.

Also: Carolines Brief zeigt unverkennbar, daß die ganze Persönlichkeitsentwicklung des Kindes beschleunigt wurde, was auch für die Prognose von Bedeutung ist. Eine rasche Weiterentwicklung nicht nur der Bewegungen, sondern auch der geistigen Fähigkeiten, kann man als sicher betrachten. So ist das entscheidende Problem gelöst: Caroline hat gelernt, in welcher Weise sie sich mit dem Kind beschäftigen soll. Das bedeutet aber nicht, daß sie selbst immer den Kern der Sache sieht, was keine theoretische, sondern praktische Relevanz hat. Hier muß auf eine Gefahr hingewiesen werden, damit sie bei ihrer Beschäftigung mit Dina nicht auf einen Irrweg geleitet wird, der zum Nachteil führt. Wir meinen, diese bestehende Gefahr aus einigen Teilen ihres Briefes herauslesen zu können, die wir nicht verstehen konnten, z.B. die an uns gestellte Frage. Wir möchten näher darauf eingehen.

Caroline hat geschrieben, daß sie bei Dina Fortschritte auf vielen Gebieten feststellen konnte. Sie hat gelernt zu trinken, auf dem Bauch zu kriechen, aufzustehen, indem sie sich an der Sprossenwand festhält, die ersten Schritte zu tun. Caroline hat klar geschrieben, daß Dina sehr aktiv geworden ist, ausdauernd mit ihr zusammenarbeitet und auf die erreichten Ergebnisse stolz ist. Daraus folgt, – und so muß das auch beurteilt werden – daß Dina danach strebt, die von der Mutter gesetzten Ziele zu erreichen. Als Resultat ihrer eigenen Tätigkeit erfährt sie, daß die Mutter zufrieden ist, weil sie deren Forderungen erfüllt und zwar aus eigener Kraft und Geschicklichkeit. Zur Rolle der Mutter gehört aber auch, daß sie – zurecht – Dinas Leistungen steigern will, dabei aber die Erfahrung macht, daß keineswegs alles nach ihrem Wunsch geht.

Die zentrale Frage der Erziehung ist die Auswahl von Teillösungen, die es Dina ermöglichen, das von der Mutter gesteckte Ziel zu erreichen. Das Ziel aber darf nie abstrakt sein. Wenn die Mutter z.B. anstrebt, daß Dina ihre Arme ausdauernd nach oben streckt, soll diese Tätigkeit in ein Spiel eingebaut werden. Ein Beispiel: Dina lernt, dieses Ziel zu erreichen, wenn sie sitzt, sich dabei an der Sprossenwand festhält und dann aufsteht, indem sie die nächsthöheren Sprossen greift. Dazu ist das Strecken der Arme notwendig. Sie kann das auch lernen, wenn sie eine Puppe oder ein anderes Spielzeug, das vor ihr auf der Pritsche liegt, greifen möchte und deshalb dorthin kriecht.

Voraussetzung zum Gehenlernen ist, daß Dina mit gestreckten Armen einen Stuhl vor sich herschiebt und Schritte macht. Nur in dieser Situation und nur vorläufig darf sie eine die Ellbogen gestreckt haltende Manschette (Schiene) tragen. Wenn sie die Arme von alleine gestreckt halten kann, darf sie keine mehr bekommen. (Zum Vorwärtsschieben des Stuhles befestigt man „Gleitlatten“ unter den Stuhlbeinen, damit er besser geschoben werden und nicht umfallen kann. Einige Bilder im Buch „Konduktive Pädagogik“ von Hári/Ákos zeigen das.)

Es ist sehr wichtig zu verstehen, – aber vielleicht haben wir den Brief auch nicht richtig verstanden – warum Dina ihre Arme nicht ganz streckt. Das ist nämlich zum Kriechen auf dem Bauch nicht unbedingt notwendig. Es wird dann nötig, wenn man z.B. eine rote Schleife um eine Latte bindet und auf eine andere Latte im Abstand von ca. 20 cm eine weiße Schleife. Beide Schleifen sind so weit von Dina entfernt, daß sie diese mit gestreckten Armen greifen kann. Die Mutter spricht zu ihr: „Ich fasse die rote Schleife mit meiner rechten Hand.“ „Ich fasse die weiße Schleife mit meiner linken Hand.“ „Ich ziehe mich mit beiden Händen vorwärts.“ Wenn das anfangs noch nicht so richtig klappt, kann die Mutter sie von hinten ein wenig am Gesäß oder Schenkel schieben. Mit dem Vorwärtskriechen werden auch die Schleifen verschoben.

Was Dina im Liegen lernt, kann sie dann auch im Sitzen üben, z.B. das selbständige Ausziehen der Söckchen. Selbstverständlich muß die Mutter ihr am Anfang helfen, z.B. indem sie Dinas Griff dadurch verstärkt, daß sie ihre eigene Hand auf die Dinas legt. Die Mutter soll ihre Hilfe nach und nach reduzieren und dem Kind sagen, welche Erfolge es erreicht hat. Auf diese Weise macht sie ihm das bewußt.

Wir hoffen, es wurde klar, daß das Strecken der Arme nicht als eigenständige Aufgabe, abstrakt ohne praktischen Zusammenhang gestellt werden soll und daß die Mutter dem Kind nicht hilft, wenn sie seine Schultern nach hinten zieht. Der Unterschied zwischen richtiger und falscher Hilfe besteht darin, daß die richtige Hilfe dazu beiträgt, eine reale, natürliche Bewegung herauszubilden, die zum Erreichen des angestrebten Ziels führt. Die richtige Hilfe ist auch nach und nach reduzierbar und schließlich überflüssig.

Auch die Übungen, die Caroline jetzt mit Dina macht, bleiben nicht immer dieselben. Sie dienen lediglich dazu, daß Dina durch ihre Tätigkeit in verschiedenen Positionen und durch das, was die Mutter zu ihr sagt, lernt, wie sie ihr beim Waschen, Anziehen, Essen usw. helfen kann und wie sie beim Spielen mit der Mutter, dem Vater, den Schwestern immer geschickter und fähiger für vielerlei Spiele wird. (Was Caroline im Institut gesehen hat, waren gemeinsame Gruppentätigkeiten in Form von Spielen, bei denen die rhythmischen Sprüchlein die Gemeinsamkeit erzeugten.)

Es muß noch einmal nachdrücklich darauf hingewiesen werden, daß alle Ziele und Erfolge Dinas versprachlicht werden sollen. „Hier ist dein Socken. Nimm ihn. Strecke die rechte Hand... Jetzt greifst du ihn gut... Greif auch mit der linken Hand... Jetzt ziehen wir ihn an..." usw.

Die gerade benützten Dinge werden ebenfalls von der Mutter benannt, auch deren Farben und wozu man sie benützen kann. Das Kind wird Sprache nur dann verstehen, wenn es seine Erfahrung mit den Dingen macht und gleichzeitig ihre Benennung kennenlernt. Es verwirrt Dina natürlich, wenn man sie fragt, ob sie die Lampe lieb habe. Man sollte ihr eher Fragen stellen wie: „Wo ist deine rechte (linke) Hand, deine Augen, dein Mund?" usw. Dina zeigt dann die gefragten Körperteile, die Mutter stützt ihre Hand anfänglich dabei. Auch auf die Richtungsangaben wird besonders geachtet, ob sie etwas aufhebt oder niederlegt; die Größenangaben sind wichtig, ob etwas groß ist oder klein, auch ob etwas dick ist oder dünn, rot oder blau. Es wird sprachlich begleitet, wenn Dina die Arme (Beine) beugt oder streckt.

Diese Art zu lehren ist viel wichtiger zum Lernen der

Armstreckung als provozierte Bewegungen ohne reale, natürliche Ziele. Wenn das Kind den Arm strecken will, es ihm aber noch nicht gelingt, kann die Mutter mit einem Finger leicht gegen den Ellbogen drücken. Das ist eine natürliche Form der Hilfe im Gegensatz zum Zurückziehen der Schulter – das ist unnatürlich.

Und damit sind wir bei der Frage, was eine Krankengymnastin im Institut sehen würde, wenn sie im Herbst mit Caroline dorthin ginge. Sie könnte nur dann verstehen, was sie dort sieht, wenn sie ihre Aufmerksamkeit von den Muskeln und Gelenken weg auf die Persönlichkeit des Kindes leiten und unter diesem Aspekt die Zusammenarbeit von Mutter und Kind oder der Kinder in der Gruppe betrachten könnte. Ihre Ausbildung verhindert aber diese Herangehensweise, erschwert ihr diese Sichtweise. Wenn sie das, was sie dort sieht, als besondere Art der Krankengymnastik betrachtet, versteht sie es falsch. Wir glauben zwar, daß sie den besten Willen hat, Caroline jedoch nicht günstig beeinflußt. Die provozierten Bewegungen der Krankengymnastik sind unnatürlich und unangemessen und erschweren das Erlernen von Tätigkeiten, die auf das Erreichen praktischer Ziele gerichtet sind, und die entsprechende Erziehung.

Das soll aber nicht heißen, daß wir das Interesse der Krankengymnastin nicht schätzen. Wir helfen ihr gerne beim Verstehen des Petö-Systems. Ihre Anfrage zum Besuch des Instituts richtet sie am besten an die Direktorin...

Zur Übersetzung der englischen Ausgabe des Buches „Konduktive Pädagogik“ haben wir einen Vertrag mit einem englischen Verlag geschlossen.

18. Mai 1986

Ein Telefonanruf von Eva Galla:

„Dina hat angefangen zu gehen!“

19. Mai 1986

An Eva Galla:

Wir haben uns sehr über Deinen Telefonanruf von gestern gefreut, daß Dina angefangen hat zu gehen.

Wir schreiben Dir jetzt schnell, da dadurch neue Aufgaben anstehen. Wir müssen einige allgemeine Erklärungen geben, weil wir uns nicht anschauen können, wie Dina geht. Möglichen Problemen soll dadurch vorgebeugt werden.

Folgende Probleme können auftreten:

1. Dina hebt die Knie nicht hoch genug.
2. Die Beine werden aneinandergedrückt, kreuzen sich vielleicht.
3. Die Knie sind beim Gehen nicht ganz durchgestreckt.
4. Die Fersen kommen nicht auf den Boden.

Wir wollen zeigen, wie auf diese Probleme eingegangen werden kann.

Es ist sehr wichtig, daß Caroline das Gehenlernen von Dina als Erziehungsaufgabe betrachtet. Ein Kind geht, weil es irgendein Ziel erreichen will (Motivation). Ohne Motivation gibt es überhaupt kein Lernen. Die Entwicklung eines Kindes läuft nur scheinbar von selbst ab, in Wirklichkeit entwickelt sich ein Kind nur durch Lernen, was durch Erziehung erreicht wird.

Eine Motivation kann z.B. sein, daß die Mutter vor ihr steht und sie mit weit ausgebreiteten Armen zu sich ruft. Die Armhaltung der Mutter schützt das Kind vor dem Fallen. Um die Leistung später zu erhöhen, geht die Mutter rückwärts.

Ein anderes Ziel kann sein, daß Dina selbständig auf etwas zugehen will. Eine vorläufige Hilfe ist es, daß sie einen mit der Lehne zu ihr gedrehten Sprossenstuhl vorwärtsschiebt, sich auf ihn stützt und so nach jedem Schritt steht. Sie soll sich aber nicht ununterbrochen auf ihn lehnen, d.h. ihn als „Krücke“ benützen.

Vor Dina kann eine Person im Reitersitz auf dem Stuhl sitzen, dadurch gleichzeitig ein Umkippen verhindern und ihr helfen, den Stuhl zu schieben, indem sie mit ihm rückwärts rutscht und Dina auffordert zu folgen, Schritt für Schritt. Währenddessen kann das Gehen korrigiert werden, indem Dina z.B. gezeigt oder zu ihr gesagt wird, wie sie die Knie höher heben oder verhindern kann, daß die Beine aneinandergepreßt werden. Die Mutter kann anfangs auch mit der Hand helfen.

Caroline kann Dina auch helfen, indem sie sich vor das Kind stellt und das Zusammenpressen der Beine dadurch verhindert, daß sie ihren eigenen Fuß zwischen Dinas Füße stellt. Dina strebt ein bestimmtes Ziel an, nämlich die Mutter zu erreichen. Sie sieht ihre Mutter und fühlt sich sicher. Dadurch ist auch die Gefahr vermindert, nach hinten zu fallen, weil sie durch das Vorstrecken der Arme ihren Körperschwerpunkt nach vorne verlegt. Auch hat die Mutter auf diese Weise optimale Beobachtungsmöglichkeiten und weiß, was Dina im Moment am besten hilft, was sie braucht. Sie darf aber nie mehr als nötig helfen. Auch ihre Hilfeleistung wird immer verbalisiert, z.B. „Ich mache mit meinem rechten Bein einen Schritt nach vorn, belaste es, setze mein linkes Bein neben mein rechtes..." oder „Mit meinem rechten Bein mache ich einen Schritt auf die Seite, mein linkes Bein setze ich daneben." Ziel ist hierbei, um die Pritsche herumzugehen oder an der Sprossenwand zu gehen. Wenn Dina lernt, seitliche Schritte zu machen, lernt sie damit auch, die Beine auseinanderzunehmen.

Wenn das Absetzen der Ferse auf den Boden angestrebt wird, hilft das Heben des Kopfes („Ich schaue nach oben"), vielleicht auch klatschen über dem Kopf.

Zum Gehenlernen gehört strenggenommen auch, wie man sich nach vorne fallen läßt, natürlich auf weichem Untergrund. Das geschickte Fallen kann Caroline dem Kind beibringen, indem sie Dinas Hände in einem Spiel nach vorne herunter zieht und sie schnell hinhocken läßt („paff“). Dann kann sie ihr schrittweise beibringen, wieder aufzustehen: „Ich knie auf dem rechten Bein, auf dem linken Bein, stehe auf allen vieren, stehe auf.“ Bevor Dina aber das lernt, soll sie sich zum Aufstehen z.B. an der Sprossenwand festhalten. Dabei wird jeder Schritt sprachlich vorweggenommen.

Am wichtigsten ist, daß Caroline herausfindet, welche Ziele Dina zum Gehen motivieren, z.B. zur Mutter kommen, eine der Schwestern nachahmen, zu einem Vogelkäfig hingehen o.ä. Die Mutter muß sich über ihre Erziehungsziele immer im klaren sein: Dina soll z.B. selbständiger werden, länger gehen auf unterschiedlichem Grund, hinauf, hinunter, barfuß, mit Schuhen, sich zwischendurch immer wieder hinhocken... Beim Hocken soll sie die Knie auseinandernehmen. Sie soll lernen, auf Möbel zu klettern. Dabei muß man aber aufpassen, daß sie nicht nach hinten fällt. All diese Tätigkeiten werden mit Liedern, Reimen und Sprüchen verbunden, z.B. „Die Dina, die Dina, die geht den ganzen Tag. Und wenn sie dann ’ne Pause macht, dann hockt sie sich schnell hin.“

3. Juni 1986

Von Caroline Seiffer:

Die wunderbare Nachricht, daß Dina so plötzlich zu laufen anfing, haben Sie durch Eva ja schon erhalten.

Wir haben täglich am Stuhl geübt, dabei habe ich die Beine immer führen müssen. Das klappte sehr gut und machte Dina auch Spaß. Am 17. Mai hatte ich sie auf dem Spielplatz einfach auf die Beine gestellt, weil sie mir zu schwer geworden war, und da fing sie an, die Beine vorwärts zu setzen. Das war einfach einmalig für mich, das habe ich immer herbeigesehnt.

Anmerkung über plötzliche Veränderungen

Der Bericht über eine so bedeutende plötzliche Veränderung ist derart erfreulich, daß der Leser eine kleine theoretische Erklärung verkraften kann.

Das Gehirn faßt die Funktionen vieler Organe und Muskeln in einer einheitlichen Ordnung ("Pattern") zusammen. Dieses Pattern umfaßt eine Unmenge von Subpatterns. Alle Patterns treten in verschiedenen Varianten auf und rivalisieren miteinander. Eines dominiert aber immer.

Dinas früheres „Gehen" war der Ausdruck eines Pattern, mit dem die Mutter zurecht unzufrieden war. Dieses dominierende umfassende Pattern hat die Mutter unzufrieden gemacht, aber auch motiviert, ein besseres umfassendes Pattern zu schaffen. Die kooperative Anstrengung der Mutter war für Dina ein Spiel. Das neue Pattern wurde allmählich aufgebaut, es wurde immer stärker, bis es in dem oben beschriebenen „wunderbaren" Augenblick die Oberhand über das bisherige dominierende Pattern gewann.

Die Rivalität von Pattern bringt immer plötzliche Veränderungen zustande, da ein neues Pattern die Stelle des alten einnimmt. Die nötige Vorarbeit dauert lange. Der Mutter ist das durch ihre geduldige, konsequente, alle Möglichkeiten erkennende und ausnützende Erziehungstätigkeit gelungen. „Wunderbare", plötzliche Veränderungen werden durch eine sorgfältige, ausdauernde Arbeit vorbereitet.

Aber warum zeigte sich diese Veränderung, Dinas Gehen, gerade dort und gerade so, wie die Mutter berichtet?

Dinas Motivation war durch die Nähe des Spielplatzes sehr hoch, da die für sie so interessanten Attraktionen schon fast erreicht waren. „Wunderbare", plötzliche Veränderungen gibt es nie unter langweiligen, monotonen Bedingungen!

Inzwischen geht sie immer besser und lieber. Dauernd will sie raus auf den Spielplatz.

Für Ihre beiden Briefe herzlichen Dank. Im zweiten

Brief schreiben Sie von den Schwierigkeiten, die beim Laufen auftreten können. Zwei davon treten auf und zwar einmal geringfügig am linken Fuß, wo sie eher mit der Spitze zuerst aufkommt (aber nicht immer), und dann kreuzt sie oft die Beine beim Laufen und zwar zu Beginn und am Ende, wenn sie müde wird. Zwischendurch geht es meist sehr gut.

Anmerkung über die Dynamik einer Tätigkeit

Welch großartige Beobachtungen! „Aller Anfang ist schwer", lautet ein altes Sprichwort. Jeder Mensch macht diese Erfahrung.

Es ist festzustellen, daß bei Müdigkeit genau dieselben Schwierigkeiten auftreten, die auch auftauchen, wenn eine Tätigkeit die ersten Male ausgeführt wird. Das kann man so erklären:

Wenn ein Pattern dominiert, geschieht das nicht nur aufgrund der angehäuften Energiemenge, sondern auch aufgrund der Freisetzung von Energie, die bisher vom „Antipattern" gebunden war. Dieses Antipattern hat im Hintergrund des Patterns einen hemmenden Einfluß gehabt, verliert den jetzt aber in bedeutendem Maße und relativ schnell. Das Gegensatzpaar Pattern-Antipattern bestimmt die Feinregulation, Geschmeidigkeit und Dynamik einer Tätigkeit.

Müdigkeit bedeutet, daß die relative Energie des dominierenden Pattern durch die zunehmende Energie des Antipattern überflügelt wird. Die Ermüdung verändert also die Kraftrelation zwischen den Rivalen zugunsten des nicht dominierenden Pattern. Deshalb tritt eine Veränderung in der Tätigkeit ein, aus dem Gehen wird z.B. ein Stehen.

Die Spasmen bewegungsgeschädigter Kinder sind deshalb so erstaunlich stark, weil das Antipattern fehlt, das der Regulation des dominierenden Pattern dienen soll. Deshalb sind auch die vorhandenen pathologischen Bewegungen nicht veränderbar. Man kann und soll aber durch Erziehung die Antipattern zu Bewegungen aufbauen. Auf diese Weise wird die außerordentlich große Energie des dominierenden Pattern reduziert und die Relation zwischen den rivalisierenden Bewegungen fein reguliert. Dadurch kann es zu einem Dominanzwechsel kommen.

Normale Bewegungen und Funktionen sind immer dynamisch veränderbar und ermüdbar. Nur Spasmen und Kontrakturen sind unermüdbar, dauerhaft, krampfhaft.

Sie läuft natürlich nur an meinen Händen, hält sich daran noch sehr fest. Eva sagte, sie hätte versehentlich gesagt, Dina könne alleine laufen oder an einer Hand. Das ist noch nicht möglich. Wir üben noch täglich weiter am Stuhl, jetzt aber so, daß Dina hauptsächlich allein läuft, ich schiebe ihr nur meistens einen Arm zwischen ihre Beine, damit sie nicht kreuzen kann. Das geht sehr gut.

Ich hatte im letzten Brief das Problem mit dem gestreckten Arm beschrieben. Ich glaube, daß mein Brief wohl etwas verwirrend war. Ich meine mit Krabbeln das so: Dina geht auf den Knien und den gestreckten Armen - und das schafft sie nicht. Sie bekommt in dieser Situation die Arme nicht gestreckt. Eva meint, das könnte ein sprachliches Mißverständnis sein, bei Ihnen nennt man dieses „Krabbeln“ „Auf-allen-Vieren-gehen“. Grundsätzlich kann Dina ihre Arme inzwischen viel besser strecken, wenn sie etwas haben möchte. Nur, sie kann sich eben nicht stützen.

Im Institut mußte ich dann vor Dina sitzen und ihre Arme steif durchdrücken, was für uns beide sehr anstrengend war und – glaube ich – auf Dina keine Wirkung hatte.

Verständlich: Es fehlte die Motivation und die Tätigkeit. So ist kein Lernen möglich.

Dina kann jetzt besser sitzen, schon etwa 15 Sek., dann fällt sie meist zur Seite, nicht nach hinten.

Aus dem Brief wurde nicht klar, wie und worauf Dina sitzt. Caroline schrieb am 1. Mai, daß sie schön auf einem kleinen Stuhl sitzt, sich festklammert und sich alleine hält.

Aber ich glaube, daß dieses Krabbeln oder Auf-allen-Vieren-Laufen wichtig für das selbständige Laufen ist.

Zum Laufen möchte ich noch sagen, daß Dina ihre Füße sehr gut hochnimmt und nicht schleift oder rutscht, sie schafft sogar Bordsteine oder versucht, Treppen zu steigen, aber alles an meiner Hand. Ich gehe auf der Straße meist seitlich hinter ihr und halte die Arme, manchmal klappt es auch schon ganz gut, wenn ich vor ihr gehe, aber sie ist dann im Rumpf noch sehr unsicher und wackelig.

Ich befolge alle Ihre Ratschläge in Ihren Briefen. Ich spreche ständig mit Dina, wir singen und spielen.

Ende des Monats kommt Eva nach Budapest, sie wird Ihnen dann Bilder von Dina mitbringen. Sie hat Dina gerade gesehen und kann Ihnen dann berichten.

Ich habe im Moment nur ein paar Fragen: Sollen wir weiterhin die Übungen am Stuhl mit den Spezialschuhen machen oder mit normalen Straßenschuhen? Braucht sie besondere Schuhe für die Straße? Bei uns gibt es teure „Lauflernschuhe“, die haben an der Ferse besondere Stützen. Ein normales Kind braucht diese Schuhe eigentlich nicht.

Ich glaube, daß ich sonst mit allem gut zurechtkomme. Mitte September möchte ich wieder zu Ihnen kommen. Jetzt haben Sie mich mit Ihrem Optimismus angesteckt, ich glaube jetzt fest daran, daß Dina gesund werden wird.

12. Juni 1986

An Eva Galla:

Wir schreiben jetzt nur kurz, da wir uns ja bald wiedersehen werden. Heute haben wir einen Brief von Caroline bekommen. Wir möchten ihre Fragen beantworten.

Dina entwickelt sich unserer Meinung nach sehr gut. Das wichtigste an dem Brief ist die Tatsache, daß Dina selbst den Anfang zum Gehen machte, die Mutter die Sache begriff und sie auf entsprechende Weise unterstützte. Das ist ein Hinweis auf die weitere Entwicklung des Kindes und die Steigerung der konduktiven pädagogischen Fähigkeiten der Mutter. Ganz wesentlich ist es also zu beobachten, ob das Kind Inititativen zu neuen Aktivitäten zeigt, die dann unterstützt werden sollen. Zum Glück ist Caroline schon eine scharfe Beobachterin. Die genaue Beobachtung des Kindes leitet die Mutter zum Entwickeln der wirksamsten Unterstützungsmaßnahmen.

Was die Schuhe betrifft, so kennen wir die bei Euch üblichen Laufiernschuhe nicht. Wahrscheinlich benötigt Dina sie nicht. Zu Hause soll sie bei den Gehübungen den Stiefel mit der Holzsohle tragen, den sie vom Institut bekommen hat. Er erleichtert es zu lernen, wie man die Ferse auf den Boden setzt und vermindert das Nach-innen-Drehen der Füße und dadurch also das Kreuzen.

Die Aktivitäten im Sitzen und Liegen führt Dina am besten barfuß aus – wenn es nicht warm genug ist, zieht man ihr Socken an. So lernt sie schneller, ein Gefühl dafür zu entwickeln, welche Haltung die Beine und Füße haben, ob z.B. die Fersen auf dem Boden stehen. Sie soll immer wieder erinnert werden, und es muß darauf geachtet werden, daß die Fersen auf dem Boden stehen. Wenn sie das geschafft hat, bekommt sie ein Lob wegen der guten Fuß- und Beinstellung.

Diese Anleitungen genügen im Moment wohl. Wenn ein neuer Erfolg oder ein neues Problem auftaucht, soll Caroline darüber schreiben, wir werden ihr Antwort geben.

Das wichtigste Ziel ist immer noch, Dina dazu zu bringen, ihre Hände zum Essen, Trinken, Anziehen, Waschen,

Spielen usw. zu benützen. Die Mutter hilft ihr, wenn nötig, dabei so, daß Dina ihre Hände tatsächlich sinnvoll gebraucht. Sie greift nach der Seife, lernt, sich einzuseifen, ihre Hände zu waschen usw. Je vielseitiger sie ihre Hände einsetzt, desto kräftiger werden auch die Arme, genauer gesagt, weniger spastisch. Sie wird deshalb auch beim Krabbeln die Arme besser gebrauchen können.

Ein Baby kann zwar schon nach kurzer Zeit und selbständig auf etwas zukrabbeln, dennoch gibt es keine Regel, daß es vor dem Gehen zuerst das Krabbeln lernen muß. Es scheint so, als wäre Caroline dieser Meinung.

Sie soll darauf achten, daß die Hände sich beim Greifen in der richtigen Stellung (Handgelenke!) befinden und, wenn erforderlich, die Arme völlig gestreckt werden. Dazu gibt sie die minimal notwendige Hilfestellung...

13. Juni 1986

Nachschrift zum vorhergehenden Brief an Eva Galla:

Wir haben gestern vergessen, Deine Frage über das Sitzen zu beantworten. Es ist vorerst besser, Dina nicht für längere Zeit auf dem Boden sitzen zu lassen, da das schwieriger ist als auf einem Stuhl zu sitzen.

Es ist sehr wichtig, daß Dinas Fußsohlen (auch die Fersen) ganz auf dem Boden stehen. Caroline soll dann begleitend dazu sprechen: „Ich stelle meine Fußsohlen flach auf den Boden.“ Wenn die Pritsche als Tisch benutzt wird, kann sich Dina daran festhalten. Auch ein Gummiring kann zwischen zwei Latten eingeklemmt werden, an dem sie sich mit einer Hand festhalten kann, während sie mit der anderen etwas tut.

Es muß beobachtet werden, ob sie beim Sitzen auf beide Seiten kippt oder immer nur auf die eine. Im letzteren Fall wird ein Stuhl – mit der Lehne zu ihr gedreht – an ihre

Seite gestellt, um sie vor dem Fallen zu schützen. Keinen Stuhl mit Armlehnen benützen, da man diese später nicht wegnehmen kann.

Wenn das Sitzen geübt wird, muß das immer mit einem Zweck verbunden sein, z.B. Essen Trinken, Spielen u. ä. Oder wenn Dina ein Bilderbuch anschaut und jemand mit ihr über die Bilder spricht, sie benennt und erklärt, was sie sieht, dann ist das für sie wichtig (Motivation), und so lernt sie auch das Sitzen! Ohne solche für das Kind wichtigen Ziele darf das Sitzen nie um des Sitzens willen geübt werden. Es darf ihr beim Sitzen nie langweilig werden!

Beim Trinken stützt sie sich mit beiden Ellbogen auf den Tisch, beim Essen und Spielen kann Sie sich mit einer Hand festhalten. Es wird ihr beigebracht, sich rechtzeitig festzuhalten, wenn sie anfängt zu kippen. So lernt sie, ihr Gleichgewicht wiederzugewinnen.

Wenn sie schön gerade sitzt, wird sie immer gelobt. Und wenn sie mal nicht richtig sitzt, sagt man sofort zu ihr: „Ich sitze gerade“, und erreicht so, daß sie den Körper wieder aufrichtet.

Anmerkung über die anstehenden Aufgaben des Lebens

Wir haben von Anfang an, als wir zum erstenmal über Frau Galla von Dina erfuhren, gesagt, daß wir den Eltern bewegungsbehinderter Kinder helfen, ohne dafür Geld zu nehmen.

Der Grund ist nicht der, daß wir keine materiellen Sorgen haben. Wir sind jedoch in einem Alter, in dem man die Bedeutung der zwischenmenschlichen Kooperationen unter den verschiedensten wertverzerrenden Bedingungen erkennen kann.

Es gibt sehr wichtige human-biologische Aufgaben, deren Lösung nicht mit Geld aufgewogen werden kann.

Obwohl die Schwierigkeiten eines cerebral bewegungsgeschädigten Kindes durch seine Mutter zu überwinden sind, gibt es keinen in Geld festlegbaren Preis für diese mütterliche Kooperation. Das ließe sich vielleicht auf einem Umweg feststellen, indem man ausrechnet, wieviel im Gesundheitswesen eingespart werden könnte, wenn die für ein schwer bewegungsgeschädigtes Kind notwendigen Personal- und Materialkosten überflüssig würden.

Das ermöglicht aber nur scheinbar die Bewertung der erfolgreichen Kooperation der Mutter. Zudem ist es für jede Mutter selbstverständlich, daß sie sich nicht für Geld mit ihrem Kind beschäftigt – Geld, das sie im übrigen auch gar nicht bekommen würde.

Die mütterliche, persönlichkeitsschaffende, anthropogene, induktiv psychogenetische Kooperation entzieht sich aber nicht nur einer Bewertung durch Geld, sondern es gibt auch in der Sprache keinen allgemein akzeptierten Begriff dafür. Daher bleibt die – „instinktiv" ausgeführte – Kooperation der Mutter, durch die die Persönlichkeitsentwicklung ihres Babys in Gang gesetzt wird, „im Verborgenen". Nur bei einem bewegungsgeschädigten Kind, bei dem die einzelnen Entwicklungsstadien so langsam wie in Zeitlupe ablaufen und dadurch erkennbar werden, kann (und soll) die Mutter die einzelnen Details ihrer Kooperation, ihres Verhaltens bewußt wahrnehmen. In diesem Fall wird deutlich, daß die Mutter sich über jede kleine Hilfe von seiten des Kindes freut – das ist auch für alle Beobachter sichtbar. Die vom Kind ausgelöste Freude der Mutter leitet es zum Erlernen der Selbständigkeit.

Die human-biologische Kooperation zwischen Mutter und Baby ermöglicht unter normalen Bedingungen eine schnelle Entwicklung der Relationen des Kindes, die weder für den Markt, noch in der Alltagssprache als Begriff existieren.

Dank einiger Ethologen beginnt die Wissenschaft – zumindest teilweise – diese human-biologischen Zusammenhänge wahrzunehmen.

Wir haben versucht zu vermeiden, daß die für Caroline Seiffer anstehenden realen Aufgaben zur Überwindung von Dinas Schwierigkeiten nicht durch unangebrachte Aspekte verfälscht werden oder ihre Lösung dadurch gar verhindert wird. Auch mit aus diesem Grund sollte unsere Tätigkeit frei von Bezahlung sein. Unser unabhängiges Urteilsvermögen wollen (und sollen) wir gegen alle der Sache nicht dienlichen Interessen wahren, um nur das tun zu können, was notwendig und gerechtfertigt ist.

Die realen Aufgaben des Lebens stellen Anforderungen dar. Ihre Lösung bringt nicht nur Freude, sondern schafft neue Situationen mit neuen, weiterführenden Aufgaben. Das macht das Leben wirklich interessant und sinnvoll.

Petö sagte oft: „Die Pflicht ist, was der Tag bringt."

In diesem konkreten Fall brachte uns der Tag durch Eva Galla die folgende Pflicht:

Sie hat uns in Budapest aufgesucht und uns Fotos von zwei deutschen Mädchen und ihre ärztlichen Berichte übergeben. Beide sind schwer bewegungsbehindert, eines ist 14 Jahre alt, das andere ungefähr gleich alt wie Dina.

Das ältere Mädchen ist schon lange dem Alter der dualen Mutter-Baby-Relation entwachsen. Sie hat schon sieben orthopädische Operationen hinter sich und befindet sich in einem Zustand, der keine Hoffnungen auf eine völlige Überwindung ihrer Schwierigkeiten erlauben würde. Um eine Besserung erreichen zu können, müßte sie viele Jahre lang im Petö-Institut betreut werden. Wir haben deshalb empfohlen, daß ihre Mutter ans Institut schreiben solle.

Hier kann – unserer Meinung nach – die Mutter nicht die nötige Hilfe leisten.

Aber der Mutter des anderen zweieinhalb Jahre alten Mädchens haben wir den Rat gegeben, Caroline Seiffers Beispiel zu folgen, trotz des ärztlichen Berichts, der besagt, daß dieses an beiden Armen und Beinen gelähmte Kind bestenfalls erreichen kann, selbständig mit dem Rollstuhl umzuge-

hen. Wenn die Mutter ihr Kind im Sinne des Petö-Systems erzieht, kann sie mit großer Anstrengung erreichen, daß es die durch seine Bewegungsbehinderung bedingten Schwierigkeiten überwindet und gesund wird.

Wir gehen davon aus, daß sie unseren Rat befolgen wird. Das empfanden wir als Forderung an uns, eine Zusammenfassung für die Mütter zu erstellen, die ihrem bewegungsgeschädigten Kleinkind mit dem Petö-System helfen möchten. So kam es zu der Broschüre, die dieses Buch einleitet.

2. August 1986

An Eva Galla:

...Beiliegend senden wir Dir die Broschüre, die für die weitere Erziehung von Dina notwendig ist und Caroline auch dabei hilft, anderen Müttern mit ähnlichen Problemen helfen zu können.

Fortsetzung der obigen Anmerkung

Damals haben wir in der Broschüre noch geschrieben: „Wie aber kann sich eine junge Mutter gegen offiziell vertretene Standpunkte, gegen Institutionen, gegen Autoritäten stellen? Wir meinen, daß sie sich von den Müttern Ratschläge holen soll, die mit der Petö-Methode ihr Kind geheilt oder zumindest schon sehr bedeutende Fortschritte erzielt haben. In der heutigen Lage sollen sich die Mütter unabhängig von bürokratischen Institutionen und materiellen Interessen gegenseitig helfen. Dabei wollen wir sie mit dieser Broschüre unterstützen."

So haben wir geschrieben, und es ging mit den folgenden Worten weiter:

„Man erzählt, der König wollte den Erfinder des Schachspiels belohnen. Dieser bat um folgendes: Für das erste Quadrat des Schachbrettes wollte er ein Weizenkorn ha-

ben, für das zweite Quadrat zwei Körner, für das dritte Quadrat vier Körner, dann acht usw. Der Wunsch schien sehr bescheiden. Aber als der König ihn erfüllen wollte, stellte sich heraus, daß die Menge der sich immer wieder verdoppelnden Weizenkörner mehr ist als alle Weizenkörner, die der König besaß.

Wenn jede Mutter, die mit der konduktiven Pädagogik Erfolge erzielt, nur zwei andere Mütter unterstützt, ihnen die Entscheidung erleichtert und praktische Ratschläge gibt, dann schrumpft das heute so bedrückende Problem der Bewegungsgeschädigten enorm zusammen."

Als Eva Galla uns mit der Mutter von Dina zusammenbrachte und wir sie zu unterstützen begannen, haben wir nicht geahnt, daß daraus eine Möglichkeit zur Veränderung der Lage Bewegungsgeschädigter entstehen wird.

Dies alles zeigt, daß auf biologischem Gebiet die realistische Lösung bestimmter Aufgaben nicht selten überraschende neue Möglichkeiten mit sich bringt. Unser Faust-Motto wurde im Hinblick auf diese in unserer Zeit oft verdeckten und ungeahnten Möglichkeiten gewählt, die zwar existieren, aber nicht eingesetzt werden. Die Mütter entdecken sie nur durch die intensive, mit viel Aufwand verbundene Beschäftigung mit ihren Kindern.

13. August 1986

Von Caroline Seiffer:

Unsere Reise nach Budapest ist wieder fest geplant. Wir kommen am 15.9. abends auf dem Flughafen an. Wie Eva Ihnen schon berichtet hat, möchten wir am 16.9. morgens in die Sprechstunde fahren...

Am Nachmittag kommen wir dann zu Ihnen nach Hause, um uns zu unterhalten.

Frau Groß wird mit ihrer kleinen Tochter Steffi mitkommen. Eva hatte Ihnen ja die Unterlagen gezeigt, und die Mutter hat nun große Hoffnungen. Die Mutter des anderen Mädchens (Silke, 14 Jahre) hat an Frau Dr. Hári geschrieben. Das Mädchen möchte selbst gerne behandelt werden.

Eva hat mir von Ihrem kleinen Buch erzählt, das sie gerade übersetzt. Ich finde es eine wunderbare Idee. Sobald die Übersetzung fertig ist, werde ich es abschreiben und einem Verlag anbieten. Es gibt bei uns eine große Zeitschrift für Eltern, die einmal monatlich erscheint, und es werden alle Probleme und Sorgen mit Kindern behandelt. Es gibt eine Extra-Seite für Eltern mit behinderten Kindern. Ich habe an die Zeitung geschrieben, ob sie Interesse hat. Sie werden dann vielleicht eine Anfrage bezüglich der Veröffentlichung erhalten.

Anmerkung zu objektiven Problemen bewegungsbehinderter Kinder in der Bundesrepublik

Schlack[1] spricht 1971 bei 1000 neugeborenen von 2 – 3 cerebral bewegungsgeschädigten Kindern.

Der „Bundesverband für spastisch Gelähmte und andere Körperbehinderte" gibt 1987 an, daß es in der BRD etwa 50 000 spastisch Gelähmte bis zu 18 Jahren gibt. Bei 1000 Neugeborenen rechnet man mit 3 – 4 Spastikern.

Diese Zahlen ermöglichen eine Vorstellung von der objektiven Situation. Eine riesige Anzahl von Menschen ist betroffen.

Ich habe nur eine Frage: Soll ich mit Dina wie letztes Mal nur morgens zwei Stunden in die Gruppe gehen oder soll ich dieses Mal den ganzen Tag im Institut bleiben? Was würden Sie uns raten?...

Im Juli haben wir drei Wochen Urlaub am Bodensee gemacht und dort nicht alle unsere Übungen wie gewohnt

1) *Schlack, Hans G., in Sandorama 1971/II, S. 11*

machen können, was aber sehr gut war. Wir haben improvisiert. Dina zog sich nicht an der Sprossenwand hoch, sondern an Stühlen usw. An den Armen kann sie sich schon gut hochziehen, die Beine kommen von allein nicht mit, man muß sie korrigieren. Das Laufen hat im Moment nicht mehr Vorrang für Dina, sie möchte beschäftigt werden mit Spielen, dem Wiedererkennen von Spielzeug. Sie liebt es, wenn man fragt, wo was ist, dann zeigt sie fast immer richtig auf die genannten Dinge, nicht mit dem Finger, sondern mit der ganzen Hand.

Ich bekomme immer wieder gesagt, daß andere Menschen das Gefühl haben, Dina verstehe alles, nur antwortet sie in ihrer Sprache, sie „redet" sehr viel und auch in einer bestimmten Stimmlage und Betonung. Sie kann jetzt Brot oder Würstchen in der Hand halten und selbst abbeißen, den Löffel läßt sie sich gern führen, hält ihn selbst aber noch nicht.

In ihrem Kinderwagen sitzt Dina jetzt oft ganz frei und hält sich an den Seiten fest, sie macht also die Bewegungen des Fahrens bewußt mit. Auf dem Stühlchen mit den seitlichen Griffen kann sie sich kurze Zeit halten. Allein sitzen auf dem Boden mit abstützen hat sie schon geschafft. Ich habe auf 50 gezählt, dann erst kippte sie um.

Im Moment üben wir etwas Neues: Ich halte Dina mit einer Hand unter dem Bauch, dann stützt sie beide Hände auf und bewegt sich auf Knien und Händen abwechselnd abstoßend vorwärts. Es macht ihr viel Spaß, und ich glaube, es ist ein großer Fortschritt. Bisher streckte sie die Beine dabei steif aus und wollte sich mit den Armen nicht stützen.

Ich habe jetzt begriffen, wie wichtig das ständige Reden mit Dina ist, sie reagiert wunderbar. Alles weitere werden wir Ihnen dann erzählen und zeigen.

25. August 1986

An Eva Galla:

Heute haben wir den Brief von Caroline vom 13.8. bekommen. Der Brief enthält nur eine Frage, die wir hiermit beantworten. So kann ich mir die deutsche Korrespondenz sparen und Dir ungarisch schreiben.

Aus dem Brief von Caroline habe ich ersehen, daß Du nicht nur unser Material erhalten hast, sondern ihr auch schon darüber erzählt hast und eifrig am Übersetzen bist. Das hören wir gerne. Hoffentlich macht Dir das Übersetzen nicht allzu viele Probleme. Wenn doch welche auftauchen sollten, schreib uns.

Caroline fragt, wie lange sie mit Dina täglich im Institut bleiben soll. Die Antwort ist: wenn möglich den ganzen Tag. Es ist nämlich wichtig, daß beide möglichst viele Erfahrungen machen. Caroline wird bei anderen Kindern sehen, welche Aufgaben und Lösungsmöglichkeiten in den verschiedensten Lebenssituationen auftauchen (essen, auf dem Töpfchen sitzen, waschen und hauptsächlich spielen). Dina aber wird schon Interesse an den anderen Kindern zeigen.

Caroline hat nur Gutes von Dina berichtet. Das bedeutet, daß sich Dina in ihrer ganzen Persönlichkeit gut entwikkelt.

Caroline ist sich in ihrer Erziehungstätigkeit manchmal unsicher. Sie hat recht, wenn sie sagt, das Gehen sei für Dina kein zentrales Ziel mehr, im Gegensatz zu früher, als sie diesen Eindruck hatte. In Wirklichkeit war es aber auch damals nur ein Mittel, um zu etwas zu gelangen, was sie erreichen wollte. Dina fing nicht an zu gehen, weil sie eben gehen wollte, sondern weil sie auf den Spielplatz gehen wollte. Caroline könnte Dinas Füße als Gymnastik „ewig und drei Tage" vorwärts setzen, sie würde niemals von sich aus zu gehen beginnen. Auch wenn sie z.B. zum Zahnarzt gehen müßte, würde sie das nicht können.

Man sollte also nie einem Kind, das gehen kann und hungrig oder durstig ist oder spielen möchte, das Essen, das Getränk oder das Spielzeug einfach vorsetzen. Das Angestrebte sollte sich in einer Entfernung befinden, die das Kind durch Gehen überwinden kann. So lernt es gehen.

Caroline hat noch nicht erkannt, daß das Sitzen auf dem Boden schwieriger ist als auf dem Stuhl, wenn dieser vor einem Tisch (Pritsche) steht, wo sich Dina festhalten kann. Das kann sie auf dem Boden nicht, und dort wird auch der Körper nicht von den Beinen gestützt. Wenn aber das Kind auf dem Tisch etwas spielen will, dann lernt es das Sitzen, indem es sich mit einer Hand festhält und mit der anderen sein Ziel (das Spielzeug) erreicht. Zu diesem Zweck wird ein Spiel angeboten.

Die Mutter soll immer darauf achten, daß Dina gerade sitzt und so eine Skoliose vermieden wird. Auch dieses Geradesitzen ist auf dem Boden besonders schwierig.

Caroline hat beschrieben, wie geschickt sie sich ein Krabbel-Spiel ausgedacht hat. Es ist sehr gut, daß Dina Arme und Beine dazu schon gebraucht. Auch bei diesem Spiel braucht Dina ein Ziel, auf das sie zustrebt.

In unserer Broschüre, die wir Dir gesandt haben, sind genau diese Aspekte herausgearbeitet.

Wir freuen uns auf Caroline, Dina und auch auf Steffi und ihre Mutter...

12. August 1986

Von Eva Galla:

Das Manuskript habe ich erhalten... Ich habe vorläufig keine Zeit zum Übersetzen, nicht einmal zum sorgfältigen Durchlesen...

Caroline und die andere Mutter haben schon ihre Tikkets gekauft und kommen wie besprochen.

Caroline hat erzählt, daß sich Dina gut entwickelt. In letzter Zeit macht sie keinen so großen Sprung nach vorn wie mit dem Gehen, sie macht aber in allen Bereichen langsame Fortschritte. Sie lallt in den letzten Tagen sehr viel, deshalb wartet Caroline darauf, daß sie zu sprechen beginnt.

Caroline ist keine fleißige Briefschreiberin, sie hat aber außer Dina noch zwei Kinder und muß ganz allein ein Haus in Ordnung halten, was hier jede Frau mit deutscher Gründlichkeit tut. Sie ist ziemlich erschöpft. Seit Dinas Geburt hat sie keine Nacht mehr durchgeschlafen, weil Dina nachts mehrmals aufgewacht ist, auch jetzt noch mindestens einmal.

Die Mutter des 14-jährigen Mädchens schrieb ans Institut und hofft, daß sie ankommt.

19. August 1986

Von Eva Galla:

Ich habe am Sonntagmorgen mit dem Übersetzen angefangen und war dann von der Broschüre so begeistert, daß ich den ganzen Tag lang bis nach Mitternacht gearbeitet habe! Ich habe nur Essenspausen und ein paar Yogaübungen gegen Arm- und Schulterschmerzen gemacht. Aber ich konnte einfach nicht mehr aufhören, es gefiel mir so. Um Mitternacht wurde ich aber doch so müde, daß ich die letzten drei Seiten liegen ließ und die Broschüre am Montagmorgen beendet habe. Wegen des vielen Schreibens kann ich meine rechte Seite kaum noch fühlen, doch diesen Brief schreibe ich noch.
Ich habe einige Fragen:
- Was bedeutet die „zeitliche und intercerebrale Gehirnfunktion“?

– Worin besteht der „Mechanismus der Entstehung des Bewußtseins“?
– Was ist unter “Relationspsychologie“ zu verstehen?

Diese Fragen stammen aus dem Teil über die Verfasser. Bitte erklärt mir das, weil ich nicht übersetzen kann, was ich nicht verstehe. Wenn ich eine wörtliche Übersetzung versuche, kommt immer Unsinn raus. Und was ich nicht verstehe (als Diplompädagogin), verstehen wahrscheinlich auch die Mütter nicht, für die das gedacht ist.

Außerdem war ich früher so viel mit der Praxis der konduktiven Pädagogik beschäftigt, daß ich mehr über die Theorie wissen möchte.

Über Psychochronographie haben wir unlängst miteinander gesprochen, aber damals habe ich nicht viel verstanden, vielleicht könnte ich das jetzt besser verstehen. Ihr dürft aber nicht vergessen, daß ich keine Fachfrau bin und Ihr die Fachterminologie vermeiden solltet.

Je mehr Probleme ich mit dem ersten Teil hatte, umso leichter fiel mir dann die Übersetzung des weiteren Textes. Alles ist klar, verständlich und in dieser Einfachheit wunderbar!

Caroline kommt am Sonntag zu mir. Wir werden die Broschüre zusammen lesen…

29. August 1986

An Eva Galla:

…Besonders gefreut haben wir uns über Deinen Brief vom 19.8., in dem Du Deine Begeisterung über unsere Broschüre zum Ausdruck bringst. Das gibt uns eine gewisse Sicherheit darüber, daß auch die Mütter etwas davon haben werden…

Der Teil über die Verfasser gibt nur eine kurze Information und wurde nicht geschrieben, damit die Mütter über unsere Tätigkeit Bescheid wissen, sondern um ihnen Informationen zu geben, falls sie von Fachleuten gefragt werden, wer eigentlich diese Ákos sind...

Hier einige Erklärungen:

Unter der „generellen Hirnfunktion“ verstehen wir die Funktion des gesamten Gehirns im Gegensatz zur Funktion seiner Einzelteile. Die Hirnforschung kann nämlich in zwei Richtungen gehen. Die eine beschäftigt sich mit der generellen Funktion durch Vergleich von Input und Output. Die andere beschäftigt sich mit der Erklärung von Teilfunktionen der Struktur. Unserer Meinung nach ist aber die Struktur des Gehirns enorm kompliziert („black box”). Deshalb kann man aufgrund von Teilfunktionen nicht die Gesamtfunktion verstehen. Man kann aber die Bedingungen erforschen, die das Verhalten der Persönlichkeit verändernd beeinflussen.

Wir fanden heraus, daß die spezifisch human-biologische, intercerebrale (=zwischen zwei oder mehreren Gehirnen) Kooperation von zentraler Bedeutung ist für die Funktionsveränderungen des menschlichen Gehirns, die sich als Persönlichkeit manifestieren. Persönlichkeit kann man als die Funktion eines Gehirns im „intercerebralen Feld“ definieren. Das darf nicht mit der sogenannten „extrasensorischen Perzeption“ verwechselt werden. Das intercerebrale Feld ist durchaus real, es ist ein Zusammenspiel zwischen physiologischen Faktoren der Kooperation, wie z.B. Sprache, gemeinsame Tätigkeit usw. Die Persönlichkeit entwickelt sich durch die Funktionsveränderung des Gehirns, die im human-biologischen Sinn nach und nach durch Lernen in einem sich verändernden intercerebralen Feld zustande kommt.

Betrachtet man Mutter und Kind, so besteht das intercerebrale Feld für das Kind noch beinahe ausschließlich aus der dualen Kooperation. Die kindliche Persönlichkeit entwickelt sich dementsprechend in einer kooperativen pädagogischen Wechselbeziehung zwischen Kind und Mutter. Die Mutter kooperiert dabei so mit dem Baby, daß sie von ihm lernt, welche Form der Kooperation es braucht und es gleichzeitig lehrt, immer mehr mit ihr zu kooperieren. Dadurch wird es ständig mehr dazu beitragen, ihr bei der Lösung seiner Probleme zu „helfen“, es wird so immer selbständiger. Das ist Persönlichkeitsentwicklung.

Wenn ein Kind hirngeschädigt ist, wird es durch die Symptome dieser Hirnschädigung daran gehindert, seiner Mutter die Impulse zu geben, die notwendig sind, damit sie sich entsprechend mit ihm beschäftigen kann. Die Mutter kann ihr Baby nicht richtig lehren, das Baby kann deshalb nicht lernen. Es wird bewegungsbehindert.

Wenn aber die Mutter in dieser Situation Hilfe, Anleitung bekommt, wird die adäquate intercerebrale Kooperation ermöglicht, die zur kindlichen Persönlichkeitsentwicklung notwendigen Kooperationen werden in Gang gesetzt. Der Einfluß dieser anthropogenen Kooperationen beeinflußt nicht nur das Verhalten des Kindes positiv, sondern auch die Symptome der Gehirnschädigung, die nach und nach geringer werden.

Das ist die theoretische Erklärung für den Erfolg des Petö-Systems in den ersten Lebensjahren des Kindes.

Später weitet sich dann das anfänglich nur auf die Mutter – viel weniger auf die anderen Familienmitglieder – begrenzte intercerebrale Feld Schritt für Schritt aus, zuerst auf die anderen Familienmitglieder, dann hauptsächlich auf die Gruppe etwa gleichaltriger Kinder. (Die Konduktorinnen setzen ganz bewußt das intercerebrale Feld der Gruppe ein, um die Entwicklung der Persönlichkeit zu erreichen, die zur Überwindung der Schwierigkeiten führt.)

Die sich als Persönlichkeit manifestierende Gehirnfunktion äußert sich nicht nur in der Tätigkeit des Individuums, sondern auch in der Sprache. Wir haben gezeigt, daß sich das individuelle Bewußtsein aus der passiven (von jemandem kommenden) und der aktiven (an jemanden gerichteten) Sprache heraus entwickelt. In der kooperativen pädagogischen Wechselbeziehung mit seiner Mutter lernt das Kind durch sie das Sprechen. Durch ihre Erziehung baut sie die gesellschaftlich vermittelte Sprache in die kindliche Gehirnfunktion ein.

Aufgrund der generellen Funktionsweise des Gehirns, das mit Regelkreisen – oder wie von Holst[1)] richtiger sagte: „re-afferentativ" – arbeitet, entwickelt sich mit dem Erlernen der Sprache das Bewußtsein, wenn die Mutter dem Kind beibringt, entgegen seiner eigentlichen Absicht, nicht immer auch tatsächlich alles auszusprechen, was als "output" vorhanden ist, sondern es teilweise für sich zu behalten. So lernt das Kind die innere Sprache - damit entsteht das Bewußtsein.

Jetzt kommen wir zur Psychochronographie.

Die generelle Funktionsweise des Gehirns besteht in der Verarbeitung der Informationen (Input) aus der inneren (im Körper) und äußeren Umgebung, also der Organisierung des Output (der Reaktion auf den Input).

Alle Veränderungen sind aber an Zeit gebunden, sie sind zeitlich, deshalb ist auch die generelle Gehirnfunktion zeitlich. Daraus folgt, daß sich die Gehirnfunktion bei aufeinanderfolgenden gleichen Informationen durch jede dieser Wiederholungen spezifisch verändert: Die vorausgegangene Information (Input) verändert die Ausgangssituation für die nachfolgende. Diese Veränderung zeigt sich beim Output.

Die zentrale Ermüdung ist durch eine Funktionsänderung des Gehirns aufgrund einer Reihe wiederholter identischer Inputs charakterisiert. Eine Ruhepause, die diese Reihe unterbricht, verringert die Größe der zentralen Ermüdung.

1) *von Holst, E. und Mittelstaedt, H. M., Das Reaffernz prinzip, in: Naturwissenschaften, 37, 1950, S. 464 – 476*

In der Psychochronographie (PCG) verändert sich eine identische Perzeption (output!) während ihrer serienmäßigen Wiederholung. Diese Veränderung ist quantitativ bestimmt durch die Größenveränderung des physikalischen Inputs, der zum Erscheinen des psychologischen Outputs immer notwendig ist. Die Größenveränderung der Erholung (Regeneration) wird durch die Wiederholung identischer Ruhepausen gemessen. Es gibt also quantitative Input-Output-Zusammenhänge, die es uns ermöglichen, bestimmte Regeln über die Funktionsveränderungen im Gehirn zu bestätigen und deren Ausgangsbedingungen zu entdecken.
Das ist die kürzeste Beschreibung der Psychochronographie.

Der Begriff „Relationspsychologie“ soll ausdrücken, daß sich die Persönlichkeit als generelle Gehirnfunktion des Individuums unter spezifisch human-biologischen Verhältnissen im Zusammenhang mit anderen Persönlichkeiten entwickelt.

Wir haben Deine Fragen nur in sehr groben Zügen beantwortet. Wenn Du weitere Fragen hast, stell sie ruhig, wir werden sie gerne beantworten...

20. September 1986

An Eva Galla:

Die beiden Mütter haben uns mit ihren Kindern am 16.9. besucht. Sie gehen regelmäßig ins Institut und werden übermorgen wieder zu uns kommen.

Wir schreiben jetzt, um Caroline weitere Ratschläge zu geben und damit Du genug Zeit zum Übersetzen hast, bis sie wieder nach Hause kommen.

Seit März hat Dina einen klaren Fortschritt in ihrer ganzen Persönlichkeitsentwicklung gemacht, was der Kooperation ihrer Mutter zu verdanken ist. Wie kann Caroline diese Erfolge nun weiterentwickeln?

A Möglichkeiten zum Korrigieren

Essen, Kauen, Sprechen

Wenn Caroline Dina auf den Schoß nimmt, soll das Kind so gehalten werden, daß es ihr Gesicht sehen und beobachten kann (Mimik und hauptsächlich Mundbewegungen), das ist auch wichtig, wenn Dina am Tisch sitzt und ißt.

Kinder machen Mundbewegungen der Mutter gerne nach. Dina soll lernen, ihre Lippen beim Kauen und Schlukken gut zu schließen. Die Mutter öffnet und schließt gleichzeitig ihre eigenen Lippen und zeigt Dina dadurch die richtige Mundstellung. Jeder Bissen wird sprachlich begleitet: „Ich mache auf“, „ich mache zu“, „ich kaue“, „ich schlukke“... So lernt Dina, die Nahrung im Mund zu behalten, kräftig zu kauen, bewußt zu schlucken, auch den Speichel. Caroline zeigt von Zeit zu Zeit, wie sie selbst ißt und wie sie ihre Lippen beim Kauen geschlossen hält. Um Dinas Verständnis zu fördern, kann sie auch hin und wieder die Lippen des Kindes mit ihren Händen schließen oder die Kaubewegungen des Unterkiefers unterstützen. Wenn sich Dinas Lippen beim Essen öffnen, sagt die Mutter: „Mach deinen Mund gut zu. Laß das Essen nicht rausfallen!“ Später genügt es dann zu sagen: „Ich mache den Mund zu.“

Wenn sie den Mund selbständig gut schließen und kauen kann, braucht sie diese „verbale Intendierung“ nicht mehr.

Zum Kauenlernen werden feste Speisen den breiigen oder flüssigen vorgezogen.

Dina hat schon damit begonnen, der Mutter mit Lauten zu antworten, wenn diese ihr gegenübersitzt und zu ihr spricht. Auf diese Weise soll viel und oft mit ihr gesprochen werden. Das Essen- und Kauenlernen dient auch der Förderung der Artikulationsfähigkeit.

Wenn Caroline aus Dinas Verhalten entnehmen kann, was sie ausdrücken möchte, wenn sie „spricht“, wiederholt Caroline diese „Wörter“ richtig und erfüllt ihr den Wunsch.

Schaut Dina in das Gesicht ihrer Mutter, steigert diese ihren Gesichtsausdruck lebhaft. Verändert sich Dinas Gesichtsausdruck, imitiert Caroline ihn und interpretiert seine Bedeutung sprachlich. Lacht Dina z.B., so lacht auch Caroline und sagt: „Du lachst. Du bist gut gelaunt.“ Wenn sie schlechte Laune hat, imitiert sie das und sagt: „Na, du bist aber schlecht aufgelegt, du ärgerst dich wohl“.

Beim Sprechen mit Dina übertreibt Caroline ihre eigenen Mundbewegungen ein bißchen, artikuliert klar und spricht die Wörter langsamer aus, wobei die Vokale ein wenig gedehnt werden.

Zum Sprechenlernen gehört auch, daß Dina erzählt und vorgesungen wird und zwar deutlich und kräftig, von Mimik und Gestik begleitet. Dina wird dabei zum Mitmachen bewegt: klatschen, zeigen, wovon gesprochen wird, Arme, Füße, Beine, diese hochheben usw. Der Inhalt der Geschichten und Lieder sollte nach Möglichkeit mit der Erfahrungs- und Erlebniswelt des Kindes übereinstimmen, mit dem, was es gerade wahrnimmt und tut.

Tendenz, nach hinten zu fallen

Dinas spastischer Tendenz, daß sich der Kopf nach hinten streckt, muß entgegengewirkt werden, bevor es schlimmer wird und sie dazu tendiert, nach hinten zu fallen. Die Mutter soll sich deswegen möglichst häufig vor dem Kind aufhalten, damit es nach vorne schaut, die Arme nach vorne streckt und sich nach vorne beugt. Wenn Dinas Kopf sich nach hinten streckt, darf sie z. B. keinen Kuß bekommen, da die Tendenz zu dieser Haltung auf diese Weise belohnt und dadurch verstärkt wird.

B Ausnützen der Zeit

Erziehung zum Greifen

Dina soll langsamer gefüttert werden mit kleinen Pausen zwischendurch, damit hat sie mehr Zeit, sich zu beteiligen und selber etwas zustande zu bringen. Sie macht dann z.B. die Erfahrung, daß sich der Löffel, der Becher o.ä. hebt, wenn sie mithilft. Die Mutter verstärkt die erreichten Fortschritte verbal, d.h. sie lobt Dina, und so werden ihr die dahin führenden Bewegungen bewußt gemacht.

Caroline sollte immer versuchen, Dina zum Mitmachen zu gewinnen und ihre Mitarbeit auch loben.

Auf diese Art wird Dina auch unterstützt, wenn sie durch Greifen ihren Platz auf der Pritsche oder ihre Körperhaltung wechselt oder ihre Hände beim Spielen abwechselnd oder gemeinsam gebraucht. Solche Spiele sollen nicht nur gefördert, sondern auch angeregt und weiterentwickelt werden.

Je mehr Zeit täglich auf die spielerische und kooperative Tätigkeit des Kindes verwendet wird, desto weniger Zeit wird bis zur völligen Genesung nötig sein.

Dina soll alles, was sie schon gelernt hat, auch tatsächlich anwenden. Es soll nie etwas für sie getan werden, was sie selbst tun kann, es sei denn, sie ist krank oder müde.

Erziehung zum Gehen

Immer mehr neue Ziele müssen herausgefunden werden, für die Dina bereit ist zu gehen und die sie dann aus eigener Kraft erreichen kann, auch wenn sie am Anfang noch Hilfe braucht.

Die zurückzulegende Distanz wird nach und nach vergrößert. Wenn Dina in der Lage ist, ein Ziel zu erreichen, – und sei es auch ganz langsam – darf man sie nicht zu dem gewünschten Objekt hinbringen, um Zeit zu sparen, denn dadurch wird der Prozeß des Gehenlernens verzögert.

1. Oktober 1986

An Eva Galla:

Gestern waren die beiden Mütter mit ihren Kindern hier. Morgen fahren sie wieder nach Hause.

Wir haben einen sehr guten Eindruck von den Kindern bekommen. Dina gebraucht ihre Hände viel besser als noch vor einer Woche, und das ganze Kind ist beweglicher und weicher geworden. (Dadurch hat unser Brief vom 20.9. seine Aktualität jedoch nicht verloren.) Caroline meinte auch, daß sie im Institut viel gelernt habe, obwohl alles zu schnell ging, was den Kindern gar nicht gefallen hat.

Steffi, das andere Mädchen, haben wir nicht gekannt, und wir wissen auch nicht, in welchem Zustand sie sich befand, als ihre Mutter begann, sich im Sinne des Petö-Systems mit ihr zu beschäftigen, d.h. zu der Zeit, als ihre Mutter mit Caroline Verbindung aufnahm.

Als wir Steffi zum erstenmal begegneten, konnte sie ihre Hände zum Essen ganz geschickt benützen, obwohl sie die Finger zu sehr spreizte. Die Hände gebraucht sie überhaupt sehr geschickt. Beim Essen braucht sie wenig Hilfe. Sie hat eine Puppe mitgebracht und diese – mit viel mütterlicher Unterstützung – völlig ausgezogen.

Sitzen konnte sie noch nicht, ohne von der Mutter gestützt zu werden.

Sie konnte noch keinen Schritt gehen. Gestern aber machte sie schon viele Schritte, als man sie an den Händen faßte. Sie hebt ihre Knie aber noch nicht, und die Füße rutschen auf dem Boden. Sie bringt sie allerdings selbst nach vorn. Die Arme sind gebeugt.

Sie konnte fünf Wörter sprechen, gestern hat sie das sechste gesagt: „Dina“. Die beiden Mädchen waren ganz offensichtlich sehr aneinander interessiert.

Wir schlugen den Müttern vor, sich monatlich einmal mit den Kindern zu treffen. Die Kinder sollen zusammen essen, spielen, ihre „Aufgaben“ lösen: Ein Kind soll zum anderen gehen, Spielzeug hinbringen oder annehmen („Bitte-Danke-Spiel“) usw. Die Mütter sollen ihre Erfolge und Probleme ausführlich miteinander besprechen. Damit werden zwei Ziele angestrebt, die hier ein wenig ausführlicher vorgetragen werden, weil wir dabei Deine Unterstützung brauchen, falls die Mütter Erklärungen benötigen.

1. Die Kinder sind in einem Alter, in dem sie beginnen, der dualen Beziehung zu ihren Müttern zu entwachsen und auch Kooperationen mit einer Gruppe gleichaltriger Kinder brauchen. (Die Persönlichkeitsentwicklung der Kinder hängt von Kooperationen ab.)

Die starke Motivation zum Miteinander-in-Beziehung-Treten zeigt sich z.B. deutlich daran, daß Steffi ganz schnell lernte, Dina beim Namen zu rufen. Weil das Leistungsniveau der beiden Mädchen noch verhältnismäßig niedrig ist und sie deshalb noch nicht gut mit gesunden Kindern kooperieren können, ist es nicht ratsam, sie in einen Regelkindergarten zu geben. Für ihre Persönlichkeitsentwicklung brauchen sie aber die Gegenwart von anderen Kindern gleichen Alters (Kinder lernen viel voneinander durch Imitieren), dies ist umso wichtiger, als sie die Entwicklung der gesunden Gleichaltrigen nachholen müssen.

2. Die Zusammenarbeit der Mütter ist wichtig, um die Überwindung der Schwierigkeiten ihrer Kinder vorantreiben zu können. Auch unter „normalen“ Umständen beeinflußt eine Mutter durch ihre Erziehungstätigkeit nicht nur ihr eigenes Kind, sondern gibt dadurch auch ein Beispiel für andere Mütter. Diese Beeinflussung geschieht jedoch meist nicht bewußt.

Bewegungsbehinderte Kinder leiten ihre Mutter nicht ausreichend. Dadurch wird die mütterliche Erziehung erschwert und die Entwicklung behindert.

Kern der mutterzentrierten konduktiven Pädagogik ist

es, die Mutter zum bewußten Erkennen ihrer pädagogischen Aufgaben zu führen. Bewußtwerden bedeutet auch, die Wichtigkeit von im allgemeinen unbemerkt bleibenden Details und Maßnahmen zu erkennen, die zum Erreichen der Ziele, also für die Praxis, notwendig sind. Wenn die Mutter dies erkennt, kann sie sehr erfolgreich zur Persönlichkeitsentwicklung ihres Babys beitragen, und sein anfängliches Zurückbleiben kann aufgeholt werden.

Da die beiden Mütter die notwendige Anleitung in einem „schriftlichen Fernkurs" und durch zweiwöchige Aufenthalte zweimal jährlich im Petö-Institut erhalten, müssen sie sich gegenseitig die Hilfe geben, die wir ihnen und den Kindern geben könnten, wenn wir z.B. einmal monatlich zusammenkommen könnten. Wir schlagen vor, daß sie sich für ein bis zwei Tage im Monat treffen, ihre Probleme sorgfältig miteinander besprechen und unsere Broschüre mit den praktischen Anleitungen zu Hilfe nehmen.

Die beiden Mädchen haben teilweise unterschiedliche Probleme. Das ist ein Vorteil, weil die eine Mutter vielleicht leichter eine Lösung für das Problem des anderen Kindes finden kann. Was Caroline betrifft, wurde schon deutlich, daß sie in der Lage ist, die für Dinas Persönlichkeitsentwicklung notwendigen Kooperationen zu finden. Auch Steffis Mutter hat die Bedeutung der „anthropogenen Kooperationen" gut verstanden und praktisch angewendet. Jetzt soll auch sie die von Dir übersetzte Broschüre von Caroline bekommen.

Diese für die Mütter geschriebene Broschüre ist auch eine wichtige Unterstützung gegen den unvermeidlichen Widerstand der Fachleute. Sie soll den Müttern helfen, ihre fruchtbare Tätigkeit zur Förderung der Entwicklung ihrer Kinder möglichst intensiv voranzutreiben, ohne sich desorientieren zu lassen. Auch Steffis Mutter hat einen Brief mit zusammenfassenden Anweisungen von uns erhalten.

Hier wurde uns deutlich, daß wir mit der mütterlichen Anwendung des Petö-Systems zur Überwindung der Schwierigkeiten von Kindern mit cerebralen Bewegungsstörungen in ein „positives Wespennest“ gestochen haben, da nun immer mehr Mütter kommen werden, um Hilfe für ihre Kinder zu holen.

19. Oktober 1986

Von Caroline Seiffer:

Dina und ich sind wieder gut zu Hause angekommen, ebenso Frau Groß und Steffi. Unsere Wege trennten sich in München, aber nächste Woche wird sie mit Steffi zu uns kommen.

Ihr kleines Büchlein ist fertig, und ich schicke Ihnen einen Durchschlag. Leider hat sich bisher kein Verlag bereit erklärt, es zu drucken. Aber einige Durchschläge sind schon im Umlauf. Auch eine junge Ärztin aus L. hat ein Exemplar bekommen. Zu ihr mußte ich mit Dina zu einer Untersuchung. Sie war Ihrer Methode gegenüber sehr aufgeschlossen, kannte sie natürlich nicht, aber sie war dafür, daß ich sie anwende. Sie wollte näheres darüber erfahren, und so habe ich ihr einen Durchschlag geschickt, denn sie begutachtet nur cerebral geschädigte Kinder und kann Sie vielleicht weiterempfehlen.

Inzwischen haben Dina und ich uns an das neue Pensum gewöhnt, wir arbeiten jeden Morgen einige Stunden intensiv, und es klappt sehr gut. Etwas Neues kann ich jetzt noch nicht berichten, aber mit Sicherheit kann ich sagen, daß sich ihr Gleichgewicht stabilisiert hat. Auf dem Topf sitzt sie ganz allein ohne Festhalten und auch sonst ist sie bemüht, sich beim Sitzen abzustützen.

Frau Groß ist auch zufrieden. Wir werden gemeinsam berichten, wenn sie Ende des Monats kommt.

1. November 1986

An Eva Galla:

Der Brief von Caroline mit Deiner Übersetzung der Broschüre ist angekommen. Die Übersetzung ist sehr gut, ein Mißverständnis taucht aber immer wieder auf. Es betrifft die Stellung des Handgelenks des Babys. Wir haben geschrieben, daß die Mutter mit ihrem Zeigefinger das Handgelenk ein wenig in Richtung Handrücken beugt, um zu verhindern, daß sich die Hand in Richtung Handteller beugt. Es muß irgendwie verständlich gemacht werden, was vorwärts (in Richtung Handteller) und rückwärts (in Richtung Handrücken) bedeutet. Die Anatomen nennen das volar und dorsal, aber die Alltagssprache ist nicht so eindeutig.

Wir senden Dir beiliegend eine Bildseite aus unserem Buch über Relationspsychologie: „Der Sinn des menschlichen Lebens" mit vier Bildern von einem Kind. Auf dem dritten Foto sieht man die spastische Beugung der Hand. Das zweite Bild zeigt dasselbe Symptom auch an den Beinen. Es wäre empfehlenswert, wenn Caroline jeder Person, die die Broschüre bekommt, auch eine Kopie dieser Bildseite geben würde...(s. Fotos auf den folgenden Seiten)

Caroline sieht das übrigens ganz richtig, daß es jetzt wichtiger ist, die Broschüre weiterzugeben, als auf einen Verlag zu warten. Die Hauptsache ist die Hilfe für die „Mütterbewegung", die Verlage kommen dann schon.

Wir haben uns sehr gefreut zu erfahren, daß Dina jetzt auch im Sitzen das Gleichgewicht halten kann und daß Frau Groß mit Steffis Entwicklung zufrieden ist. Inzwischen sollte sie Caroline besucht haben. Wir warten sehr gespannt auf den ersten Bericht über das Mütter-Kinder-Treffen und die Ergebnisse...

Es war auch interessant, daß sich die Ärztin in L. für die Sache interessiert...

Im November nehme ich an einer internationalen wissenschaftlichen Konferenz in Washington teil. Der geistige Förderer dieser Konferenz ist der ungarisch-amerikanische Nobelpreisträger der Physik, Eugen P. Wigner. Das Besondere an meiner Einladung besteht darin, daß ich gebeten wurde, einen Kommentar zu einem Vortrag von zwei au-

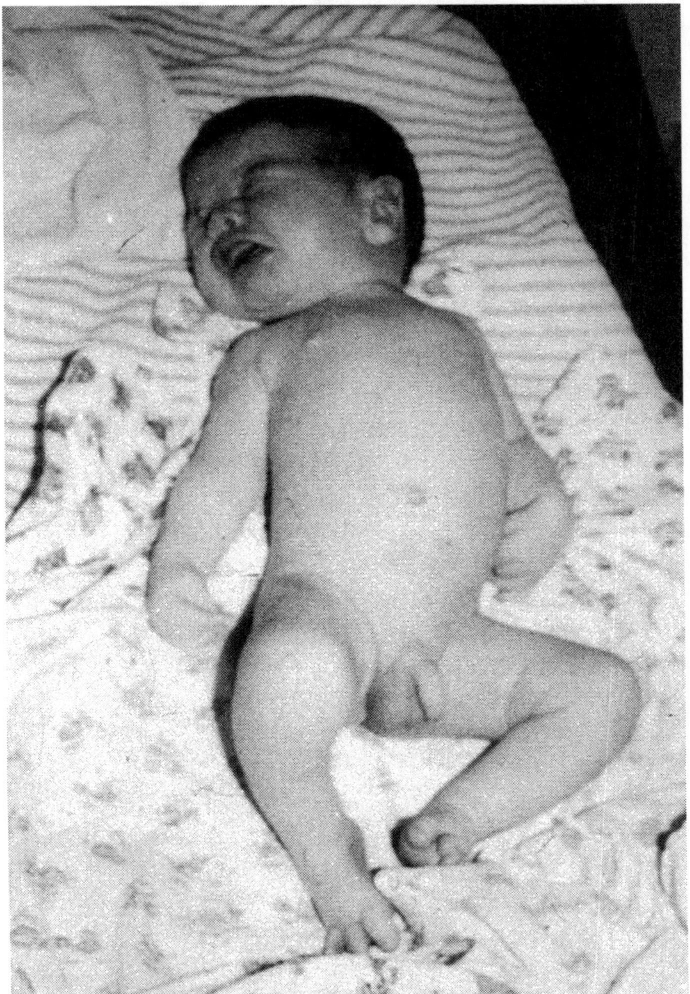

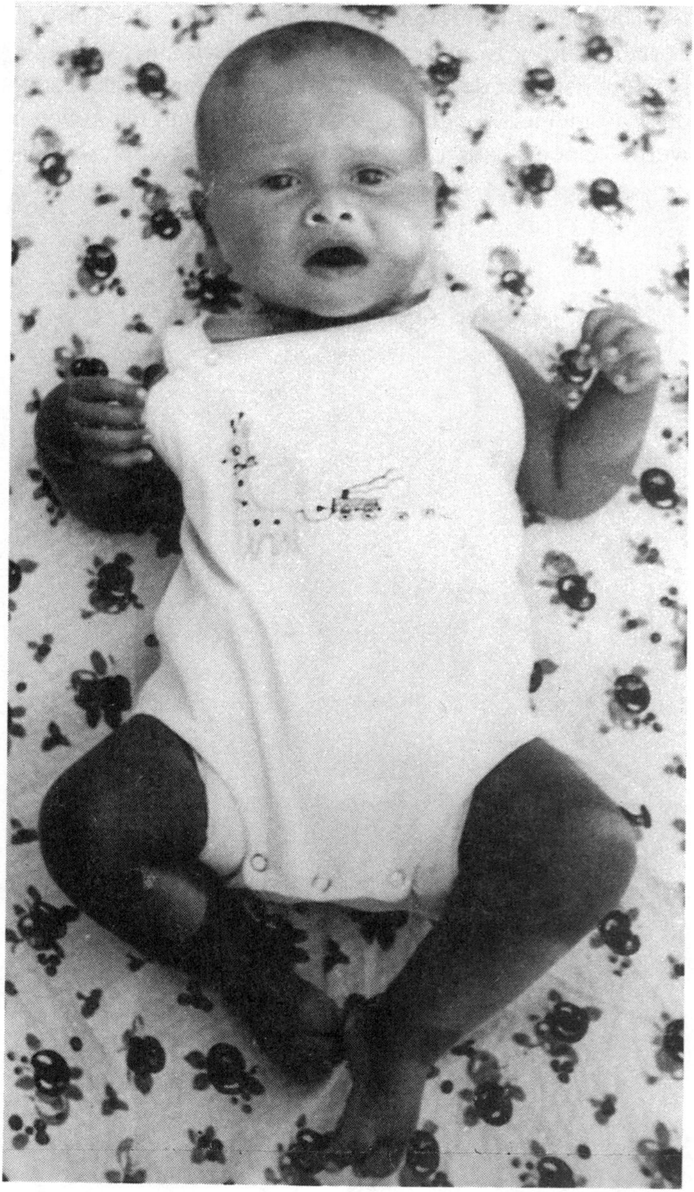

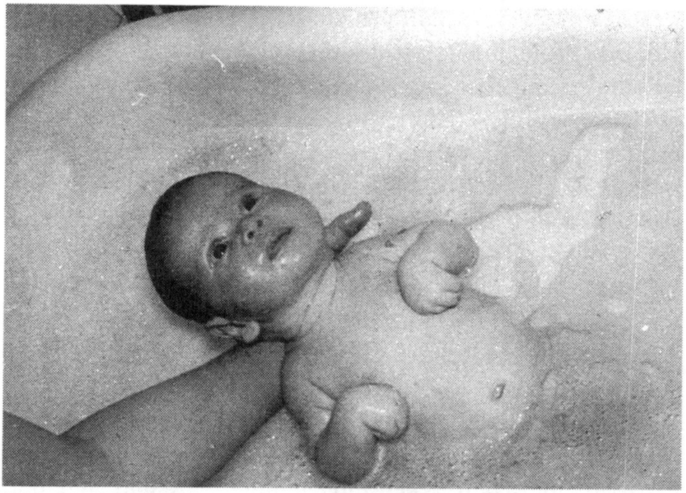

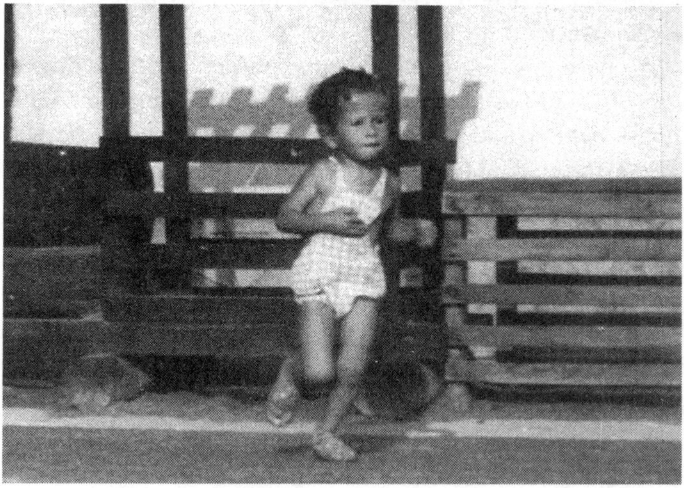

„Tibi“ aus dem Buch von Ákos/Ákos: „Der Sinn des menschlichen Lebens (Relationspsychologie)“
Die ersten drei Bilder zeigen die schon früh aufgetauchten sehr schweren Symptome des Jungen mit einer tetraplegischen Cerebralparese.
Auf dem vierten Bild sieht man, wie der Junge rennt. Er zeigt keine Symptome mehr.
Seitdem sind viele Jahre vergangen. Tibi besucht die Regelschule und ist ein ausgezeichneter Schüler. Er zeigt keine Abweichung von gleichaltrigen Kindern. Eine Skoliose konnte jedoch nicht verhindert werden.

stralischen Wissenschaftlern zu geben. Sie reden über die ethische Problematik im Zusammenhang mit Babys, die eine schwere angeborene Schädigung haben und darüber, ob es richtig ist, diese Kinder am Leben zu halten oder ob es nicht besser wäre, sie sterben zu lassen. Sie plädieren für die zweite Möglichkeit und begründen ihre Meinung hauptsächlich damit, daß die neugeborenen Babys noch keine „Persönlichkeit" hätten. Wenn sie statt „Persönlichkeit" „Seele" gesagt hätten, wäre sofort ein heftiger Streit zwischen den Theologen entbrannt. Sie konnten aber nicht erklären, wie ein gesundes Baby eine Persönlichkeit entwikkelt.

Ich werde am Beispiel der cerebral geschädigten Babys zeigen, daß die Persönlichkeit des Babys in der kooperativen pädagogischen Wechselbeziehung zwischen ihm und seiner Mutter entsteht.

Diese australischen Wissenschaftler machen keinen Unterschied zwischen schwer cerebral bewegungsbehinderten Babys und anderen mit schweren angeborenen Schäden. Sie vertreten die Meinung, für beide Gruppen gäbe es keine Hoffnung. Wir möchten jedoch zeigen, daß es für die bewegungsbehinderten Babys doch eine Möglichkeit gibt zur Überwindung ihrer Schwierigkeiten.

Diese Hilfe kommt aber nicht von der Medizin oder vom staatlichen Gesundheitswesen, sondern von den Müttern. Das gesellschaftliche Problem Cerebralparese ist keineswegs kleiner als z.B. das Problem Krebs. Die Zahl der Krebskranken auf der Welt ist ungefähr so groß wie die der bewegungsbehinderten Menschen.

Wäre es nicht großartig, wenn das weltweite Problem der bewegungsbehinderten Kinder durch die Mütter bewältigt werden würde?

8. November 1986

Von Caroline Seiffer:

Wie versprochen will ich über den Besuch von Susanne Groß und Steffi berichten. Es ist sehr schön, daß wir uns jetzt regelmäßig sehen werden, denn wir haben uns in Budapest sehr gut verstanden und können über unsere Probleme diskutieren. Außerdem haben Dina und Steffi sich richtig gefreut, als sie sich wiedersahen.

Susanne ist sehr zufrieden mit dem Verlauf, Steffi macht wohl gut mit, und sie sieht Fortschritte in der Stabilität. Auf dem Boden liegend spielt sie ganz prima, aber sie krabbelt nicht vorwärts, oder aber nur selten und dann wenig. Susanne sagt, Steffi sei „faul“.

Caroline Seiffer berichtet nun über Steffis Entwicklung und Förderung durch ihre Mutter.

Nun zu Dina.

Anmerkung über die Kooperation zwischen den Müttern

Es ist sehr interessant, daß eine Mutter zuerst über das Kind einer anderen Mutter berichtet und erst dann über ihr eigenes. Das liegt sicherlich nicht daran, daß sie an der Entwicklung ihres Kindes kein Interesse hat. Frau Seiffer hat begriffen, daß die Kooperation zwischen zwei Müttern und ihren beiden Kindern die gemeinsame Sache dieser Gruppe ist. Deshalb ist ihr auch Steffis Förderung so wichtig. Frau Seiffer befürchtet, daß Steffis Mutter noch nicht den Mut hat, ihre mütterliche Kooperation so zu entfalten, wie es möglich wäre. Sie merkt aber sehr wohl, daß das mit Zwang nicht geht. Was für die Kinder gesagt wurde, gilt ebenso für die Mütter. Die richtige Hilfe besteht in beiden Fällen darin, Situationen zu finden, in denen ein spontanes Lernen möglich ist. Caroline erinnert sich noch gut daran, daß sie früher auch nicht im-

mer in der Lage war, Dinas Zustand richtig zu beurteilen und die passenden Maßnahmen zu ergreifen. Wir mußten ihr den Grund für den Widerstand gegen eine wirksame Zusammenarbeit zwischen ihr und Dina mühevoll verständlich machen. Jetzt hat sie das erkannt und ist schon dabei, nach Möglichkeiten zu suchen, wie sie die andere Mutter zur Kooperation motivieren kann und sieht die großen Schwierigkeiten dieser Aufgabe. Sie wird lernen, daß es am besten ist zu warten, bis die Mutter durch Steffis Verhalten die nötigen Hinweise bekommt, da das eigene Kind für eine Mutter das beste „Motivationsmittel“ ist.

Auch die Bewegungsbehinderung der beiden Kinder ist unterschiedlich. Die Hauptrichtung in Dinas Erziehung zur Selbständigkeit ist der Platzwechsel durch Aneignung der Umgebung als etwas Sehenswertes, als visuelles Objekt.

Die Welt für Steffi ist eher greifbar, fühlbar, zum Anfassen.

Jede Mutter soll sich ihrem Kind anpassen, deshalb können sich die beiden auch gut ergänzen. Caroline ist die erfahrene „Schwester“, die ihre Zweifel leichter zum Ausdruck bringen kann. Es war früher aber auch für sie sehr schwer, ihre Schwierigkeiten bewußt zu erkennen und zu äußern.

Sowohl Dinas als auch Steffis Stabilität werden immer besser. Dina sitzt jetzt auf einem kleinen Hocker vor der Sitzfläche des größeren Stuhls und spielt darauf. Ich muß dann immer in der Nähe sein, weil sie ab und zu kippt, wenn sie mit den Händen spielt und sich losläßt, aber diese Art zu sitzen ist ganz neu nach unserer Budapest-Reise gekommen. Sie sitzt dann oft etwas gebeugt, und wenn ich sage „Sitz gerade“, dann kommt sie aus eigener Kraft hoch und hält sich eine gewisse Zeit.

Sie geht jetzt mit dem Stuhl, indem sie sich allein an den Sprossen festhält. Ich helfe etwas bei den Beinen nach, weil sie kreuzt. So schaffen wir es quer durch das Zimmer, ca. 6 m.

Nach einer Pause gehen wir wieder zurück. Außerdem üben wir täglich das Seitwärtsgehen am Bett. Das muß ich noch leiten, aber ich bekomme die Beine ganz locker auseinander, was noch vor wenigen Wochen eine ganz mühevolle Arbeit war. Wir lassen dann immer ein Auto auf dem Bett entlangsausen und holen es uns wieder, indem sie seitwärts am Bett entlanggeht. Ein lustiges Spiel für Dina!

Mit dem selbständigen Essen ist es noch ein Problem, weil sie jetzt so schlau geworden ist, daß, wenn ich ihr den vollen Löffel in ihrer Hand zum Mund führen will, sie diesen verweigert und durch Laute und mich anschauen andeutet, daß ich den Löffel essen soll. Von selbst macht sie den Mund nur auf, wenn ich sie füttere. Eines Tages habe ich dann einfach den Löffel hingelegt und gesagt: „Du mußt allein essen, ich habe keine Zeit." Ich habe dann am Tisch etwas anderes gemacht, und Dina tat zunächst nichts. Sie meckerte nur so vor sich hin, weil sie ja Hunger hatte. Nach kurzer Zeit hatte sie plötzlich den Löffel in der Hand und versuchte, Essen darauf zu bekommen. Sie hat es tatsächlich geschafft, etwas in den Mund zu bekommen, und wir haben sie alle sehr gelobt. Seither wird es besser, auch das Trinken mit der Tasse.

Ganz wesentlich gebessert hat sich das Strecken der Arme. Sie kann die Arme jetzt schon ohne Hilfe gerade nach oben bringen und mit gestreckten Armen, aber leider noch geschlossenen Händen, klatschen, z.B. bei „Backe, backe Kuchen, ...".

Anmerkung über einen pädagogischen Fehler

Caroline hat das Sprüchlein „Backe, backe Kuchen, ..." anfänglich im Zusammenhang mit dem Greifenlernen verwendet. Dabei umfaßte Dina die beiden Zeigefinger der Mutter. Diese bewegte die kleinen Fäuste zusammen und wieder auseinander. In diesem Spiel waren die Hände des Kindes natürlich zur Faust geschlossen.

Wenn Dina aber über dem Kopf klatscht, sollen die

Hände geöffnet sein. Hier kann es sich also störend auswirken, daß das Sprüchlein, das im Zusammenhang mit dem Ballen der Faust gesprochen wurde, jetzt in einem anderen Zusammenhang verwendet wird.

In der Gehirnfunktion des Kindes verbinden sich die Bewegungen mit der Sprache und dem Rhythmus zu einem gemeinsamen Pattern der Tätigkeit (Spiel) und sollen deshalb immer gemeinsam vorkommen.

Sie spricht noch nicht, aber sie deutet jetzt viel häufiger an, was sie haben und tun möchte und interessiert sich für mehr. Leider wird sie dann oft sehr wütend, wenn wir etwas nicht verstehen oder sie nicht ihren Willen bekommt. Dann schmeißt sie sich nach hinten und schreit.

Auch beim Spielen sieht man Fortschritte, sie kann jetzt einen Ball weiterrollen, also dem Mitspieler geben.

Sie sehen, ich bin sehr zufrieden und höre auch in unserer Umgebung immer wieder, daß Dina Fortschritte macht.

Ich muß nun noch etwas sehr Interessantes berichten.

Susanne Groß wohnt ganz in der Nähe von H. Dort hat vor etwa drei Wochen ein Vortrag stattgefunden in den „Diakonischen Werken". Gesprochen wurde über die Petö-Methode aus Budapest!!! Geleitet wurde das Gespräch vom „Institut für Spastikereingliederung" in Wien, von einer Frau Helga Keil und einer Frau Nalis, die um Interessenten für einen Kursus in Wien im Sommer 87 warben, wo man die Petö-Methode erlernen kann.

Leider hat Frau Groß erst drei Tage nach dem Vortrag davon gehört und auch nur, weil ein Nachbar von ihr den Vortrag gehört hatte und ihm dabei auffiel, daß es wohl das gleiche sein könnte, was ihm Frau Groß vorher erzählt hatte.

Susanne Groß hat sich nun mit den Diakonischen Werken in Verbindung gesetzt, und man überlegt im Moment, Sie nach H. einzuladen, um dort zu berichten. Ich soll Sie daher schon einmal fragen, ob Sie grundsätzlich bereit wären, diese Reise zu machen. Ich glaube, es gäbe eine Menge interessierter Leute, denn ich wurde immer wieder gefragt, warum diese Methode bei uns bisher überhaupt nicht bekannt sei.

Ich werde Ihr Büchlein auch noch weiterverbreiten. In einer Zeitschrift für Eltern behinderter Kinder fand ich den Leserbrief eines alleinerziehenden Vaters, der ein 4-jähriges spastisches Kind hat, das bereits allein an Gegenständen gehen kann, aber sonst in der Entwicklung nicht vorwärts kommt. Dieser Vater fragte nun an, ob andere Leser auch unzufrieden wären mit unseren üblichen Methoden wie Bobath und Vojta, auch unzufrieden mit der Art, wie man von Therapeuten und Ärzten behandelt wird. Diesem Vater werde ich schreiben und eine Durchschrift mitschicken, vielleicht kann ihm ja auch geholfen werden.

Sie sehen, hier tut sich einiges.

Nun noch etwas, wobei ich nicht weiß, ob Sie mir helfen können. Ich hatte im Institut um eine Bescheinigung gebeten, daß ich dort ambulant in Behandlung war. Diese habe ich auch bekommen. Nun will unsere Krankenkasse eine weitere Bescheinigung, in der stehen soll, daß das Petö-Institut ärztlich geleitet wird und das einzige Institut dieser Art in Europa ist. Ich habe an Frau Dr. Hári geschrieben und bekam nun eine Bescheinigung, in der wieder nur steht, daß Dina dort in ambulanter Behandlung war.

Leider genügt das nicht, um evt. die Flugkosten erstattet zu bekommen. Vielleicht sehen Sie eine Möglichkeit, mir zu dieser Bescheinigung zu verhelfen.

In den nächsten Tagen werde ich zu Eva fahren, wir wollen dann Ihren Brief gemeinsam durchgehen.

9. November 1986

Von Eva Galla:

...Caroline war gestern abend bei mir, und ich habe sie über Euren Brief informiert.

Das Motto steht auf dem Titelblatt der Broschüre. Ich finde es sehr gut. Der deutsche Titel lautet: „Wie kann die Mutter die Gesundheit ihres bewegungsgestörten Babys wiederherstellen?“

Caroline hat eine Bitte. Die Krankenkasse wies ihr Gesuch um Rückerstattung des Flugpreises zurück, weil ihrer Meinung nach Budapest nicht der nächstliegende Behandlungsort für Dina ist. Caroline schrieb deshalb einen Brief ans Institut und bat um eine Bescheinigung darüber, daß es in Europa kein ähnliches Institut gibt. Als Antwort hat sie die beigelegte Bescheinigung bekommen.

Die Bescheinigung war dem Brief beigelegt. Die Diagnose lautete: „Tetraparesis spastica“, das bedeutet „unvollständige Lähmung der vier Gliedmaßen“.

Caroline braucht aber die oben genannte Erklärung. Vielleicht könnte es Magdi im Institut erklären und es für Caroline besorgen.(*Magdi ist eine unserer Töchter, die als Konduktorin im Petö-Institut arbeitet.*)

Viel Erfolg wünsche ich auf der Washingtoner Konferenz bei der Auseinandersetzung mit den Australiern.

Dazu habe ich eine Frage. Was versteht Ihr genau unter „Persönlichkeit“? Diese Frage taucht beim Übersetzen oft auf. Es ist klar, daß alles von der Persönlichkeitsentwicklung abhängt, aber was soll man darunter eigentlich verstehen?

20. November

An Eva Galla:

Die Briefe von Dir und Caroline haben uns sehr gefreut, aber auch neue Aufgaben mit sich gebracht.

Deine Frage zur „Persönlichkeit“ kann eigentlich nur in einem Buch beantwortet werden. Wir wollen aber trotzdem versuchen, eine möglichst kurze Zusammenfassung zu geben.

Wir meinen, daß es neben einer angeborenen (physiologischen) Gehirnfunktion noch eine andere gibt, die vom Zeitpunkt der Geburt an als „human-biologische“ Funktion auf der physiologischen aufgebaut wird. Die human-biologische Veränderung der Gehirnfunktion entsteht in der Zusammenarbeit mit anderen menschlichen Gehirnen (intercerebral). Dadurch entsteht und entwickelt sich die Persönlichkeit weiter, die sich in für die Gruppe bedeutsamen Tätigkeiten des Individuums und seinem Bewußtsein manifestiert. Die Persönlichkeit entsteht und entwickelt sich also in „anthropogenen Kooperationen“ zwischen Persönlichkeiten in Gruppen. Darin liegt der Sinn der Gruppenbildung.

Diese Zusammenhänge sind mit dem heute zur Verfügung stehenden Begriffssystem kaum faßbar und daher schwer verständlich.

Anmerkung zum Begriffssystem

Die üblichen, konventionellen Begriffe vermitteln den Anschein, als seien sie naturgegeben, und das verhindert ihre Veränderung. Unklarheiten, Widersprüche, Grenzen werden nicht wahrgenommen, der Gedanke an notwendige Neudefinitionen kommt erst gar nicht auf.

Aus diesem Grund werden wir versuchen, uns konkreter auszudrücken.

Als ich Petö im Jahre 1946 kennenlernte, haben wir (meine Frau und ich) schon über die generelle Funktion des

Gehirns geforscht. In den folgenden Jahren haben wir die Zusammenhänge der Entstehung des individuellen Bewußtseins in Grundzügen erkannt. Petös anscheinend unerklärbare Erfolge haben uns theoretisch sehr interessiert. Er selbst hat keine theoretische Erklärung gegeben, hat sich allerdings auch keine großen Gedanken über Theorien gemacht, sondern war hauptsächlich an der Heilung der Patienten interessiert.

Auch als ich das Buch Hári/Ákos: „Konduktive Pädagogik" schrieb, war uns (meiner Frau und mir) immer noch nur so viel klar, daß mit der konduktiven Pädagogik die ungenutzten funktionellen Reserven des Gehirns mobilisiert werden.

Welche Bedingungen nötig sind, um die Restkapazitäten des Gehirns zu mobilisieren, darauf sind wir erst mehr als zehn Jahre später gekommen...

Jeder Mensch ist von Geburt an zu Kooperationen bereit. Die Mutter löst die Probleme des Babys, indem sie zunächst durch sein Weinen aktiviert wird und dann mit ihm kooperiert. Dadurch wird nicht nur das Problem gelöst, sondern auch das Baby zur Zusammenarbeit angeregt.

Die Freude der Mutter über die Kooperation des Babys verstärkt es wiederum in seinem Verhalten.

Während der Säugling mit seiner Mutter immer besser kooperiert, lernt er, immer mehr zur Lösung seiner eigenen Probleme beizutragen und wird so selbständiger. Seine Selbständigkeit resultiert also aus der Zusammenarbeit mit der Mutter. Seine Kooperationsfähigkeit steigert sich, und durch seine „Leitung" steigert sich auch wiederum die Kooperationsfähigkeit der Mutter. Schon der neugeborene Säugling kann durch sein Verhalten klar zu verstehen geben, ob sein Problem gelöst wurde oder nicht.

In dieser „kooperativen pädagogischen Wechselbeziehung" entsteht die kindliche Persönlichkeit. Das Baby wird immer selbständiger, immer fähiger, die notwendigen Bedingungen für eine Lösung der gegebenen Probleme zu erkennen und umzusetzen (was mit „Orientierung“ gemeint ist) und die Kooperationsfähigkeit seiner Mutter zu steigern. Diese im Säuglingsalter beginnende Persönlichkeitsentwicklung bleibt im günstigsten Fall ein Leben lang erhalten, sie kann aber auch steckenbleiben oder in eine falsche Richtung verlaufen.

Hier sprechen wir aber nur über die Persönlichkeitsentwicklung des Kleinkindes, die durch die Zusammenarbeit zweier Gehirne (in Form von Tätigkeiten und Sprache) entsteht. Diese Kooperation bleibt stecken, wenn das Gehirn der Mutter durch das Verhalten des Babys nicht die entsprechende Führung, Lenkung bekommt. Dann bleibt der erziehende Einfluß der Mutter aus, der für die human-biologische Veränderung der physiologischen Gehirnfunktion des Kindes notwendig ist. Aus diesem Grund wird das Kind zu einem schweren Fall von cerebraler Bewegungsstörung („cerebral palsy“). Die Gehirnschädigung selbst verursacht anfänglich relativ leichte Störungen der physiologischen Gehirnfunktion. Die lebenswichtigen Funktionen sind nicht gestört. Die schlimmen Symptome einer „Cerebral Palsy“ entstehen also nicht unmittelbar durch die Gehirnschädigung, wie man häufig in Fachbüchern liest, sondern sie sind sekundär. Die Mutter hat von ihrem Säugling nicht die Lenkung bekommen, die zu seiner Persönlichkeitsentwicklung, zur Steigerung seiner Kooperationsfähigkeit notwendig ist. Wenn aber der Mutter geholfen wird zu erkennen, wie sie die anfänglich schwache Kooperation ihres Babys erhöhen kann, dann kann sie auch durch relativ wenige Anleitungen lernen, wie sie seine Kooperationsfähigkeit immer weiter steigern kann. So kommt die steckengebliebene Persönlichkeitsentwicklung des Kindes in Gang. Gleichzeitig kann die Mutter – quasi als Nebenprodukt – dem Baby beibringen, wie es die Symptome der Gehirnschädigung überwinden kann, und so wird es gesund.

Trotz der erschwerten Zusammenarbeit im Lehr- und Lernprozeß zwischen Mutter und cerebral geschädigtem Baby ist die wiederhergestellte intercerebrale Kooperation im wesentlichen dieselbe wie bei einem gesunden Kind. Nur, was bei einem gesunden Kind spontan geht, muß die Mutter bei einem bewegungsgeschädigten Kind ganz bewußt machen, besonders was bestimmte Einzelprobleme betrifft, die normalerweise unbewußt bleiben.

Dies ist aber nicht das größte Problem der Mutter. Ihr größtes Problem ist die notwendige Anleitung, die heutzutage im allgemeinen nicht zu erhalten ist. Im Gegenteil, die Mutter erhält oft Informationen, die ihr Furcht einjagen, sie auf einen Irrweg leiten, wodurch verhindert wird, daß sie Lösungen aus eigener Kraft finden kann, obwohl sie dazu vielleicht in besonderem Maß fähig wäre. Dadurch bleibt die Persönlichkeit des Kindes auf dem Stand eines Babys.

Wenn es dann in ein Alter kommt, wo es nicht nur die Mutter, sondern auch eine Gruppe von Gleichaltrigen braucht, zeigt es schon schwerere Symptome. Diese zu korrigieren dauert länger, ein ganztägiger Aufenthalt im Petö-Institut ist notwendig. Dort fördert die Konduktorin die Kooperationsfähigkeit des Kindes durch die intercerebrale Zusammenarbeit zwischen den Kindern in der Gruppe. Sie befriedigt die Bedürfnisse der einzelnen Kinder, initiiert und fördert ihre Kooperationsfähigkeit und läßt sich dabei von ihrer Beobachtung leiten, wie es die Mutter mit ihrem Baby tut.

Du hast miterlebt, daß wir Caroline zuerst dabei unterstützen mußten, mit der überflüssigen, quälenden, erzwungenen, passiven Gymnastik aufzuhören, damit sie lernen konnte, ihre Erziehungsziele mit den kindlichen Zielen (Motivationen) zu vereinbaren.

Es war damals nicht unbedingt notwendig, ihr zu erklären, daß dadurch zwischen ihr und Dina eine kooperative pädagogische Wechselbeziehung entsteht, ein intercerebrales Feld zwischen den beiden Gehirnfunktionen, und Dina so ihre Persönlichkeit entwickeln kann. Caroline wurde, wie jede Mutter, durch die gute Laune, die Aktivität, die zunehmende Hilfe ihres Kindes fähig, ihre human-biologische, pädagogische Aufgabe zu meistern. Sie erkannte, welch großen Unterschied es macht, ob ein Kind, wenn es Durst hat, von seiner Mutter zu trinken bekommt oder ob es dieses Getränk selbständig trinkt, immer mit so viel Hilfe wie gerade nötig. Schwer daran zu verstehen ist die Bedeutung der sich dabei vollziehenden stufenweisen Veränderung des Erziehungsprozesses, wodurch die human-biologische Umwandlung der Gehirnfunktion des Kindes ermöglicht wird.

Dies wird – bezogen auf eine konkrete Situation – klarer, wenn Du jetzt unseren Brief an Caroline liest.

Liebe Caroline!

Wir freuen uns sehr über unsere Zusammenarbeit mit Ihnen, denn Sie beginnen so großartig, Ihre Aufgaben bei der Überwindung von Dinas Schwierigkeiten zu verstehen. Infolgedessen entwickelt sich Ihr Töchterchen auch so gut. Dina kann nun z.B. ausdauernd am Fenster stehen, weil es Ihnen gelungen ist, sie durch das Geschehen auf der Straße für das Stehen (am Fenster) zu motivieren. Dabei haben Sie ihr neben dem Stehen offensichtlich auch beigebracht, wie sie die Hände gebrauchen kann. Sie zeigen ihr wahrscheinlich auch, was sie sieht und nennen es beim Namen, und so lernt sie, Gegenstände visuell zu unterscheiden und Sprache zu verstehen. Je mehr Erziehungsziele Sie miteinander verbinden können, umso schneller wird die physisch-psychische Entwicklung Dinas weitergehen.

Versuchen Sie jetzt zu erreichen, daß sie selbst zeigt, was sie sieht. Dabei lernt sie nicht nur, das Gesehene zu erkennen und zu benennen, sondern auch zu stehen, während sie sich mit einer Hand festhält, sowie das Sprechen. Wenn Sie ihr dann in die eine Hand einen Ring, eine Puppe oder anderes Spielzeug geben und versuchen, daß sie zu gleicher Zeit mit der anderen Hand etwas zeigt, was sie auf der Straße sieht, wird sie stehen, ohne sich festzuhalten und dabei ihre Hände differenziert gebrauchen. Dabei muß natürlich darauf geachtet werden, daß sie nicht hinfällt, wie beim Sitzen auch noch.

Dem stufenweisen Aufbau der Zwischenziele kommt eine zentrale Bedeutung in der Erziehungsarbeit zu. Dadurch hat Dina z.B. auch gelernt, alleine mit dem Löffel zu essen. Zuerst hat sie Ihnen beim Füttern immer mehr geholfen und ist so immer selbständiger geworden. Zum Schluß konnte sie den Löffel zur eigenen Überraschung alleine zum Mund führen. Die Tatsache, daß sie beim Essen alleingelassen wurde, plus die Motivation durch den Anblick der Speise (Hunger) hat früher Gelerntes mobilisiert. Das muß jetzt – wie Sie ganz richtig schreiben – weiterentwickelt werden. Helfen sie nur noch dann, wenn Dina offensichtlich zu müde ist, alleine weiterzuessen.

Die Wut und die Trotzreaktion, die Dina jetzt zeigt, brauchen Sie nicht zu beängstigen. Es ist vielmehr ein gutes Zeichen, daß sie sich schon selbst Ziele setzt und auch die Energie besitzt, diese Ziele erreichen zu wollen. Nur ist sie nicht immer in der Lage, diese Energie richtig einzusetzen. Ihre Wutanfälle sollten nicht gebremst werden. Stattdessen sollten Ziele gesucht werden, die Dina gerade erreichen will, und es sollte ihr geholfen werden, den Weg dorthin zu finden, d.h. ihre Energie zu kanalisieren.

Es gibt sehr viele Möglichkeiten, richtig zu helfen: Man kann den gewünschten Gegenstand etwas näher zu ihr hinlegen, damit sie ihn alleine erreichen kann, wenn sie ihren Arm ausstreckt; man kann ihn so hindrehen, daß sie ihn greifen kann usw. Es muß immer vernünftig überlegt werden: Was kann ich dem Kind auf dem Weg zum selbständigen Erreichen des Ziels beibringen? Damit ergibt sich auch Gelegenheit, Dina zum Sprechen zu bringen, z.B. mit der

Frage: „Das möchtest du haben? Ja?“ Beim „ja“ mit dem Kopf nicken, zumindest noch am Anfang, beim „nein“ ihn schütteln. Das machen Sie selbst vor.

Wenn sie z.B. den Ball haben will, sagen Sie ihr, sie hätte ihn schon längst bekommen können, wenn sie um den „Ball“ gebeten hätte.

Auf dem Weg zum Sprechenlernen gibt es sehr viele Zwischenstufen. Dina soll viel kauen. Sie muß lernen, bei geschlossenem Mund zu kauen und den angesammelten Speichel bei geschlossenem Mund zu schlucken.

Sie wird im Spiel das Pusten lernen. Pusten Sie in Dinas Hand, pusten Sie dann in die Luft und Dina in ihre eigene Hand. Das Spüren der Luft hilft ihr beim Pustenlernen. Füllen Sie eine Schüssel mit Wasser und legen Sie ein Papierboot darauf. Sie kann dann sehen, daß sich das Boot durch Pusten in Bewegung setzt. Das kann man auch mit einem Tischtennisball machen. Wenn sie später eine Flöte oder Trompete bekommt und lernt hineinzublasen, wird das Ausatmen mit dem Hören verbunden. Machen Sie Seifenblasen mit ihr usw…

Stellen Sie sich oft Dina gegenüber, ahmen Sie ihre Mimik nach und ermutigen Sie sie, die Ihre nachzuahmen: Mund auf, Mund zu, die Lippen spitzen, lachen, Zähne zeigen, die Lippen mit der Zunge lecken. Zu diesem Zweck können Sie Dinas Lippen mit Pudding bestreichen oder etwas ähnlichem, was sie mag. Das hilft ihr vielleicht, besser zu verstehen, was sie tun soll, nämlich abschlecken. Singen Sie viel mit ihr, während Sie ihr gegenüber sitzen oder stehen, so daß sie Ihren Mund sehen kann. Begleiten Sie ihre Tätigkeiten immer mit Worten, wie in der Broschüre (vgl. Teil I) beschrieben.

Wichtig ist zu bedenken, daß die Kooperation mit anderen Menschen für Dinas Persönlichkeitsentwicklung jetzt immer notwendiger wird. Auch diesen Menschen müssen ihre erzieherischen Aufgaben bewußtgemacht werden –

direkt oder indirekt. Es ist sehr gut, daß Dinas Vater schon mitmacht! In diesem Sinne sollten auch die Begegnungen zwischen Dina und Steffi gestaltet, ihre Spiele organisiert werden.

Auch aus diesem Grund ist es wichtig, daß Susanne Groß immer besser versteht, welche ihre Rolle bei Steffis Erziehung ist, welche Bedeutung ihre Tätigkeit hat, welchen Aufgaben sie gegenübersteht. Frau Groß beschäftigt sich sehr gut mit ihrer Tochter, wenn es darum geht, daß sie ihre Hände gebrauchen lernt. Der Gebrauch der Hände ist Steffis starke Seite. Sie benötigt aber darüber hinausgehende Ratschläge. Susanne muß lernen, die Probleme ihres Kindes zu erkennen. Dazu ist es nötig, daß sie darüber ungehemmt sprechen, auch schreiben kann. Sie braucht keine Angst zu haben, Ihnen oder uns mit ihren Fragen zur Last zu fallen. Wirkliche Hilfe erzeugt Freude, die gleichzeitig Belohnung ist. Wenn sie keine Fragen stellt, kann sie nicht alle ihre Möglichkeiten bewußt ausnutzen.

Susanne ist eine sehr nette Frau, die sich sehr um ihr Kind kümmert. Sie ist jedoch ein bißchen ängstlich. Ermutigen Sie sie, uns zu schreiben, wenn sie Sorgen hat.

Sie wird lernen, daß eine Mutter nie vollkommen zufrieden sein kann, denn jedes erreichte Ergebnis ist nur eine Stufe auf dem Weg zum nächsten Ziel. Natürlich hat man allen Grund, sich zu freuen, wenn etwas erreicht ist, aber man muß auch immer gleich an den nächsten Schritt denken. Susanne wird erfahren, daß sie bei Steffis Entwicklung keine Abstriche machen darf, wenn Steffi aufgrund ihrer Erziehung gesund werden soll. Das ist ein Entwicklungsprozeß, in dessen Verlauf sie klar erkennen muß, daß sie dem Kind immer weiterführende Ziele „schmackhaft" macht und dafür sorgt, daß es diese Ziele auch erreichen kann. Dabei muß die Mutter sehr sensibel und überlegt in ihrer Hilfeleistung sein, immer darauf bedacht, nur so viel wie unbedingt notwendig zu helfen und beim nächsten Mal schon weniger.

Wenn sie Steffi noch nicht immer gut lenken kann, sollte sie das auf ihre eigene Unerfahrenheit zurückführen und nicht auf negative Eigenschaften des Kindes, z.B. Faulheit. Wir verstehen Susannes Angst. Sie glaubt noch nicht genügend an ihre eigene Kraft, an ihre kooperativen erzieherischen Fähigkeiten. Sie schreibt Steffi Faulheit zu, weicht aber in Wirklichkeit „instinktiv" ihren nicht leichten Aufgaben aus, Steffi zum Stehen, Gehen und Krabbeln zu aktivieren und sich für das Ergebnis dieser Tätigkeit verantwortlich zu fühlen.

Der Fall liegt hier so: In Steffis Gehirnfunktion fehlt noch die Verbindung zwischen einem entfernten Ziel und der Möglichkeit, dieses mit Hilfe ihrer Beine erreichen zu können. Der Gebrauch der Beine ist ihre Schwäche. Es „kommt ihr nicht in den Sinn", daß sie sich, um ein Ziel zu erreichen, auf den Bauch drehen und dorthin kriechen, krabbeln oder irgendwie gehen könnte. Diese Möglichkeiten müssen ihr nahegebracht werden. Wenn sie z.B. einen gewünschten Gegenstand haben möchte und beginnt, dorthin zu kriechen, kann sich die Mutter neben sie hocken und sie ein wenig am Po schieben oder an den Schenkeln helfen, so daß sie ihr Ziel tatsächlich erreicht. Schiebt Steffi einen Stuhl vor sich her, kann man die Knie mit der Hand stützen, damit die noch schwachen Beine durch die Belastung nicht zusammenklappen. Vielleicht muß man auch helfen, die Füße beim Gehen hochzuheben.

Steffi befindet sich zur Zeit in einem Zustand, wo es nur an der mütterlichen Hilfe liegt, ob sie in einem Jahr (!) richtig gehen kann. Die Mutter muß aber begreifen, daß dies nicht durch spontane Entwicklung geschieht. Sie kann und darf nicht darauf warten, sondern muß ihre Ängste überwinden und die Situation scharf beobachten, sich die vorhandenen Schwierigkeiten bewußt machen und auch formulieren. So lernt sie, wie sie ihr Kind erfolgreich lehren kann.

Eine Mutter sollte ihr Kind immer so erziehen, daß sie

die Ursachen für ihre momentane Unzufriedenheit als Hinweis für den nächsten notwendigen Erziehungsschritt betrachtet. Das muß die Mutter eines bewegungsgeschädigten Kindes bewußt tun, um seine Schwierigkeiten überwinden zu helfen. Mit einem solchen Kind muß man sich viel mehr beschäftigen als mit einem gesunden. Man muß sich bewußt machen, daß jede Stunde Kooperation die Entwicklung um Monate beschleunigt.

Steffis „Gehfaulheit" ist nur vorübergehend, charakteristisch für ihr momentanes Gehen. Zum Glück kann sie auch stark und ausdauernd wollen und läßt sich leicht motivieren, z.B. auch durch Essen. Zur Zeit sollte sie lernen, besonders ihre Beine zu gebrauchen. Dazu geeignet sind Ziele, die für Steffi wichtig (Motivation) und für sie irgendwie erreichbar sind, also z.B. die Mutter oder ein Spielzeug.

Ihre Hände gebraucht sie ausdauernd, weil sie diese ohne viel Mühe erfolgreich einsetzen kann. Dasselbe kann und muß auch mit den Beinen erreicht werden. Nur braucht sie dabei eine vernünftige Hilfe, so wie Sie das bei Dina tun, wenn sich ihre Beine beim Vorwärtsgehen kreuzen. Sie lernt aus dem mit Ihrer Hilfe erzielten Ergebnis und nimmt beim wiederholten Ausführen weit selbständiger teil. Deshalb müssen Sie ihr z.B. beim Seitwärtsgehen jetzt weniger helfen.

Vielleicht können Sie diese Zusammenhänge Susanne auch klarmachen.

Es ist sehr schwierig, die Bedeutung der Zwischenziele für die schrittweise Förderung des Lernens zu verstehen.

Wenn Dina z.B. gelernt hat, die Arme nach oben zu strecken und über dem Kopf zu klatschen, dabei aber die Hände nicht öffnet, muß das extra mit ihr geübt werden. Dazu kann sie auf der Pritsche auf dem Bauch liegen oder vor einem Stuhl sitzen. Dann sagen Sie ein rhythmisches Sprüchlein und lassen sie mit ausgestreckten Armen mit der Handfläche auf die Pritsche oder den Stuhl patschen, mal mit beiden Händen gleichzeitig, mal abwechselnd. Das Sehen und Hören hilft, die Hand aufmachen zu lernen. Wenn sie gelernt hat, vor dem Körper zu klatschen, übt sie das Klatschen im Sitzen und im Liegen (in Rückenlage) auch über dem Kopf. Später genügt es dann, wenn man ihr sagt, sie solle die Hand aufmachen. (Es muß natürlich darauf geachtet werden, daß die Daumen nicht unter den Fingern liegen.)

Auch Susanne wird es Schritt für Schritt lernen, wie sie ihrem Kind helfen kann, wie sie die notwendigen Bedingungen auf sinnvolle Weise schaffen und die Ergebnisse ihrer Erziehung erkennen und vernünftig beurteilen kann. Sie hat vielleicht auch Angst, das Glück, das ihr die Entwicklung Steffis bringt, durch ihre zunehmend kritische Beobachtung zu zerstören. Aber das Gegenteil ist wahr: Zu ihrer Zufriedenheit kommt noch das Selbstbewußtsein und der Stolz hinzu, in der Lage zu sein, das alles aus eigener Kraft zu schaffen. Sie wird erkennen, welch außerordentlich große Bedeutung die von vielen so oft abschätzig bewertete mütterliche Hilfe bei der Überwindung der Schwierigkeiten des bewegungsbehinderten Kindes hat. Sie, Caroline, sehen das schon deutlich. Das zeigt ein Beispiel: Als Dina beim Sitzen müde geworden war und sich nach vorne beugte, genügten Ihre Worte, damit sie sich wieder gerade hinsetzen konnte.

In einem Zeitalter, in dem sich die Wissenschaft auf den Weltraum und das Atom konzentriert und zu diesem Zweck sehr differenzierte Geräte benötigt, scheint es fast unglaublich, daß die kaum wahrnehmbare mütterliche Hilfe entscheidend zur Persönlichkeitsentwicklung des Kindes beiträgt. Durch diese human-biologische Tatsache wird erreicht, was weder Medikamente, noch Chirurgie, noch Technik erreichen können, nämlich die Überwindung der Schwierigkeiten des bewegungsgeschädigten Kindes.

Es überrascht nicht, daß es Müttern so schwerfällt, an ihre Möglichkeiten glauben zu können.

Anmerkung zu Lähmungen

Eva Galla hat in ihrer Übersetzung den obigen Absatz unterstrichen. Wir möchten dazu noch etwas ergänzen.

Bitte erinnern Sie sich daran, daß Dina, die sich nun bei den mahnenden Worten ihrer Mutter aufrecht hinsetzt, die ihre Hände schon gezielt einsetzt, die zu gehen begann, als an beiden Armen und Beinen gelähmt diagnostiziert worden war. Die aufgezählten willkürlichen Bewegungen sind nach der allgemein verbreiteten Ansicht der Neurologen in diesem Fall gar nicht möglich. Dinas schwere, organisch begründete Lähmung schien vor noch nicht allzu langer Zeit in der Tat nicht korrigierbar zu sein.

Eine solche Ansicht wäre von Petö niemals akzeptiert worden. In seinem Institut wurde das Wort „lahm" nicht verwendet.

Darum ist es auch verständlich, daß selbst die Mütter von dieser Möglichkeit überzeugt werden müssen, und deswegen braucht Susanne Ihre Hilfe und Ihre Ermutigung zum Lernen. Das geschieht aber auch im Hinblick auf Dinas Weiterentwicklung. Denn für ein bis zwei Jahre brauchen beide Mädchen eine zunächst nur aus ihnen beiden, später dann eine aus ca. vier bis fünf Kindern ähnlichen Alters und mit ähnlichen Problemen bestehende Gemeinschaft, damit sie anschließend den Regelkindergarten bzw. die Regelschule besuchen können und die Eltern dann endgültig vergessen können, mit welchen Schwierigkeiten das Leben ihrer Kinder begonnen hat.(Die Fachleute werden die Diagnose und Prognose von damals anzweifeln.)

Es ist also im Interesse der Entwicklung der Kinder notwendig, daß sich die Zusammenarbeit betroffener Eltern weiter ausbreitet.(Apropos Väter: Wie hat der Vater reagiert, dem Sie geschrieben haben?) In dem vorliegenden Fall handelt es sich noch um eine kleine Gruppe von Kindern. Es ist aber nicht zu umgehen, daß die Zahl solcher Gruppen wächst, wenn andere interessierte Eltern davon hören.

In der Biologie sind derartige Wechselwirkungen durchaus nicht selten zu beobachten, und wir bauen unsere Zuversicht auf die Kooperation der Mütter, damit das heutzutage so große Problem „Cerebral Palsy" enorm reduziert werden kann.

Der Widerstand von Fachleuten und Institutionen darf aber nicht unterschätzt werden. Er sollte nicht provoziert, sondern möglichst umgangen werden. Die Krankenkasse z.B. geht davon aus, daß Cerebral Palsy in den meisten Fällen unheilbar ist. Das ist zwar eine falsche These, aber sie ist Grundlage für die Finanzierung der daraus entstehenden Kosten – und dies in bester Absicht. Vielleicht sollten Sie ihnen erzählen, daß – wie auch die ungarischen Tageszeitungen berichteten und möglicherweise die deutschen auch – am 15. November viele Betroffene aus ganz England vor dem Parlamentsgebäude in London für die Gründung eines „Petö-Instituts" demonstriert haben. Vielleicht sollten Sie auch erzählen, daß die Direktorin des Petö-Instituts in Budapest zwar Ärztin ist, ihre Stellvertreterin und das führende Personal aber nicht. Sie haben „nur" ein Konduktorinnen-Diplom. Ihre Ausbildung reicht aber für die außerordentlichen, inzwischen weltbekannten Erfolge des Instituts aus.

Die Ärzte lernen das Petö-System noch nicht, da es ein „pädagogisches" System ist, und die Pädagogen lernen es nicht, da es ein „medizinisches" ist. Die Konduktorinnen werden deshalb am Budapester Institut ausgebildet und bekommen ein staatlich anerkanntes Diplom. Das Institut untersteht auch nicht dem Gesundheits-, sondern dem Kultusministerium ...

Einen Vortrag meinerseits in H. halte ich grundsätzlich für möglich, es muß aber noch einiges überlegt werden, z.B. ob dadurch der jetzt gerade langsam entstehenden Entwicklung ein guter Dienst erwiesen wird. Denn es handelt sich um einen langen Prozeß, der dadurch vorangetrieben wird, daß Dina und Steffi gesund werden. Nur die „organische" Kooperation der betroffenen Eltern und anderer engagierter Menschen scheint uns im Moment erfolgversprechend zu sein. Jedes Eingreifen einer Institution kann die Entwicklung schädigen bzw. verlangsamen.

Wir möchten gerne wissen, was für eine Institution die „Diakonischen Werke" sind – wir wissen, daß es eine kirchliche ist.

Die Wiener, die dort waren, kennen wir nicht...

Hiermit endet der Brief an Caroline. Jetzt kannst Du übersetzen, Du Arme. Wir hoffen, daß Caroline diese Briefe aufbewahrt, damit sie diese immer wieder durchlesen kann, besonders die Broschüre, denn die alten Ratschläge gewinnen in einer neuen Situation immer wieder neue Bedeutung.

Wir möchten Caroline darum bitten, unsere Mitteilungen auch für Susanne zu photokopieren.

Du wirst jetzt besser verstehen, was wir unter „Persönlichkeit" verstehen. Die Persönlichkeitsentwicklung beginnt in der „Gruppe", die beim Säugling beinahe ausschließlich aus ihm und seiner Mutter besteht. Diese Gruppe wird sich aber bald ausweiten, und so kommen immer kompliziertere intercerebrale Kooperationen mit anderen Menschen zustande. Die Persönlichkeitsentwicklung entsteht aufgrund der human-biologischen Veränderung der individuellen Gehirnfunktion, die eine zunehmende Kooperationsfähigkeit mit anderen Menschen ermöglicht.

Ein Beispiel dafür ist, wie Du Caroline und Dina unterstützt, und wie diese beiden nun Susanne und Steffi unterstützen. Dabei entwickelt sich nicht nur die Persönlichkeit der Kinder, was am augenfälligsten ist, sondern auch die der Mütter und auch Deine. Denn jeder Erfolg ist gleichzeitig Basis für eine neue Anforderung und dadurch für einen neuen Erfolg für alle Mitglieder der Gruppe. Und dies vermittelt allen Beteiligten das Gefühl, sinnvoll zu leben.

Anmerkung von Eva Galla über den Sinn des Lebens

Das stimmt! Wenn es nicht so wäre, hätte ich die viele Arbeit mit dem Übersetzen nicht geschafft. Dieses Gefühl, sinnvoll zu arbeiten, gab mir die Kraft, stundenlang, bis in die Nächte hinein, zu übersetzen! – Eva.

Wir müssen uns überlegen, ob wir nicht noch eine Broschüre für die Eltern verfassen sollten, deren Kinder schon auf dem Weg der Überwindung ihrer Schwierigkeiten sind, Kinder, für die Kindergartenbeschäftigungen organisiert werden müssen...

14. Dezember 1986

Von Caroline Seiffer:

...Vor ein paar Tagen war Susanne wieder mit Steffi bei uns. Wir haben Ihren Brief gemeinsam gelesen, und ich habe ihr dann geraten, Ihnen selbst zu schreiben. Sie ist mit einigen Dingen nicht so recht einverstanden, und ich kann es ihr nicht klarmachen. Sie ist der Ansicht, Steffi sei „faul“, zu Hause könne sie alles, und außerdem ist sie der Meinung, daß Steffi eigentlich alles können müsse, da sie ja alles versteht und auch sagt: „Ich will laufen.“ Wenn es dann nicht klappt, sagt sie z.B.: „Nun lauf doch endlich, los!“

Aber ich muß sagen, daß Steffi wirklich gute Fortschritte in den letzten Wochen gemacht hat, und ich habe sie sehr gelobt. Sie kann ausdauernder stehen, und wenn man sie gut an den Armen stützt, kann sie am Stuhl einmal quer durchs Zimmer gehen.

Dina und Steffi haben sich riesig gefreut, als sie sich wiedersahen, und wir bedauern sehr, daß wir so weit auseinander wohnen. Im Januar fahre ich mit Dina zu Susanne. Diese hat sich jetzt schon einen ganz guten Kreis aufgebaut, sie wohnt ja auch in einer Großstadt.

Ich habe da leider immer noch keine großen Fortschritte machen können, es gibt weit und breit kein Kind im passenden Alter mit ähnlichen Schwierigkeiten. Wir gehen einmal wöchentlich in eine Behinderten-Spielgruppe, aber leider ist das

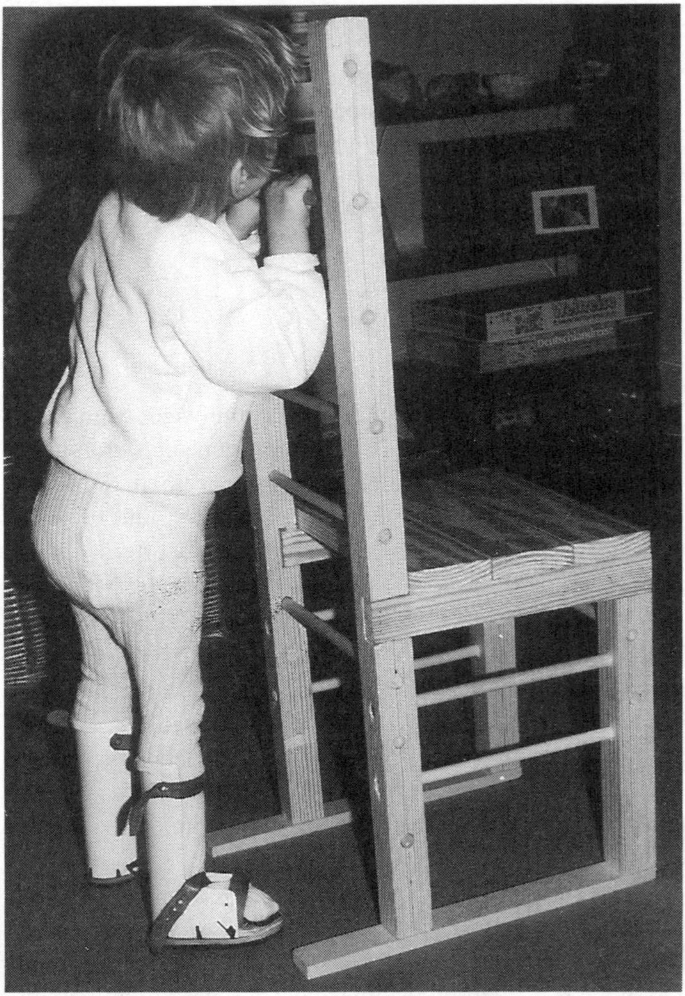

Der Sprossenstuhl scheint zu schwer zu sein. Die Sprossen sollten unter der Sitzfläche bis zum Boden weitergehen.

wenig produktiv für Dina, die anderen drei Kinder sind motorisch in Ordnung, aber geistig behindert, so kann leider kein gutes Zusammenspiel erfolgen.

Nun will ich etwas über die Kinder berichten. Ich habe einige Fotos gemacht.

So geht Dina jetzt an ihrem Stuhl. Ich korrigiere dabei nur die Beine von hinten, die in den „Institutsschuhen" schon nicht mehr so kreuzen wie ohne Schuhe. Vielleicht entsteht der Eindruck, daß sie am Stuhl hängt, aber das täuscht. Häufig steht sie jetzt schon nur mit einer Hand, und wenn ich ihr die Knie etwas stütze, steht sie schon ohne festhalten.

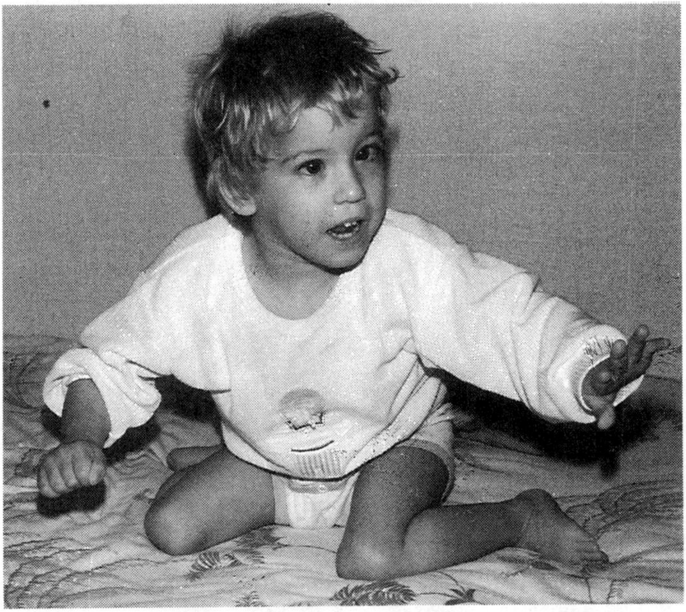

Diesen „Sitz" hatte Dina vorübergehend, es war die erste Möglichkeit, allein zu sitzen. Da sich die Beine dabei aber sehr spreizten, hat sie jetzt den Schneidersitz erlernt. Sie kann jetzt im Sitz die Arme heben, „Backe-backe-Kuchen" machen, oft mit offenem Mund. Überhaupt öffnet sie jetzt ihre Hände häufiger von allein.

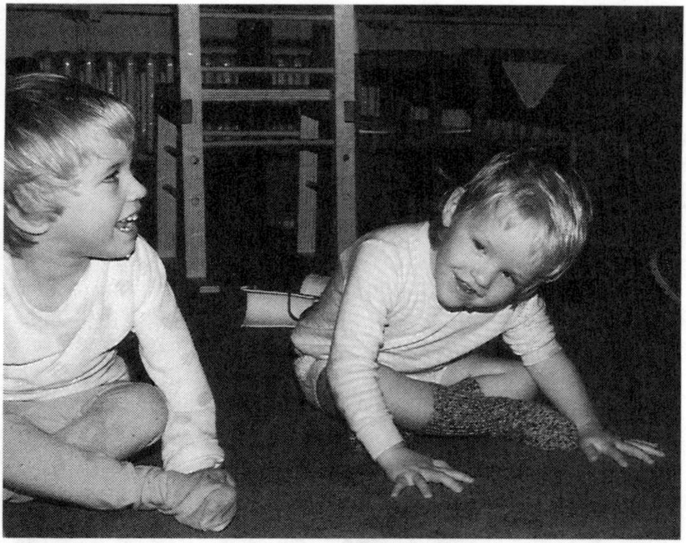

Das ist ganz neu. Die beiden üben das Sitzen, allein, ohne Hilfe.

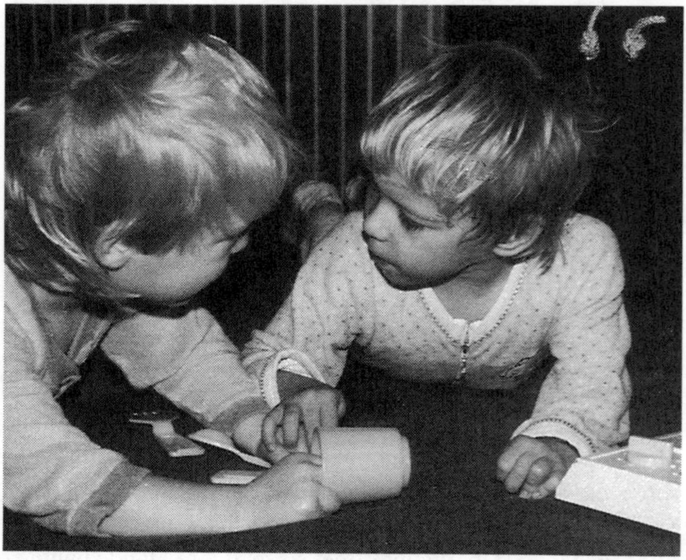

Die beiden beim Spiel. Dina streichelte Steffi sehr häufig und war glücklich, daß sie da war.

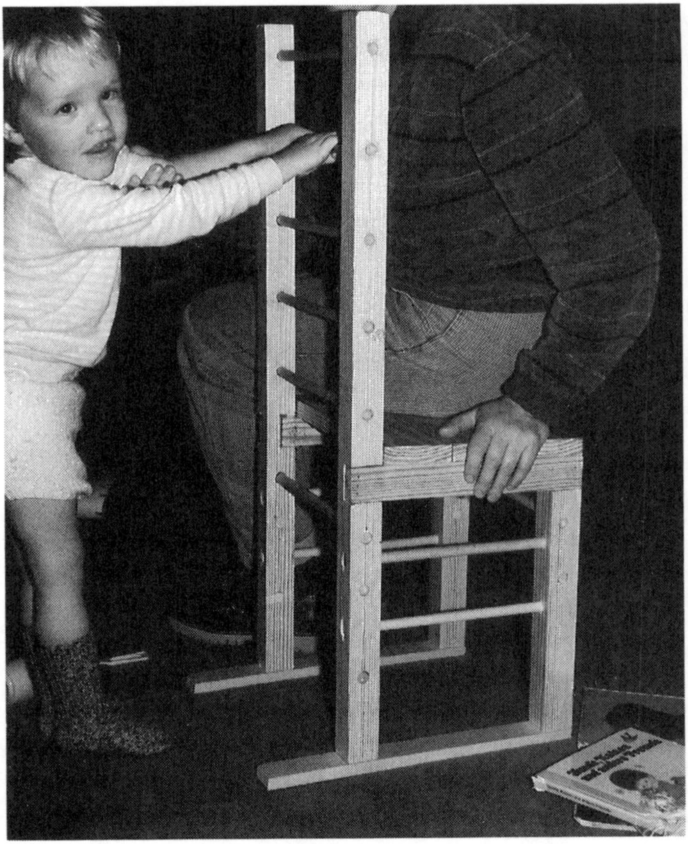

So schön steht Steffi schon. Susanne hat das Laufen umgestellt. Bisher ist sie hinter Steffi gegangen und hat die Beine gestützt, dabei hing Steffi oben mit den Armen ganz durch. Jetzt stützt sie die Arme von vorn, und auch die Beine knicken dann nicht so schnell ein. Da sie die Beine seltener kreuzt, klappt das besser. So können wir uns doch recht gut gegenseitig helfen.

Sie sehen, wir tun etwas und haben dabei auch viel Spaß und Freude mit den Kindern.

Erlauben Sie uns, liebe Leser, daß wir diesen Satz noch einmal zitieren: „Sie sehen, wir tun etwas und haben dabei auch viel Spaß und Freude mit den Kindern."

Dina hat jetzt gelernt, auf Dinge, die sie haben möchte, zu zeigen. Sie kann Seiten im Bilderbuch umschlagen und möchte sehr viel vorgelesen und vorgesungen haben. Dann „spricht" sie in ihrem Kauderwelsch mit, und ich sehne den Tag herbei, an dem sie wirklich etwas sagt.

Besondere Fragen habe ich im Moment nicht, wenn mir etwas entfällt oder unklar ist, lese ich in Ihren vielen Briefen nach, irgendwo finde ich dann immer eine Antwort.

Von dem Vater, dem ich geschrieben habe, habe ich leider nichts gehört...

27. Dezember 1986

An Caroline Seiffer:

Ihr Brief und die mitgesandten Bilder waren für uns sehr instruktiv und machten uns viel Freude, da sie unsere Erwartungen an Dinas Zukunft bestätigen. Wir warten darauf, was Sie über die weitere Entwicklung von Dina und Steffi berichten und wie sich die Gruppe von Kindern und Müttern entwickelt...

31. Dezember 1986

An Eva Galla:

Hoffentlich hast Du die Mühen der Übersetzung unseres langen Briefes schon überstanden. Du bist aber selbst daran schuld mit Deiner Frage über die „Persönlichkeit".

Jetzt möchten wir lediglich Carolines Brief beantworten.

Dieser Brief und die beigelegten Fotos zeigten nicht nur Dinas und Steffis Entwicklung und wie wichtig das regelmäßige Zusammenkommen der beiden Kinder ist, sondern auch die enorme Entwicklung, die Caroline durchmacht. Das zeigt sich darin, wie scharf sie die Probleme der Kinder beobachtet und beschreibt, wie sie die Lösung erkennt, wie wichtig ihr das Weitergeben ihrer Kenntnisse an Susanne wurde und daß sie die passenden pädagogischen Möglichkeiten immer sicherer findet. Ein großartiges Beispiel ist es, wie sie Susanne gezeigt hat, auf welche Weise diese ihrer Tochter das ausdauernde Gehen mit dem Stuhl beibringen kann, indem Steffi eine Sprosse des Stuhls greift, auf dem die Mutter so sitzt, daß sie sich mit dem Stuhl rückwärts schiebt. So kann das Kind auf die Mutter zugehen. Es wird zum Laufen motiviert. Damit hört Steffis „Faulheit" auf.

Bild 5 zeigt aber auch, daß Steffi noch nicht gut greift. Sie hakt nur die Finger an der Sprosse ein, anstatt mit der ganzen Hand zu greifen. Steffi muß folglich beigebracht werden, mit der ganzen Hand zu greifen. Dabei muß beachtet werden, daß die Finger nebeneinander liegen, dem Daumen gegenüber. So wird sich die Hand schließen. Das Handgelenk soll dorsal, also in Richtung Handrücken, gebeugt sein. Eine Zeitlang hilft die Mutter ihr, später dann zeigt sie ihr das und spricht auch dazu, bis es genügt, Steffi daran zu erinnern, wenn sie es vergessen hat. Sie wird es dann sofort tun.

Das Bild zeigt auch, daß Steffi nach hinten tendiert, genauer gesagt, die Fußsohlen stehen nicht ganz auf dem Boden auf, zwischen Bein und Fuß gibt es einen stumpfen Winkel. Dadurch verstärkt sich die Tendenz, sich nach hinten zu neigen. Das wird dadurch noch schlimmer, daß die Mutter das Kind von hinten unterstützt. Die Tendenz zur Neigung nach hinten macht Steffi beim Stehen und Gehen unsicher, dadurch wird sie ängstlich. Das kann ein Grund dafür sein, daß Steffi das Gehen meidet („faul“ ist). Aus diesem Grund wäre es gut, wenn auch sie einen Stiefel bekäme, wie Dina einen hat. Das wesentliche an diesem Stiefel ist, daß er den rechten Winkel zwischen Fuß und Bein aufrechterhält. Er verhindert nicht nur die Zehenspitzenstellung beim Gehen, sondern auch die Überkreuzung und die Neigung nach hinten.

Die richtige Fußstellung soll sie aber ohne Stiefel in allen Lagen (im Sitzen, Liegen, Stehen) üben, immer spielerisch. Wenn sie die gewünschte Haltung erreicht und auch halten kann, soll man ihr das zeigen, es sagen und sie dafür loben. Auf diese Weise – durch die Zufriedenheit der Mutter und nicht von selbst – lernt sie, daß sie das erreicht hat, was die Mutter von ihr erwartet.

Zuerst müssen die Mütter lernen, diese wichtigen, wegen ihrer scheinbaren Unwesentlichkeit aber sehr schwer erkennbaren Bestandteile bewußt zu erkennen. Wenn sie diese Fähigkeit nicht erwerben, können sie auch deren Bedeutung nicht verstehen und dem Kind nichts beibringen. In dem Buch von Hári und Ákos: „Konduktive Pädagogik“ wird diese Fähigkeit als „konduktive (operative) Beobachtung“ bezeichnet. Caroline besitzt diese Fähigkeit schon, und wenn sie versucht, dies auch Susanne beizubringen, muß sie wissen, daß man sie relativ langsam erwirbt und viel Geduld dazu braucht.

Susanne hat noch nicht verstanden, was geschah, als Steffi sagte: „Ich will laufen“, aber dann doch nicht anfing zu gehen. Vielleicht haben wir sie mit der Aussage „Es kommt ihr nicht in den Sinn“ verwirrt, obwohl wir sie in Anführungszeichen gesetzt haben. Steffi wollte (!) offensichtlich laufen, konnte es aber noch nicht. Sie ist deshalb nicht faul. In ihrem Gehirn sind der bewußte Wille und seine Ausführung noch nicht miteinander verbunden. Die entsprechenden Beinmuskeln erhalten vom Gehirn nicht die nötige „Anweisung“, obwohl der Wunsch besteht. (Mit einem Fachausdruck könnte man sagen, ihre Beine sind noch nicht in das „Körperschema“ eingebaut, zumindest noch nicht ganz.)

Beide Kinder sollen lernen, aus der Bauchlage – durch festhalten an der Sprosse des Stuhls – auf die Knie, dann in die Hocke zu kommen und aufzustehen, indem die Hände abwechselnd die nächst höhere Sprosse greifen.(Natürlich ohne Stiefel.) Auch dasselbe in umgekehrter Richtung sollen sie ausführen vom Stehen in die Hocke, auf die Knie und in die Bauchlage. Dina benützt ihre Hände nicht gleichwertig, deshalb sollte Caroline versuchen, die weniger gebrauchte Hand mehr einzubeziehen.

Was das Sprechen angeht, soll Dina auch die scheinbar nebensächlichen Bewegungsbestandteile lernen, wie z.B. das Lecken der Lippen, Blasen und Saugen, den Speichel schlucken, da diese willkürlichen Bewegungen des Mundes und der Zunge Voraussetzungen für das Sprechenlernen mit seinen koordinierten Bewegungen sind. Sie ist dem verständlichen Sprechen schon nahe, das kann aber durch die angegebenen Maßnahmen beschleunigt werden. Auch hier ist es wichtig, daß man ihr die gewünschten Tätigkeiten zeigt und versprachlicht.

24. Januar 1987

Von Caroline Seiffer:

Für Ihre Weihnachtsgrüße und den Brief an Eva herzlichen Dank. Es sind doch immer wieder wichtige Hinweise, und ich hole mir oft alle Ihre Briefe hervor und lese nach.

Anfang Januar wollte ich zu Susanne fahren, aber der Schnee hat uns einen Strich durch die Rechnung gemacht. Mit dem Auto konnte man gar nicht mehr fahren, und die Züge hatten stundenlang Verspätung... So mußten wir unseren Besuch verschieben und werden wahrscheinlich Anfang Februar fahren. Dennoch will ich Ihnen schreiben, und ich hoffe, daß Susanne das inzwischen auch getan hat. Steffi hatte wohl eine schwere Erkältung, die sie anscheinend zurückgeworfen hat, aber Susanne meint, daß sie das schon kenne.

Anmerkung über die vorübergehende Verschlechterung aufgrund einer Krankheit

Jede Krankheit verschlechtert die generelle Gehirnfunktion. Die so oft auftretenden Fieberkrankheiten bei Kindern beeinflussen ihre Persönlichkeit vorübergehend ungünstig. In schweren Fällen kommt es zu allgemeinen Krämpfen, auch wenn das Kind kein Epileptiker ist. In weniger schweren Fällen nimmt die Aktivität des Kindes ab oder hört auf. Das Kind ermattet.

Bewegungsbehinderte Kinder können vorübergehend früher erworbene Fähigkeiten verlieren und bereits überwundene Symptome tauchen wieder auf.

Das muß man wissen. Aber man muß auch wissen, daß sich nach der Krankheit der vorher erreichte Zustand wieder einstellt. Dennoch sollte man nach einer Krankheit behutsam vorgehen und das Kind nicht ermüden, also eine Pause einlegen oder weniger tun.

Susanne möchte im April oder Mai wieder nach Budapest fahren, und so werden wir wohl zusammen kommen. Ich schreibe noch an Frau Dr. Hári, ob wir kommen können. Obwohl ich jetzt gut zurecht komme, glaube ich doch, daß uns beiden eine „Auffrischung" gut tun würde.

In den letzten Wochen hat Dina einen enormen Wandel erlebt. Sie hat sich und ihre Macht total entdeckt. Im Gegensatz zu meinen beiden anderen Kindern hatte sie ja schon immer einen „eigenen Kopf", aber jetzt setzt sie sich durch mit einer Intensität, daß ich wirklich manchmal etwas ratlos bin, aber auch wieder begeistert, denn sie setzt jetzt die Maßstäbe. Sie motiviert sich selbst, entdeckt Dinge, zeigt darauf und deutet mit Lauten an, daß sie es haben möchte. Dann sage ich: “Komm, wir laufen und holen es uns.“ Sie muß dann erst alle Schritte machen, die zum Aufstehen nötig sind (natürlich noch mit meiner Hilfe), also vom Bauch auf die Knie, auf die Füße in die Hocke, dann hoch. Wenn sie steht, saust sie förmlich los, mit schnellen, oft zu großen Schritten, um zum Ziel zu kommen. Ich halte sie dabei von vorn an den Armen und korrigiere die Beine. Am Stuhl will sie z.Zt. nicht laufen, sie wehrt sich meistens so sehr, daß ich es lasse. Zum Stehen kann ich sie gut motivieren, z.B. im Garten den Vögeln beim Fressen zusehen. Wenn sie dann so steht, genügt es oft, daß ich ihr nur in der Hüfte ganz leichten Halt gebe.

Ich habe inzwischen Antwort von dem Vater bekommen, dem ich auf eine Anfrage in einer Zeitung geschrieben hatte. Er schrieb, daß er mit der ganzen Gymnastik wenig Erfolg gehabt habe, daß er in den letzten Monaten praktisch damit aufgehört und unbewußt nach Petö gearbeitet habe, indem er sich ganz auf das Kind eingestellt und die bereits vorhandenen Ansätze durch Motivation und viel Geduld erweitert habe. Wir werden in brieflichem Kontakt bleiben.

Von Eva soll ich herzliche Grüße bestellen. Sie hat keine Zeit zum Schreiben, da sie in den nächsten Wochen und Monaten voll ausgelastet sein wird. Eva macht sich selbständig, sie macht ihre eigene Musikschule auf. Dazu mußte sie ein Haus mieten und einrichten, demnächst zieht sie um...

30. Januar 1987

Von Susanne Groß:

Es wird nun wirklich Zeit, daß auch Sie von uns etwas hören. Vielen Dank für die bisherigen Briefe, Sie haben uns immer wieder auf Dinge hingewiesen, die uns weiterhelfen.

Leider hat Steffi zwischen Weihnachten und Neujahr das erstemal in ihrem Leben Fieber bekommen, und dann gleich 39,4 °C. Nach drei Tagen war alles überstanden, aber vor zwei Wochen hatten wir alle die Grippe, und sie bekam wieder so hoch Fieber. Sie war recht schlapp, zwei Tage war sie dann frei von Fieber, dann kam es erneut.

Und das alles hat Steffi ganz schön mitgenommen. Sie saß schon ganz prima auf einem Schemel, mit Hilfe eines Sprossenwagens an der Seite. Sie hat auch schon mal losgelassen, jetzt hat sie aber wieder Angst. Ich muß sie sehr motivieren und möglichst am Knie oder der Schulter fixieren. Inzwischen sind ein paar Tage vergangen nach der Krankheit, und es geht wieder aufwärts.

Im Kinderzimmer bewegt sie sich robbend gut vorwärts.

Anmerkung zum Robben

Robben ist Kriechen auf dem Bauch, wenn das Kind sich mit den Armen vorwärtsschiebt, die Beine aber gestreckt bleiben, nicht gebraucht werden (!). Es ist nicht richtig, ein Kind, das schon zu gehen beginnt, die Beine aber noch nicht gut gebrauchen kann, robben zu lassen. Steffis Hauptproblem ist, ihre Beine ins Körperschema einzubauen, d.h. sie koordiniert bewegen zu können. Als Spiel, für eine kurze Zeit, kann es jedoch nicht besonders schaden, obwohl es zeitraubend ist, da es die Persönlichkeitsentwicklung nicht weiter voranbringt. Diese Zeit könnte von der belasteten Mutter besser für Spiele genützt werden, die die kindliche Persönlichkeitsentwicklung fördern.

Wir möchten noch etwas zu bedenken geben. Wenn ein Kind zur Zehenspitzenstellung neigt, sollten Haltungen vermieden werden, bei denen der Fuß für längere Zeit nicht im rechten Winkel zum Bein steht. Das gilt sowohl für das Robben wie z.B. auch für den Schneidersitz.

Ab und zu setzt sie auch alleine die Beine nach, aber meistens helfe ich dabei, indem ich sage: „Ich ziehe das rechte (linke) Bein an."

Steffi kommt auch schon mal in den Vierfüßlerstand, wenn wir z.B. Hund spielen, und fängt an zu wippen.

Beim Robben liegt die Hand häufiger auf dem Handrücken. Dann zeige und sage ich Steffi, daß die Hände flach auf dem Handteller liegen sollen. Das macht sie dann auch alleine. Steffi sagt auch schon selbst, daß sie laufen möchte. Ich nehme sie von vorne, strecke die Arme, muß sie dabei aber noch selbst gut fixieren. Dann singt sie ein Lied, und wir laufen dorthin, wo sie möchte. Leider fehlt aber häufiger die zweite Person, die von hinten die Beine führt, da sie sie ab und zu überkreuzt oder auch auf Zehen geht. Wenn ich sie an den Sprossenwagen stelle und ihre Beine führe, dann streckt sie die Arme nicht, sondern winkelt sie an.

Anmerkung zum Gebrauch der Hilfsmittel

In diesen Situationen wäre es gut, „Petö-Stiefel" als Ergänzung der mütterlichen Hilfe zur Vermeidung des Zehenspitzengangs und der Überkreuzung der Beine zu benützen. Dann hätte die Mutter nämlich ihre Hände zur Unterstützung der Armstreckung frei. Wenn das Kind aber eine Ellbogenschiene zur Unterstützung der Armstreckung hätte, könnte es den Sprossenstuhl gut vorwärtsschieben, und die Mutter könnte die Beine unterstützen (vgl. Fotos in Hári/Ákos: Konduktive Pädagogik).

Beide Hilfsmittel sind aber nur vorübergehend zu verwenden zur Förderung des Lernprozesses in der konkreten Phase des Gehens. Zu einer anderen Zeit während des Tages soll das Kind lernen, die Fersen willkürlich abzusetzen und die Arme zu strecken. Auf diese Weise werden die Hilfsmittel allmählich überflüssig.

Am Wochenende kommt Caroline Seiffer. Leider mußten wir aufgrund des harten Winters einmal unser Treffen abblasen. Am Telefon sagte sie, daß wir vielleicht die Schuhe von Dina für einige Zeit haben könnten, da sie mit Dina häufiger ohne Schuhe läuft. Vielleicht kann ich bei uns mal einen Orthopädieschuhmacher fragen, ob man solche Schuhe nicht auch hier anfertigen kann.

Die Fußsohle ist ganz auf dem Boden, wenn sie z.B. vor dem Vogelkäfig steht. Das macht sie auch gerne. Die Knie sind dabei auch recht gut gestreckt.

Das ist neben dem Heben des Kopfes auf die energetisierende Wirkung der Motivation zurückzuführen, die auch die Spasmen löst.

Zur Zeit sind wir dabei, die Sprossen richtig zu greifen. Das tun wir, wenn sie auf dem Töpfchen sitzt oder auf dem Schemel und der Sprossenwagen vor ihr steht.

Beim Essen will Steffi alles alleine machen: Brot mit Butter bestreichen, mit Löffel oder Gabel essen... Und wehe, ich helfe ihr dabei.

Sie spricht jetzt sehr viel und singt fast alleine Lieder. Ich finde, sie lernt das Sprechen auch gut von dem gesunden Kind meiner Freundin, das genauso alt ist wie Steffi und mit dem wir häufig zusammen sind. Dann haben wir in der Nachbarschaft einen Jungen (fast vier Jahre alt) mit ähnlichen Schwierigkeiten, der seit etwa vier Wochen einige Meter weit alleine läuft. Die Mutter interessiert sich sehr für die Petö-Methode. Wir sind recht oft zusammen...

Jetzt besteht die Möglichkeit, daß unsere beiden Kinder in den normalen Kindergarten gehen können. Es ist eine Nachmittagsgruppe für zwei Stunden mit fünf Kindern und unseren beiden. Erstmal wollte ich dabeisein, um die Erzieher mit in die Methode einzubeziehen. Das Ganze soll erstmal auf Probe sein.

...Ich bin mal gespannt, wie wohl sich Dina bei uns fühlt und ob sie Steffi wiedererkennt. Mit Steffi kann ich überall hinfahren, sie hat keine Anpassungsschwierigkeiten, solange ich dabei bin...

Heute fällt mir doch auf, daß Steffi beim Laufen die Beine neuerdings recht häufig überkreuzt. Kann das daher kommen, daß sie häufig im Schneidersitz sitzt? Da Steffi im Schneidersitz recht gut sitzt, habe ich diese Sitzstellung jetzt häufiger eingesetzt.

28. Februar 1987

An Caroline Seiffer:

Wir haben uns sehr über Ihren letzten Brief gefreut und warten mit gespanntem Interesse auf den nächsten.

Dinas Entwicklung geht sehr gut voran. Sie machen Ihre Erziehungsarbeit großartig.

Zur Information habe ich eine Kopie meines Briefes an Susanne beigelegt. Wir müssen mit der Zeit neue Pläne machen, damit die bisherigen Erfolge weiterentwickelt werden können. Ich muß offen sagen, daß wir uns Sorgen über die Realisation von Kindergruppen machen, weil dadurch eine andere Form der Erziehung von den Müttern verlangt wird. Das schriftliche Material, das wir Ihnen schicken wollen, kann zwar teilweise dabei helfen, aber die Korrespondenz ist doch eine sehr schwerfällige Kommunikationsmöglichkeit.

28. Februar 1987

An Susanne Groß:

...Sie sind eine scharfe Beobachterin Ihres Kindes und haben schon große Erfolge mit Steffi erzielt.

1. Die Überkreuzung von Steffis Beinen beim Gehen ist nicht überraschend und auch nicht beängstigend. Wahrscheinlich haben Sie recht mit Ihrer Annahme, daß das zu häufige Sitzen im Schneidersitz viel dazu beigetragen hat. Es wäre besser, Steffi würde auf einem Schemel sitzen, wobei darauf geachtet werden müßte, daß die Fußsohlen auf dem Boden stehen. Im Schneidersitz sind die Füße gestreckt, was ja vermieden werden soll. Das heißt aber nicht, daß man das nicht für kurze Zeit erlauben sollte. Im übrigen sollte keine Stellung zu lange gehalten werden, besonders der Schneidersitz nicht.

Am wichtigsten ist es jedoch, Steffi beizubringen, ihre Beine nicht mehr zu kreuzen. Das kann sie zuerst im Liegen und Sitzen lernen. Bringen Sie ihr bei, die Beine auseinanderzusetzen („Ich setze meine Beine auseinander") und dann wieder zusammenzubringen („Ich bringe meine Beine zusammen").

Als Spiel wäre denkbar, zwei kleine Puppen auf ihre Füße zu setzen, die sich trennen und dann wieder zusammenkommen.(Die Püppchen kann man z.B. aus Papier basteln und mit einem Gummi befestigen.) Man kann sich viele solcher Spiele ausdenken. Dadurch versteht Steffi, was sie tun soll. Sie wird dann auch beim Gehen ihre Beinstellung korrigieren, wenn Sie ihr sagen, daß die Beine nicht richtig stehen. Am Anfang können Sie Steffi helfen, indem sie vor Ihnen steht, Ihre Hände greift und Sie einen Fuß zwischen ihre Füße setzen, damit diese nicht kreuzen können.

2. Vorläufig halten wir es nicht für richtig, Steffi in einen „nicht konduktiven" Regelkindergarten gehen zu lassen. Sie befindet sich jetzt in einer Übergangsperiode, in der sie sich die zur Kooperation mit gesunden Kindern im Kindergarten notwendige Anpassungsfähigkeit erwirbt. In dieser Periode sollen die Erziehung des Kindes und die zur Überwindung der Schwierigkeiten notwendigen Spiele noch von der Mutter organisiert werden. Die geeignete Kinder-

gruppe kann sich jetzt aus den Geschwistern zusammensetzen und aus Kindern mit ähnlichen Problemen. Wir arbeiten gerade an schriftlichem Material für Mütter.

9. März 1987

Von Caroline Seiffer:

... Vor drei Wochen waren wir bei Susanne. Es war eine sehr anstrengende Fahrt, die Züge hatten stundenlange Verspätungen. Anschließend waren Dina und ich sehr stark erkältet, eigentlich geht es uns erst seit ein paar Tagen wieder besser. Demnächst kommen Susanne und Steffi auch wieder zu uns.

Ich kann über unseren Besuch eigentlich wenig berichten, da wir leider nicht genügend Zeit hatten, um uns ausführlich unterhalten zu können. Zudem war noch die Frau Baumann mit ihrem Sohn gekommen. Aber es ist immer wieder schön, sich zu sehen, und es gibt doch immer wieder einiges zu besprechen.

Wie ich im letzten Brief schon erwähnt habe, wollen wir im Mai wieder nach Budapest kommen. Ich habe deshalb schon im Januar an Frau Dr. Hári geschrieben, aber leider noch keine Antwort bekommen. Susanne möchte unbedingt noch den zweiten Kurs mitmachen, und ich glaube, Dina und mir wird es sicher auch gut bekommen. Wir wollten am 3. Mai fliegen und am 4. im Institut beginnen...

Über Dina kann ich nichts wesentlich Neues berichten. Die Krankheit hatte sie doch wieder etwas zurückgeworfen, aber jetzt ist sie fast wieder die alte. Es macht viel Spaß, mit ihr zu arbeiten, da ich jetzt doch merke, daß sie alles versteht. Diese Erkenntnis war sehr wichtig für mich, irgendwie akzeptiere ich Dina jetzt ganz anders, meine Angst weicht mehr und mehr. Es ist so wunderbar, ihre Reaktion zu spüren. Ihre Wutanfälle werden seltener, ich dämpfe sie auch sofort, indem ich Dina auffordere: „Nun gehen wir dorthin, wohin du möchtest und du zeigst mir, was du willst.“ So erreichen wir beide unser Ziel.

Besondere Fragen habe ich zur Zeit nicht.

Ich bin gespannt auf das Material, das Sie schicken wollen.

Eva ist umgezogen... Sie hat jetzt noch weniger Zeit, da sie selbständig ist und jeder Schüler wichtig ist. Sie läßt herzlich grüßen.

Unsere Krankenkasse hat übrigens die Behandlungskosten im Institut ganz bezahlt und auch die Flugkosten zur Hälfte...

21. März 1987

An Caroline Seiffer:

... Schade, daß Ihr Besuch bei Susanne und Steffi wegen des schlechten Wetters nicht so gut geklappt hat.

Inzwischen haben Sie sicher schon die Antwort des Petö-Instituts erhalten. Wir freuen uns darauf, Sie zusammen mit Dina, Susanne und Steffi am 3. Mai wiedersehen zu können. Wenn Sie vom Institut aber eine abschlägige Antwort bekommen haben, schreiben Sie mir, ich werde versuchen, es zu ändern, obwohl das problematisch geworden ist, da so viele ausländische Kinder aufgenommen werden. Das macht die Versorgung der ungarischen Kinder schwierig.

Es kommen viele englische Kinder, da eine Vereinbarung getroffen wurde, mit der Universität Birmingham ein Petö-Institut in England zu gründen. Das wird nach Japan das zweite Petö-Institut im Ausland sein.

Die Behandlungskosten wurden übrigens deutlich erhöht. Zum Glück werden sie von der Krankenkasse erstattet. Warum allerdings nur die Hälfte der Flugkosten ist rätselhaft.

Man kann mit Sicherheit annehmen, daß auch die Bundesrepublik früher oder später aus dem Schlaf erwacht und ein Petö-Institut gegründet wird. Es war aber sehr klug von Ihnen, das nicht abzuwarten, sondern eine eigene Lösung zu suchen.

Anmerkung zur Gründung von Petö-Instituten

Wenn man ein wenig über die Anzahl bewegungsbehinderter Menschen nachdenkt, die wahrscheinlich überall relativ gleich hoch ist und in der Bundesrepublik mindestens 50 000 beträgt, wird klar, daß ein einziges Petö-Institut in einem Land noch keine Lösung ist.

Aber nicht nur die finanziellen Ausgaben zur Gründung mehrerer Institute stellen ein enormes Problem dar, sondern auch die Ausbildung der Fachleute (Konduktoren/innen) in genügender Anzahl. Die Probleme scheinen unüberwindlich zu sein.

Mit dieser Anmerkung wollen wir nur die Richtung für eine vernünftige Fragestellung aufzeigen.

Was Sie über Ihre vielseitigen Aktivitäten geschrieben haben und darüber, daß Dina alles versteht und wie gut Sie beide miteinander kooperieren, schätzen wir als sehr gute Voraussetzungen für Dinas weitere Entwicklung ein.(Die körperliche und geistige Entwicklung von Kindern mit cerebraler Schädigung beeinflussen sich gegenseitig positiv und sind deswegen parallel zu fördern.)

Wenn Dina das Schulalter erreicht, kann ihre gesamte Persönlichkeit auf demselben Stand sein wie bei ihren Altersgenossen. Sie wird also die Anforderungen der Regelschule (!) erfüllen können. Diese Prognose ist zwar realistisch, aber an bestimmte Voraussetzungen geknüpft.

Diese haben wir in der beigelegten Abhandlung beschrieben (s. weiter unten).

Sie werden sehen, daß die Überwindung der Schwierigkeiten der cerebralen Bewegungsschädigung von der Veränderung der kindlichen Persönlichkeit, ihrer „Metamorphose“ abhängig ist. In den drei ersten Lebensjahren bewirkt die Mutter diese Veränderung, da sie in diesem Alter den entscheidenden Einfluß auf die kindliche Entwicklung hat. Diese „monopolistische“ Stellung der Mutter hat später dann ein Ende. Sie wissen aus eigener Erfahrung, daß die Mutter die wunderbar scheinende Befreiung des Kindes von seinen Symptomen dadurch erreicht, daß sie seine Motivationen verstärkt und gleichzeitig in bestimmter Weise lenkt.

So gelingt der Mutter die Umformung der kindlichen Persönlichkeit, durch die das Kind immer mehr zur Kooperation mit ihr befähigt wird. Jedes Kind ist motiviert, mit seiner Mutter zu kooperieren. In dieser Tatsache liegt ihr Einfluß begründet. Sie kann lernen, diese kindliche Motivation und damit auch seine Selbständigkeit so zu erhöhen, daß nicht nur seine Bedürfnisse befriedigt, sondern auch die Symptome seiner Bewegungsstörung überwunden werden. (Das Streben nach Selbständigkeit ist auch eine Motivation, was sich z.B. zeigt, wenn ein Kind gegen überflüssige Hilfe protestiert: „Laß doch, ich mach das allein!“)

Im Kindergartenalter kommt eine neue Motivation hinzu, nämlich das rege Interesse an den Gleichaltrigen und das Streben, mit ihnen in Kontakt zu treten. Diese neue Motivation ist sehr wichtig für die weitere Persönlichkeitsentwicklung. Sie zu befriedigen stellt aber völlig andere Anforderungen an die Mutter als bisher, wo sie schon gelernt hat, sich erfolgreich mit dem Kind zu beschäftigen.

In der beigelegten Abhandlung weisen wir zwar nur skizzenhaft auf die allgemeine Bedeutung der neuen Motivation hin, hoffen aber, deutlich machen zu können, daß die Mutter-Kind-Beziehung allein nicht mehr ausreicht. In Zukunft sollen drei bis vier Mütter mit ihren etwa gleichaltrigen Kindern, die ähnliche Probleme haben, regelmäßig zu gemeinsamen Beschäftigungen zusammenkommen. Die

Mütter dürfen sich aber nicht auf die spontanen Initiativen der Kinder verlassen, sondern sollen ihnen die notwendige, "kanalisierende" Hilfe zukommen lassen, wie beschrieben. Das ist auch für Dina in der näheren Zukunft wichtig. Am Anfang genügen zwei- bis dreimalige Treffen pro Woche, ein bis zwei Stunden lang, später werden sie dann ausgedehnt.

Nach einer Eingewöhnungszeit wird die Anwesenheit aller Mütter überflüssig, so können sie sich der Reihe nach abwechseln. Auch die Zahl der Kinder kann schrittweise in dem Maße erhöht werden, wie sich ihr Zustand verändert. Dies bezieht sich auf die nächsten ein bis zwei Jahre. Wir werden uns in der Abhandlung ausführlicher damit befassen. Manches Problem scheint auf den ersten Blick schwer lösbar zu sein, dieser Eindruck ist jedoch falsch.

Man muß wissen, daß mindestens eines von fünfhundert Neugeborenen bewegungsgeschädigt ist. Demzufolge müßten sich in Ihrer und Susannes Nähe drei bis vier Mütter finden lassen, deren 2–3-jährige Kinder bisher keine zufriedenstellende therapeutische Hilfe bekommen haben. Ich kann mir vorstellen, daß die Ärzte, die früher so skeptisch waren, sich über die enormen Veränderungen der Kinder freuen und Ihnen und Susanne Adressen geben. Aber das weitere können die Mütter schon nicht mehr aus eigener Kraft tun. Vielleicht könnte bei Ihnen und Susanne ein Verein von und für die betroffenen Mütter gegründet werden. Diese „Metamorphose-Vereine" sollten dazu dienen, den bewegungsbehinderten Kindern die für ihre zur Gesundung führende Persönlichkeitsentwicklung notwendige Unterstützung zukommen zu lassen.

Wir möchten einige Ziele näher darlegen, die diese Vereine verfolgen könnten.

Die Mütter von bewegungsgeschädigten Babys oder solchen, bei denen der Verdacht auf eine Bewegungsstörung vorliegt (z.B. bei Frühgeburt) sollen unsere Broschüre erhalten. Es sollen Beratungsstellen ins Leben gerufen werden, wo den Müttern geholfen wird und die nötigen Geräte beschafft werden (z.B. eine Pritsche, einige Sprossenstühle, Stiefel, ein zweihenkliger Becher usw.).

Diese Vereine können auch helfen, die oben erwähnte Kindergartengruppe zu organisieren und dafür Räume sowie Geräte zur Verfügung zu stellen. Fähige Konduktoren/innen sollen ausgebildet und angestellt werden. Bereits ausgebildete Fachleute, z.B. Pädagogen können die spezifisch notwendigen Kenntnisse erwerben. Auch besonders geeignete und interessierte Mütter sind vielleicht motiviert, Kindergartenkonduktorinnen zu werden.

Die deutschen Vereine nehmen mit dem ungarischen Institut Verbindung auf und organisieren Aufenthaltsmöglichkeiten für Kinder, die einen längerfristigen Aufenthalt dort brauchen, weil bei ihnen erst zu spät mit dem Petö-System begonnen wurde.

Auch an eine Zusammenarbeit mit dem ungarischen Petö-Institut ist zu denken, um ein deutsches Petö-Institut aufzubauen, wie das jetzt in England geschieht und in Japan seit Jahren praktiziert wird. Vorträge, Kurse u.ä. für interessierte Fachleute sollen organisiert werden.

Die örtlichen Vereine werden wahrscheinlich größer werden, neue werden gegründet, die miteinander in Verbindung treten. So können immer mehr materielle Mittel aus verschiedensten staatlichen, kommunalen, privaten und kirchlichen Quellen mobilisiert werden. Freiwillige Helfer werden ihre Unterstützung anbieten...

Die „Metamorphose-Vereine" sollten aber immer von den interessierten Eltern geleitet und frei von eigennützigen und bürokratischen Tendenzen sein.

Als wir über diese Probleme nachdachten, drängte sich uns folgendes auf. Um diesen Vorschlag verwirklichen zu können, müßten wir, meine Frau und ich, für zwei bis drei Jahre in die Bundesrepublik kommen. Nach den bereits erzielten großartigen Erfolgen dürfen wir Dina und Steffi nicht im Stich lassen. Wir fühlen uns der weiteren Entwicklung dieser Kinder verpflichtet. Ich kenne das Budapester Petö-Institut sehr gut. Viele Mitglieder des leitenden Personals waren meine Schüler, als ich im Institut Vorlesungen über konduktive Pädagogik hielt. Ich schrieb auf Aufforderung von Frau Dr. Hári das 1971 erschienene Lehrbuch „Konduktive Pädagogik“, dessen Mitverfasserin sie ist. Seit vielen Jahren arbeite ich jedoch unabhängig vom Institut. Meine Frau und ich konnten aufgrund unserer Forschung über die generelle Hirnfunktion die Metamorphose der Persönlichkeit durch die anthropogenen Kooperationen erklären und damit auch die Theorie des Petö-Systems darlegen. Unsere jüngste Tochter ist Diplomkonduktorin im Petö-Institut und hat große Erfahrungen.

Die Kopie dieses Briefes samt beigelegtem Material geht auch an Susanne, da sie vor denselben Problemen steht wie Sie.

Bitte grüßen Sie Eva von uns. Da sie jetzt so beschäftigt ist mit ihrer Schule, möchte ich sie nicht mit der Übersetzung belasten.

Ein Brief an die Mütter, deren Kinder sich durch die konduktive Pädagogik entwickelt haben und die nun im Kindergartenalter sind

Was bedeutet „Kindergartenalter"?

Mit "Kindergartenalter" ist kein bestimmtes Alter gemeint, sondern eine besondere Phase in der Persönlichkeitsentwicklung des Kindes. Vorher hat nur die Mutter (oder die Bezugsperson) allein einen entscheidenden Einfluß darauf, daß diese Entwicklung, durch die die Schwierigkeiten des bewegungsbehinderten Babys überwunden werden können, in Gang kommt und weitergeht. Aus dem apathischen Baby entwickelt sich ein aktives und lebhaftes mit eigenen Zielen und eigenem Willen. In dieser „Metamorphose" lernt das Kind durch die Hilfe der Mutter, auch die Symptome der cerebralen Schädigung zu überwinden.

Dieser Erfolg ist allein auf die mütterliche Lenkung zurückzuführen. Dazu muß die Mutter aber lernen, die Motivationen ihres Kindes zu erkennen und wie sie ihm beim Erreichen des Ziels helfen kann. Dadurch kann das Kind eine weitgehende und ständig wachsende Selbständigkeit erlernen.

Voraussetzung dafür ist die Motivation des Kindes zur Kooperation mit seiner Mutter.

Wenn die Mutter schon in den ersten Lebensmonaten des bewegungsgeschädigten Kindes mit der konduktiven Pädagogik beginnt, wird der Säugling sehr schnell, vielleicht schon innerhalb weniger Monate von den Symptomen der cerebralen Gehirnschädigung frei sein. Wenn jedoch erst im ersten oder zweiten Lebensjahr damit begonnen wird, dauert es bis zur vollständigen Gesundung länger. In den ersten Lebensjahren resultieren die erreichten Ergebnisse aus den anthropogenen Kooperationen zwischen Baby und Mutter, aus dem persönlichkeitsformenden Einfluß der Mutter auf das Kind.

Wenn das Kind aber im Kindergartenalter ist, kommt eine neue Motivation hinzu, auf die die Mutter nicht vorbereitet ist. Sie hat bisher große Erfolge gehabt, weil sie die kindlichen Motivationen erkannt, befriedigt und auf diese Weise kanalisiert hat. Ihre Erfahrungen sind auf diese Motivationen begrenzt. Etwa vom dritten Lebensjahr an zeigt das Kind aber ein großes und anhaltendes Interesse an Gleichaltrigen und den Wunsch, mit ihnen in Kontakt zu treten. Die Mutter fördert das in der Regel spontan dadurch, daß sie ihr Kind auf den Spielplatz oder in einen Kindergarten bringt.

Die Kindergartenreife

Der Kindergarten ist aus der Erfahrung heraus entstanden, daß Kinder sich füreinander interessieren, zusammensein möchten und Gruppen bilden. Ad hoc entstandene Kindergruppen führen manchmal zu unvorhergesehenen Ergebnissen, mit denen die Eltern oft zu Recht nicht zufrieden sind. Die Erzieherin hat die Aufgabe, die Motivationen der Kinder zu kanalisieren, ihre Interaktionen zu organisieren und sie in die Gemeinschaft und letztendlich in die Gesellschaft zu integrieren. Dazu gehört auch die Vermittlung von Fertigkeiten, Fähigkeiten und Kenntnissen.

Kinder, die nicht dauerhaft in eine Gruppe eingegliedert werden können, weil sie sich entweder ständig zurückziehen oder aggressiv werden und die anderen stören, werden als (noch) nicht kindergartenreif aus dem Kindergarten ausgeschlossen.

Kinder, deren Leben mit einer Bewegungsschädigung begann, deren Symptome aber durch die mütterliche Hilfe vollständig oder fast vollständig eliminiert werden konnten, können in einem Regelkindergarten auf folgende Probleme stoßen. Sie können „auffallen“ als „leicht ermüdbar“, „ungeschickt“, „langsam“, „nicht fähig, mit den anderen Schritt zu halten“, „zurückgezogen“ oder aber „aggressiv“, „nicht fähig für Gruppenspiele“ u.ä. Die Mutter ist mit der Entwicklung des Kindes zu Hause unzufrieden, findet, bereits Erreichtes sei verlorengegangen und stellt fest, daß der Kindergarten eher „schadet“. Sie nimmt das Kind wieder heraus.

Sie hat aber bereits die Erfahrung gemacht, daß sie die Motivationen des Kindes erkennen und in eine Richtung lenken kann, die seine Persönlichkeitsentwicklung fördert und die Schädigungssymptome verringert.

Welche Lösung gibt es in dieser Situation?

Der besondere konduktive, transitorische (=Übergangs-) Kindergarten

Bei der Arbeit im Regelkindergarten gibt es ein ganz offensichtliches und ein eher verdecktes Ziel, das durch die verschiedenen Beschäftigungen angestrebt wird. In den Lehrbüchern der Kindergartenpädagogik werden Kenntnisse, Fähigkeiten und Fertigkeiten aufgezählt, die die Erzieherin vermitteln soll und die auf die Erweiterung der Orientierungsfähigkeit und die Förderung der praktischen Tätigkeiten zielen. Währenddessen lernen die Kinder fast unbemerkt, sich aneinander anzupassen, miteinander zu kooperieren, also Fähigkeiten, die für ihre Persönlichkeitsentwicklung von entscheidender Bedeutung sind, was von der Pädagogik aber nicht in genügendem Maß erkannt wird.

Ein Kind, das beim Erreichen des Kindergartenalters von den Symptomen der Bewegungsbehinderung vollständig oder fast vollständig frei ist, wurde in diesem Lernprozeß von seiner Mutter gelenkt. Sie hat diesen Erfolg erreicht, weil sie die Fähigkeit des Kindes zur Kooperation mit ihr gefördert hat.

Zur Motivation des Kindes, mit seiner Mutter kooperieren zu wollen, kommt jetzt die Motivation zur Kooperation mit Gleichaltrigen in der Kindergruppe hinzu. Unter "normalen" Verhältnissen lernen die Kinder durch die scheinbar spontan ablaufenden anthropogenen Kooperationen voneinander. Diese Kooperationen können aber von den Erziehern kanalisiert werden.

Wenn die Kinder jedoch noch verschiedene durch die Bewegungsschädigung bedingte Schwierigkeiten haben, werden konduktive Pädagogen benötigt, um diese Kooperationen zu lenken und die Schwierigkeiten allmählich abbauen zu können.

Einen besonderen konduktiven Kindergarten kann man sich für solche Kleinkinder vorstellen, die ihre Schwierigkeiten durch die mütterliche Anwendung der konduktiven Pädagogik größtenteils überwunden haben. Diese Kinder kommen gemeinsam mit ihrer Mutter.

Die Mütter bringen ihre Erfahrungen und Kenntnisse mit ein, die sie durch die Praktizierung des Petö-Systems mit ihrem eigenen Kind gesammelt haben, und die Erzieherin bringt ihre Fähigkeiten zur Organisation von Kindergartentätigkeiten dazu.

Anfangs besteht eine solche Gruppe nur aus drei bis vier Kindern. Wenn sie sich schon aneinander gewöhnt haben, kann die Zahl der Kinder allmählich erhöht werden, aber immer nur um ein Kind.

Die Einrichtung bringt keine großen Probleme mit sich. Man benötigt nur die einfachen Geräte, die die Mütter schon gut kennen und die sehr nützlich sind, wie die leichten, mobilen, vielseitig verwendbaren Pritschen, Sprossenstühle, Schemel, Stäbe, Schnüre, Ringe, Treppen und schiefe Ebenen für Bewegungsspiele, verschieden dicke Stifte, Farben, Papier, Knetmasse u.ä.

Die Geräte sind aber nicht das Wesentliche an diesem Kindergarten. Es wäre auch falsch zu meinen, nur Kinder auf demselben Leistungsniveau könnten zusammengebracht werden.

Bewegungsbehinderte Kinder sind nie gleich, weder in Bezug auf ihre Probleme noch auf deren Lösung. Das ist jedoch kein Nachteil für die Gruppe, sondern ein Vorteil, da jedes Kind in einem bestimmten Bereich ganz leistungsfähig sein kann und in anderen Gebieten, wo es Schwierigkeiten hat, erfährt, daß andere auch große Schwierigkeiten haben. So sind immer einige Gruppenmitglieder mit einer relativ besseren Leistung Beispiel und ziehen die anderen mit.

Zentral wichtig ist, daß sich das Leistungsniveau der Kinder durch die gemeinsamen Spiele und Tätigkeiten ständig erhöht. Dabei bekommt jedes Kind die minimal notwendige Hilfe. Bisher hat die Mutter ihrem Kind direkt auf entsprechende Weise geholfen. Nun werden die Mütter lernen, daß sie die richtige Kooperation der Kinder indirekt unterstützen müssen. Die Kinder lernen wie bisher, indem die ihnen zuteilwerdende Hilfe schrittweise abgebaut wird und sich ihre Kooperationsfähigkeit mit anderen Kindern erhöht.

Zum Erlernen dieser neuen Form der Kooperationslenkung brauchen die Mütter die Hilfe einer dafür ausgebildeten Konduktorin.

Die hier vorgeschlagene Art eines konduktiven Kindergartens entstand aus der Not von Müttern, die aufgrund der Entwicklung ihrer Kinder auf dieses Problem gestoßen sind. Deshalb kann man nicht auf eine ausgebildete Konduktorin warten. Doch gemeinsam mit den Müttern, die praktisch bewiesen haben, daß sie bei ihrem eigenen Kind Erfolge mit der konduktiven Pädagogik haben, könnten einige Erzieherinnen diese Herausforderung annehmen und – so wie die Mütter – entsprechende Anleitungen erhalten. Sie müßten die beiden Bücher Hári/Ákos: „Konduktive Pädagogik“ und Ákos/Ákos: „Dina“ kennen und lernen, wie sie die Informationen der Mütter über ihre Kinder auswerten und in der Praxis des gemeinsamen Spielens gebrauchen können.

Am Anfang baut man also auf die speziellen Kenntnisse und Erfahrungen der Mütter im Hinblick auf die Bedürfnisse der eigenen Kinder, auf das Wissen der Pädagogen sowie auf schriftliche und mündliche konduktiv-pädagogische Anleitungen.

Die Kinder werden immer mehr Zeit in diesem Kindergarten verbringen, der wachsenden Belastbarkeit entsprechend, und sich so weiterentwickeln.

Bald wird es nicht mehr nötig sein, daß alle Mütter ständig anwesend sind. Sie können sich zunächst abwechseln und dann ganz wegbleiben.

Schließlich werden die Kinder in der Lage sein, in einen Regelkindergarten integriert zu werden.

Es ist denkbar, daß einige Mütter, deren Kinder schließlich ohne weitere Probleme in einen Regelkindergarten integriert sind, in ihrer verfügbaren Zeit in einem solchen Kindergarten mitarbeiten und eine Ausbildung machen möchten. Andere Mütter können sich an der beratenden Arbeit für Mütter mit bewegungsgeschädigten Babys beteiligen. (Es muß mit wachsendem Bedarf gerechnet werden.)

31. März 1987

An Caroline Seiffer:

... Nach Ihrer telefonischen Anfrage habe ich mit Dr. Hári gesprochen. Sie teilte mit, an Sie beide sei bereits eine Zusage abgeschickt worden.

4. April 1987

Von Susanne Groß:

... Vor einer Woche war ich mit Steffi mal wieder bei Caroline und Dina. Wir blieben sogar einen Tag länger. Dina hat sich schon sehr gut an uns gewöhnt.

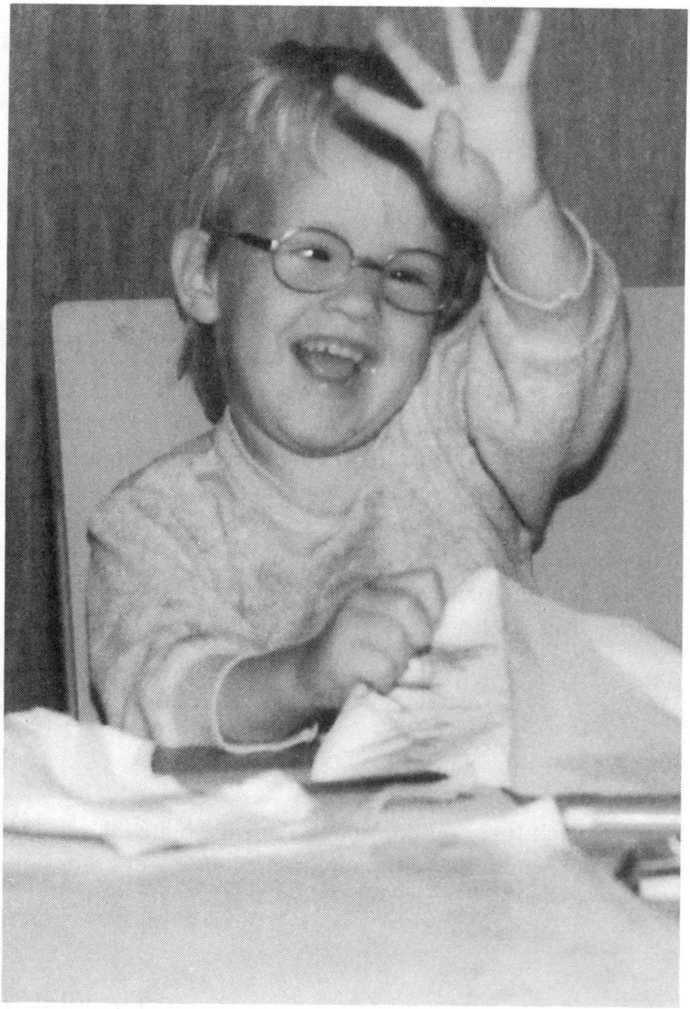

Steffi beim Malen

Zur Zeit telefonieren wir jeden zweiten Tag miteinander, da ich nun ganz gespannt bin, ob wir uns nun alle im Mai wiedersehen.

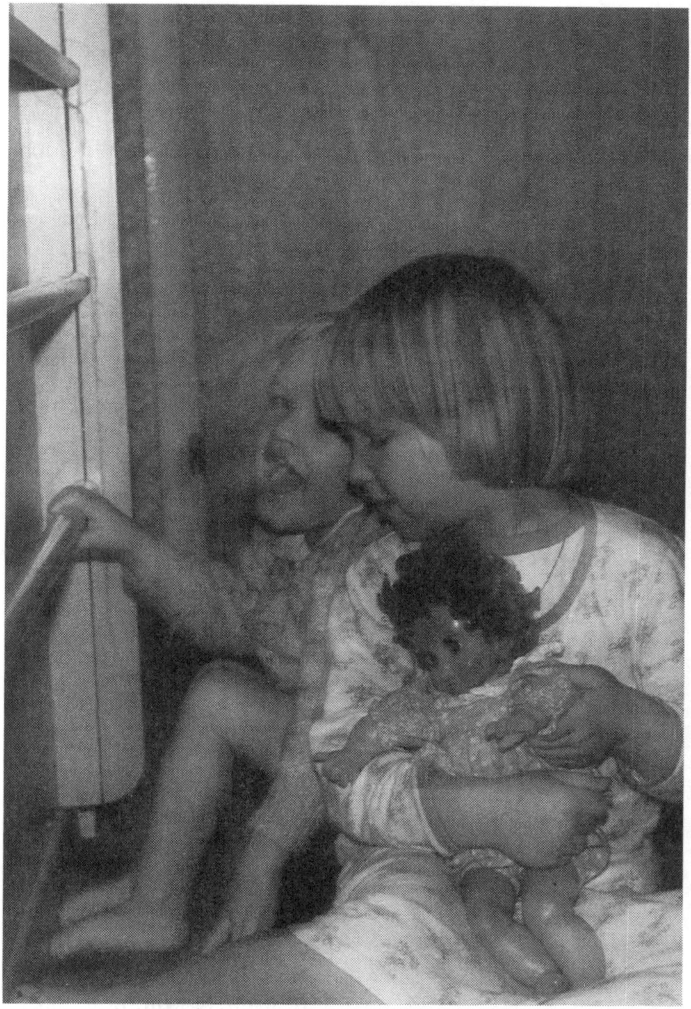

Steffi mit ihrer Schwester

Vielen Dank auch für den Brief an mich. Am Freitag kam der Brief für Frau Baumann, den ich mir gleich fotokopiert habe…

Steffi geht es recht gut. Sie spricht den ganzen Tag lang und macht sehr gerne Rollenspiele. Steffi ist dann Mutter und ich das Baby. Letztens fragte sie mich, ob ich Durst hätte, ich antwortete mit ja. Sie sagte: „Dann mußt du an meiner Brust trinken“ und zog dabei Pulli und Hemdchen hoch. Sie selbst saß gerade auf dem Töpfchen.

Seit ein paar Wochen haben wir auch eine Pritsche, auf der sie gerne schläft. Nur wenn die Decke weg ist, legt sie sich noch nicht so gerne drauf, das machte sie im Institut auch nicht.

Anbei mal wieder ein Bild. Wenn ich es genau betrachte, sehe ich natürlich, daß die Füßchen nicht richtig auf dem Boden stehen und die Hand nicht richtig greift...

Anmerkung zur mütterlichen Beobachtung

Aus den Bemerkungen zum Foto kann man erkennen, wie gut Frau Groß gelernt hat, ihr Kind zu beobachten.

Als sie das letzte Mal bei uns zu Besuch war, haben wir ihr auf dem Foto gezeigt, daß Steffi der Wand gegenübersaß, den Rücken zum Zimmer gekehrt. So war sie von der „Welt“ ausgeschlossen und nicht genug motiviert. Deshalb saß sie nicht gut. Die Mutter verstand das sofort, es war ein „Aha-Erlebnis“ für sie.

7. April 1987

Von Caroline Seiffer:

Heute bekam ich Ihre Zusage, nachdem ich die gute Nachricht von Eva bereits telefonisch bekommen hatte. Herzlichen Dank für Ihre Bemühungen. Ich habe noch nichts vom Institut gehört, obwohl ich ja zweimal geschrieben hatte. Es ist nämlich jetzt etwas schwierig geworden, einen billigen Lufthansa-Flug zu bekommen. Man muß ca. acht Wochen vorher buchen, dann fliegt man 40% billiger.

Auch das Visum dauert eine gewisse Zeit. Aber Susanne und ich haben alles in die Wege geleitet, so daß es dann wohl am 3. Mai klappen wird...

Ich habe Ihren Brief an mich noch nicht bekommen, aber Susanne schickte mir heute die Durchschrift. Ich habe den Brief kurz gelesen, aber er ist so interessant, daß ich ihn heute abend in Ruhe noch einmal lesen werde.

Ich bemühe mich, eine Kindergruppe zusammen zu bekommen, darüber werden wir uns bald unterhalten.

Inzwischen werden Sie vielleicht Post von einer Frau Haug erhalten haben. Sie rief mich an und sagte, daß sie meine Adresse über die Universität Birmingham zusammen mit Ihrer Broschüre bekommen habe. Sie ist Lehrerin für geistig- und körperbehinderte Kinder und interessiert sich sehr für die Petö-Methode. Sie war bereits in Birmingham und wußte schon sehr viel. Bis jetzt kannte sie nur die Methode, hatte aber noch nie von einem konkreten Erfolg bei uns gehört. So war es für sie sehr wichtig zu hören, daß Dina ein Beispiel dafür ist und weiterhin sein wird, das glaube ich jetzt auch ganz fest.

Diese Frau Haug erzählte mir von einer deutschen Professorin, die bereits zweimal in Budapest gewesen sein soll und angeblich die Methode hier wissenschaftlich darzulegen versucht. Genaueres werde ich noch erfahren.

Letzte Woche waren Susanne und Steffi vier Tage bei uns. Es war sehr schön, und es ist wirklich wunderbar, immer wieder gegenseitig neue Erfolge bei unseren Kindern festzustellen. Steffi kann inzwischen sehr lange und ausdauernd stehen und macht auch beim Sitzen und Stützen sehr gute Fortschritte. Dina übt sich im Sprechen, sie sagt z.B. zusammenhängende Silben wie: "Agagigu" und ähnliches. Wenn ich es ihr mehrmals vorsage und sie gut mitmacht, also mich anschaut und interessiert ist, dann sagt sie jetzt: „Han-ne, El-sie".

Alles weitere können wir bald besprechen.

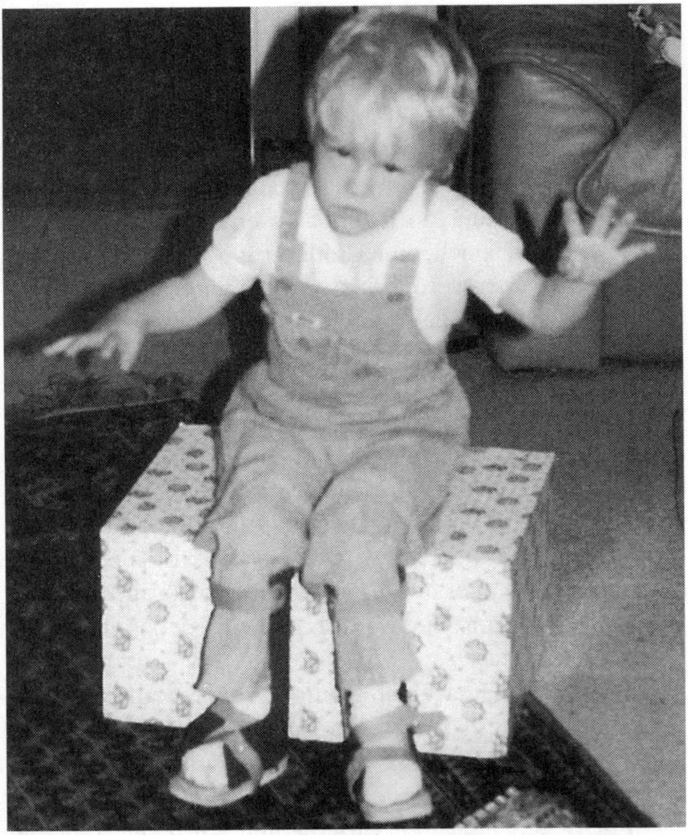

Steffi hat sitzen gelernt und bewegt die Hände dabei frei. Sie trägt „Korrekturstiefel“ aus einer einfachen (nicht orthopädischen) Holzplatte mit Kunststoffschaft und Lederriemen.

18. Mai 1987

Im folgenden Brief sind alle unsere Erfahrungen, Eindrücke und Erkenntnisse zusammengefaßt, die wir während des Aufenthalts der beiden Mütter und ihrer Kinder machen bzw. gewinnen konnten.

An Caroline Seiffer:

Wir möchten in diesem Brief Dinas aktuelle Lage etwas eingehender als bisher analysieren.

Dina geht sehr gerne. Dieses Gehen hat sich aber im Verhältnis zum früheren Gehen ungünstig verändert. Sie geht nämlich zu schnell, rennt fast, während Sie sie um den Körper fassen und so das Gleichgewicht für Dina halten, anstatt sie das selber tun zu lassen. Sie geht nach vorne gebeugt, ihre Arme hängen parallel zum Körper hinunter, inaktiv. Beim Loslassen würde sie aufs Gesicht fallen. Welche Konsequenz kann daraus gezogen werden?

Dinas Aktivität zeigt sich in ihrer Motivation zum Gehen. Es ist sehr gut von Ihnen, sie dabei zu unterstützen. Bisher haben Sie dadurch erreicht, daß sich Dinas Beine beim Gehen nur noch selten kreuzen und – was das wichtigste ist – daß sie diese Stellung selbst verbessert, wenn Sie sie verbal korrigieren. Sie sollen Dina natürlich auch weiterhin in dieser Richtung leiten und das Auseinandernehmen der Beine im Sitzen und Liegen üben, auch das Seitwärtsgehen, immer in Spiele eingebaut. Auf diese Weise können Sie zunächst erreichen, daß Dina die falsche Beinstellung korrigiert, wenn Sie sie darauf aufmerksam machen und später, daß sich ihre Beine überhaupt nicht mehr kreuzen.

Das jetzige schnelle Gehen kommt daher, daß ihr Körperschwerpunkt zu sehr vorne liegt. Um das Hinfallen zu vermeiden, entsteht eine Ausgleichbewegung. Auch die langen Schritte lassen sich so erklären. Zu dieser Ausgleichbewegung müßten auch noch die charakteristischen Armbewegungen hinzukommen, die jedoch fehlen. Daraus ist zu schließen, daß die Arme aus der Koordination der Bewegungen des ganzen Körpers in dieser Haltung, aus dem „Körperschema“, ausgeschlossen sind. Folglich ist jetzt die Einbeziehung der Arme und Hände (in allen möglichen Stellungen) ins Körperschema der zentrale Punkt in Dinas weiterer Erziehung. Sie wird nur selbständig gehen lernen, wenn sie diese Aufgabe löst.

Anmerkung zum „Körperschema“

Das „Körperschema“ ist Ausdruck der generellen Gehirnfunktion, die alle aktuellen Bewegungen, die zu einer Tätigkeit gehören, koordiniert, d.h. die Teilpatterns zu einem umfassenden Pattern zusammenfaßt. Verschiedene Muskeln kontrahieren und erschlaffen dementsprechend in einer zeitlichen Ordnung. Die einzelnen Teilpattern wirken unbewußt, sind als solche willkürlich nicht beeinflußbar. Die Tätigkeiten können aber bewußt gemacht werden. Bestimmte Teilpattern verbinden sich immer mehr zu einem Ganzen, je weniger Hilfe zu ihrer Ausführung gebraucht und ihre Verbindung durch Übung gefestigt wird. Die Mutter baut das Pattern im Gehirn des Kindes durch ihre Erziehungstätigkeit schrittweise auf. Dadurch, daß sie dem Kind bei der Lösung seiner Probleme hilft, „gibt“ sie dem Pattern des kindlichen Gehirns die aufeinanderfolgenden Einzelteile „vor“.

In dieses umfassende Pattern sind die Bewegungen aller Körperteile integriert. Man liest und hört oft, es sei durch verschiedene Bahnen im Nervensystem determiniert. Das ist jedoch falsch.

Wie bei jedem Lernprozeß braucht der Aufbau des Patterns mehr Zeit als zur Umsetzung des Gelernten dann benötigt wird. Dieses Umsetzen von neu Gelerntem geht am Anfang zunächst langsam vor sich. Es braucht viel Zeit, bis erstens eine Tätigkeit tatsächlich beginnt und zweitens das Ziel endlich erreicht ist. Das muß bei der Erziehung des bewegungsbehinderten Kindes immer bedacht werden. Damit das Kind eine Tätigkeit selbständig ausführen kann, muß ihm genügend Zeit und die zum Erfolg führende minimal notwendige Hilfe gegeben werden. Es soll nie etwas anstelle des Kindes getan werden, was es selbst ausführen kann – auch wenn das nur ganz langsam geht, z.B. das Essen oder Trinken.

Wie kann man aber einem kleinen Mädchen die Einbeziehung seiner Hände und Arme ins Körperschema beibringen?

Solche Aufgaben haben Sie sich schon öfter überlegt; es sind Aufgaben, zu deren Lösung Dina ihre Hände bereits benützt. Sie hat also schon gelernt, in bestimmten Situationen ihre Hände zu gebrauchen, was aber nicht immer gelingt, im Gegenteil. Man hat manchmal den Eindruck, als habe sie die Hände vergessen, z.B. wenn sie durstig ist und ein Glas Saft vor ihr steht, sie den Arm aber nicht ausstreckt, um es zu erreichen. Wenn Sie ihr dagegen zu trinken geben, trinkt sie viel. Die Motivation ist also vorhanden, Dina wird aber nicht entsprechend aktiv. In diesem Fall wäre es ein Fehler, ihr einfach zu trinken zu geben. Sie sollten versuchen, ihre Aktivität auszulösen, indem Sie ihr sagen, sie solle das Glas nehmen. Wenn sie es dann versucht, geben Sie ihr die nötige Hilfestellung, indem Sie Ihre Hände auf die Dinas legen und so ihr Greifen verstärken oder das Glas vor dem Umkippen schützen o.ä.

Behandeln Sie Dina wie jemanden, der noch oft vergißt, daß er Hände hat und daran erinnert werden muß.

Die Befriedigung von Dinas Wünschen und Bedürfnissen soll an den aktiven Gebrauch ihrer Hände gebunden sein. Am Anfang kostet das bestimmt viel Zeit. Aber Sie sollten Dina da nicht drängen.

Sie braucht dabei natürlich besondere Hilfen, z.B. den Becher mit zwei Henkeln, damit sie ihn gut greifen und hochheben kann. Beim Heben sagen Sie: „Ich hebe den Becher." Doch das wissen Sie ja schon selbst. Aktivieren Sie den Gebrauch der Hände bei jeder nur möglichen Gelegenheit, beim Spielen, Essen, Trinken, Waschen, Anziehen usw. Wenn Dina aber erwartet, daß Sie etwas für sie tun, was sie eigentlich schon selbständig kann oder wobei sie zumindest mithelfen könnte, lehnen Sie diese überflüssige Hilfestellung ab: „Das kannst du schon allein." Wirklich nötige

Hilfe aber, vor allem wenn sie krank ist, darf natürlich nie verweigert werden. Selbständigkeit wird bei jeder Gelegenheit durch eine Reduzierung der notwendigen Hilfe auf maximale Weise gefordert.

Wichtig ist jetzt, daß Dinas Hände in keiner Situation lange Zeit unbeschäftigt bleiben, auch die Arme sollen nie inaktiv herunterhängen. Auch aus diesem Grund soll sie so gehen, daß sie sich an Ihren Zeigefingern festhält oder einen leichten (!) Stuhl schiebt. (Vielleicht ist es besser, wenn Dina Ihre Daumen greift, so daß Sie ihre Hand besser stützen können.)

Dina muß ein Gefühl der Sicherheit beim Gehen bekommen. Dazu ist es wichtig, daß sie lernt, einerseits das Gleichgewicht für längere Zeit zu halten und andererseits die Bewegungen auszuführen, die sie beim Fallen schützen. Die folgenden Spiele können dabei behilflich sein:

Dina steht hinter einem Sprossenstuhl und greift abwechselnd die nächst tiefere Sprosse, bis sie hockt. Dann geht sie den umgekehrten Weg und richtet sich so auf. (Achtung! Das geschieht ohne Stiefel, da der steif ist und das Hocken verhindert. Er wird nur dann gebraucht, wenn das Knöchelgelenk unbeweglich bleiben soll.)

Wenn wir vom Greifen sprechen, meinen wir damit eine umfassende Bewegung, nämlich auch das Strecken des Armes, um etwas zu erreichen, das Greifen, das Halten und das Umgehen mit Gegenständen (Manipulieren). In ihrer Nähe soll sich immer Spielzeug befinden, das sie anfassen und mit dem sie umgehen möchte. Anfänglich muß ihre Aufmerksamkeit noch darauf gerichtet werden, weil sie die Dinge gar nicht bemerkt, da die Hände eben noch nicht zu ihrem Körperschema gehören.

Außer dem Manipulieren mit Gegenständen soll Dina lernen, auf alles Mögliche hinaufzuklettern. Sie soll sich in Bauchlage mit den Händen von der Pritsche herunterschieben, sich um sich selbst herumdrehen usw. Sie soll zwischen zwei Reihen von Stühlen gehen und sich abwechselnd mit der linken und der rechten Hand stützen. Dabei lernt sie gleichzeitig gehen und greifen. Sie soll auch zwischen zwei Stangen gehen, an denen sie sich festhält, und nach jedem Schritt stehenbleiben, um einmal den rechten, dann den linken Arm hochzuheben.(Eine mögliche Motivation wäre es, der Schwester zuzuwinken.) Das Loslassen einer Hand beim Stehen lernt sie leichter, wenn ihr ein Gummiring in die Hand gegeben wird.

Auch beim Sitzen und Liegen können die verschiedensten Manipulationsspiele erfunden werden. Dina nimmt an diesen Spielen aktiv teil und gebraucht die Hände abwechselnd. Was sie im Spiel gelernt hat, wendet sie bei alltäglichen Verrichtungen an, beim Essen, An- und Ausziehen, Zähneputzen usw., indem sie Ihnen hilft.

Um ihr das Helfen beim Anziehen zu ermöglichen, legen Sie die Kleidungsstücke so hin, daß sie sie gut greifen kann. Ziehen Sie ihr z.B. die Socken schon mal über die Zehen, so daß Dina sie nur noch hochzuziehen braucht, ähnlich verfahren Sie mit der Hose u.a. Begleiten Sie alles sprachlich. Loben Sie Dina, wenn sie aktiv hilft. Nur so versteht sie, wenn sie etwas richtig gemacht hat.

Es muß noch einmal nachdrücklich gesagt werden, daß Dina nur dann alleine gehen wird, wenn sie beide Hände gebrauchen lernt, beim Spielen und wenn sie Ihnen hilft. Nur so wird sie Arme und Hände zum Halten des Gleichgewichts beim Gehen gebrauchen und zu Bewegungen fähig sein, die sie schützen, wenn sie stürzen sollte. Zum Erlernen des Gehens genügt also nicht das koordinierte Bewegen der Beine, sondern Arme und Hände müssen ins Körperschema integriert sein.

Das ist auch Voraussetzung für Dinas geistige Entwicklung. Begriffe können ohne „greifbare“ Erfahrungen nicht erworben werden. Zu diesen Greiferfahrungen gehört natürlich auch die sprachliche Erklärung der Mutter. Sie müssen wahrnehmen, wenn Dina irgendwohin gehen will, was ihr Ziel ist und es in Worte fassen. Wenn das Ziel erreicht ist, versprachlichen Sie das wieder. Dadurch wird sich das Kind bewußt, daß es ein Ziel hat und welches das ist. Dina soll auf dem Weg zum Ziel die verschiedensten „taktilen“ Erfahrungen machen, tasten, greifen, manipulieren. Die ergriffenen Gegenstände werden benannt, auch Farbe, Form, ob sie kalt sind oder warm, Dinas Erfahrungen entsprechend. Auch die Richtungen einer Tätigkeit werden benannt, wenn sie z.B. nach etwas greift, etwas aufnimmt oder niederlegt usw. Sagen Sie ihr, wann sie das rechte oder linke Bein oder den rechten oder linken Arm benützt. Dies alles fördert die Wahrnehmung, die bei bewegungsbehinderten Kindern häufig gestört ist.

Alle Erziehungsziele sind komplex. Wenn Dina z.B. lernt, an einem Stuhl zu gehen, so lernt sie damit auch gleichzeitig das Strecken der Arme. Das wiederum ist Teil des Lernens von Schutzbewegungen der Arme, die sie beim Hinfallen schützen. Diese Armbewegungen werden in den Prozeß des Gehenlernens eingebaut und fördern das Gefühl der Sicherheit, das eine Grundvoraussetzung für das Gehen ist.

Zuletzt noch etwas zum Sprechen. Die wichtigste Aufgabe beim aktiven Sprechenlernen ist jetzt das richtige Kauen. Deshalb bekommt Dina weniger weiche, durch die Zunge leicht zerdrückbare, als eher festere Speisen. Geben Sie ihr von Zeit zu Zeit harte Dinge zum “Nagen“, wie Brotrinde, härteres Obst u.ä. sowie regelmäßig knusprige, knackige Dinge, die leicht zu zerkleinern sind und bei denen man das Kaugeräusch gut hören kann.

Dadurch werden Lippen, Zunge und Kiefer beweglich, eine wichtige Voraussetzung für die Artikulation.

Das Sprechen in der Ich-Form ist deshalb so wichtig, weil Dina so lernt, das auszudrücken, was sie denkt, will und tut.(Jeder Mensch denkt in der Ich-Form über sich.) Am

Anfang spricht die Mutter für das Kind, dann spricht es mit, zuerst laut, später nur in Gedanken, so werden die Bewegungen zu bewußten Tätigkeiten und dienen der Verwirklichung von Absichten. Auf diese Weise lernt das Kind, den Zusammenhang zwischen seinen Zielen und den Tätigkeiten zum Erreichen dieser Ziele zu erkennen und auszudrükken. Durch die praktischen Tätigkeiten werden die Arme und Hände in das Körperschema eingebaut und Dina lernt dadurch, bewußt an den Gebrauch der Hände zu denken. (Es kommt nicht selten vor, daß bewegungsbehinderte Kinder und Erwachsene mit einem gelähmten Arm beim Zeichnen einen Menschen mit nur einem Arm darstellen, weil der andere Arm in ihrem Bewußtsein überhaupt nicht existiert.) Die komplexen Bewegungen, die zum Erlernen einer Tätigkeit oder Manipulation nötig sind, laufen relativ langsam ab. Man braucht deshalb nicht nur viel Geduld, bis das Kind sein Ziel erreicht hat, sondern auch eine spezielle, indirekte Unterstützung. Eine Möglichkeit, die Zeit zwischen der Versprachlichung (Intention) des Ziels und dem Erreichen auszufüllen, ist nach Petö das rhythmische Zählen von eins bis fünf. Kleine Kinder wiederholen rhythmisch das Ziel, z.B.: „auf, auf, auf, auf, ...“Das ist das „rhythmische Intendieren“ in der konduktiven Pädagogik, einer der vielen kleinen „Kunstgriffe“ von allgemeiner Wichtigkeit im Petö-System. Wir schreiben diesmal keinen Brief an Susanne, sie wird auch diesen hier lesen und vieles brauchen können.

Es war für uns eine sehr angenehme Überraschung, daß Steffi und Wolfgang (der Sohn von Frau Baumann) kooperationsbereite und -fähige Kindergärtnerinnen haben. Wenn diese unser Material lesen und mit den Müttern besprechen würden, wäre das sehr gut für die Weiterführung der mütterlichen Erziehung. Wir haben eine sehr positive Meinung über diese Kindergärtnerinnen.

Leider wurde das nie Realität.

„Der Fall Dina"
Die Anwendung des Petö-Systems durch die Mutter ermöglicht die Überwindung der cerebralen Bewegungsbehinderung

Anmerkung zum vorliegenden Material

Caroline Seiffer hatte die Absicht, einen Bericht über ihre Erfahrungen zu schreiben, um damit anderen Müttern zu helfen. Wir wollten Sie dabei mit dem vorliegenden Material unterstützen und gaben es ihr und Susanne Groß bei ihrem Besuch in Budapest.

Es handelt sich um eine Zusammenfassung der dargelegten Korrespondenz.

Die cerebrale Bewegungsbehinderung ist ein Schicksalsschlag, von dem nicht nur das Kind, sondern auch seine Familie und die Gesellschaft betroffen sind. Nach Schlack werden auf 1000 neugeborene Kinder 2 – 3 cerebral bewegungsgeschädigte geboren, der „Bundesverband für spastisch Gelähmte und andere Körperbehinderte" spricht von 3 – 4 Fällen.

Welche Zahlen stimmen denn nun eigentlich?

Anmerkung zur Widersprüchlichkeit statistischer Angaben

Aus diesen widersprüchlichen Angaben läßt sich nicht der Schluß ziehen, Statistiken seien wertlos. Man muß nur wissen, wie sie zu benützen sind.

Statistiken weisen auf Größenordnungen hin. Ob etwas auf jeden zehnten oder hundertsten oder tausendsten Fall zutrifft, stellt einen bedeutenden Unterschied dar.

Wer aber tatsächlich betroffen ist, dem kann dieser Unterschied kein Trost sein. Unabhängig von der Häufigkeit hat es ihn (oder sie) ganz getroffen.

Die Größenordnung der Häufigkeit, mit der eine cerebrale Bewegungsschädigung auftritt, weist schon darauf hin, daß das Problem von allgemeiner Bedeutung ist. So gesehen macht es keinen Unterschied, ob man nun von einem behin-

derten Kind auf jede 250ste oder 500ste Geburt ausgeht. In beiden Fällen errechnet man die Anzahl cerebral geschädigter Neugeborener pro tausend Geburten. Selbst bei einem Land mit hoher Geburtenrate (30 Geburten pro tausend Einwohner) taucht das Problem der Bewegungsbehinderung erst bei einer Bevölkerungszahl von 10 000 Einwohnern auf. Somit treten selbst bei niedriger Geburtenrate in einem Land mit 10 Millionen Einwohnern jährlich einige hundert Fälle auf. Die meisten Kinder bleiben am Leben. Zieht man dazu noch die bewegungsbehinderten Kinder bis zu 10 Jahren in Betracht, so geht deren Gesamtzahl schon in die Tausende. Durch das in modernen Ländern hoch entwickelte Gesundheitswesen überleben mehr und mehr schwerbehinderte Kinder. Weiten wir nun die zu untersuchende Bevölkerungsgruppe auf die bis 15-jährigen aus und nehmen eine etwas höhere Geburtenrate an, nähern wir uns den bereits in den 40er-Jahren in den USA errechneten Zahlen.

Die Genauigkeit statistischer Berechnungen ist also nicht zu unterschätzen.

Eine institutionelle Lösung scheitert somit schon an der Anzahl von Betroffenen, ob es sich nun um eine halbe Million oder „nur“ 100 000 handelt.

Nach Meinung vieler Fachleute besteht für einen großen Teil der schwer cerebral bewegungsgeschädigten Kinder keine Möglichkeit, daß sich ihr Leistungsniveau über das eines Säuglings hinaus entwickeln kann.

Diese Ansicht ist falsch, da sehr vielen dieser Kinder vollständig geholfen werden kann, wenn ihre Mütter früh mit der konduktiven Pädagogik beginnen und sie unter optimalen Bedingungen praktizieren.(„Vollständig geholfen“ ist einem Kind dann, wenn es in seinem Leistungsniveau keine wesentlichen Differenzen zu Gleichaltrigen zeigt.)

Eine Vielzahl von Fachleuten und Institutionen bemüht sich, den Betroffenen und ihren Eltern zu helfen.

Jetzt aber hat sich eine realistische Lösungsmöglichkeit für dieses Problem gezeigt, was dem kleinen deutschen Mädchen Dina zu verdanken ist.

Sie wurde wegen ihrer beide Arme und Beine beeinträchtigenden schweren cerebralen Bewegungsschädigung vom fünften Lebensmonat an nach Vojta und kurze Zeit nach Bobath behandelt, als ihre Mutter Caroline Seiffer mich (K. Á.) brieflich um Rat fragte. Sie hat mich gefragt, ob ihr damals 20 Monate altes Töchterchen jemals sitzen, stehen und gehen könne. Das war der Anfang des „Falles Dina".

Im März 1985 reiste die Mutter von der Ostsee nach Budapest, um uns Fotos und ärztliche Berichte über Dina zu zeigen. Dina selbst brachte sie noch nicht mit.

Damals konnte Dina noch nicht greifen, ihre Hände waren zu Fäusten geballt. Sie konnte sich weder vom Bauch auf den Rücken drehen noch umgekehrt.

Da sich unser Vorschlag, Dina monatlich einmal ins Budapester Petö-Institut zu bringen, um dort Anleitungen zu erhalten, als undurchführbar erwies, suchten meine Frau und ich nach einer anderen Lösung. Wir wollten sie nicht ohne Hilfe lassen und erklärten der Mutter, warum sich durch passive Gymnastik keine Erfolge erzielen lassen. Stattdessen empfahlen wir ihr, viel mit dem Kind zu spielen. Wir haben ihr einige Spiele gezeigt.

Kurz danach hat uns Frau Seiffer geschrieben, mit Dina habe sich ein Wandel vollzogen: Das bisher apathische Kind habe sich zu einem fröhlichen verwandelt.

Diese Veränderung hatte einen entscheidenden Einfluß auf die Mutter, die seither auf dem eingeschlagenen Weg weitergeht. Damit hat sie auch uns stark beeinflußt. Die Berichte über Dina faszinierten uns mehr und mehr. Die Fragen der Mutter stellten uns vor immer neue Probleme, die wir in langen Briefen zu klären versuchten.

Im September begegneten wir Dina zum erstenmal.

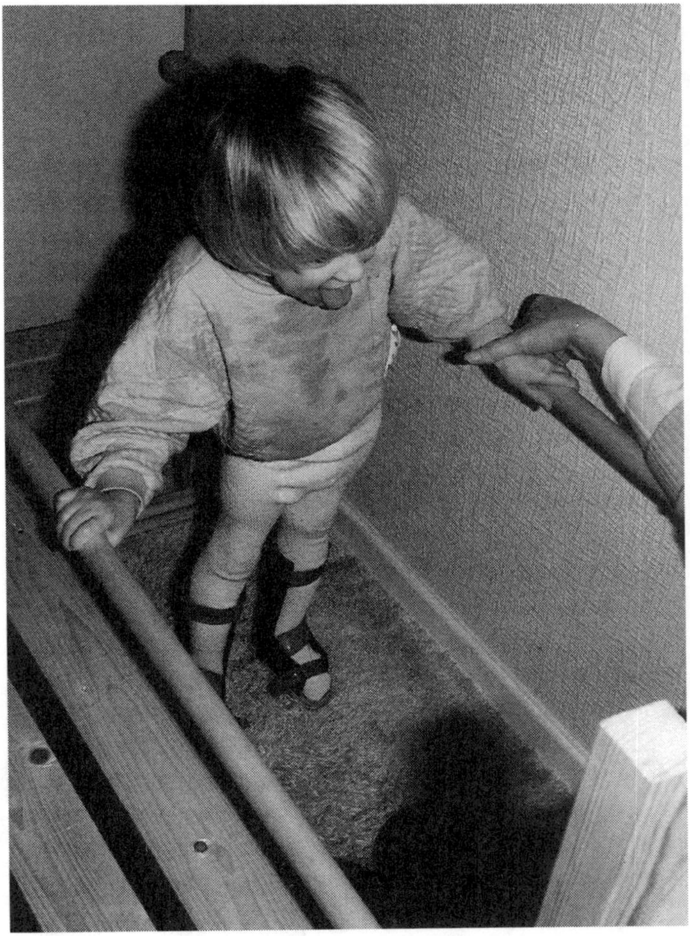

Dina lernt in der „Gehstraße“ zwischen zwei Stäben zu gehen. Die Mutter verstärkt die Stellung des linken Handgelenks.

Frau Seiffer brachte sie für einen Tag nach Budapest mit, um sie uns zu zeigen.

Im darauffolgenden März (1986) kamen sie wieder und blieben zwei Wochen lang in Budapest, um zwei Stunden täglich ins Institut zu gehen. Zuvor haben wir die Mutter auf ihre Arbeit vorbereitet und anschließend ihre Erfahrungen und Erlebnisse besprochen.

Der Erfolg dieses „Korrespondenzkurses“ läßt sich daran ablesen, daß sie, als sie im September wieder nach Budapest kamen, schon von einer anderen deutschen Mutter begleitet wurden, deren Tochter, im selben Alter wie Dina, auch eine beide Arme und Beine beeinträchtigende cerebrale Bewegungsschädigung hat. Die beiden Mütter mit ihren Kindern gingen diesmal drei Wochen lang, sechs Stunden täglich ins Institut.

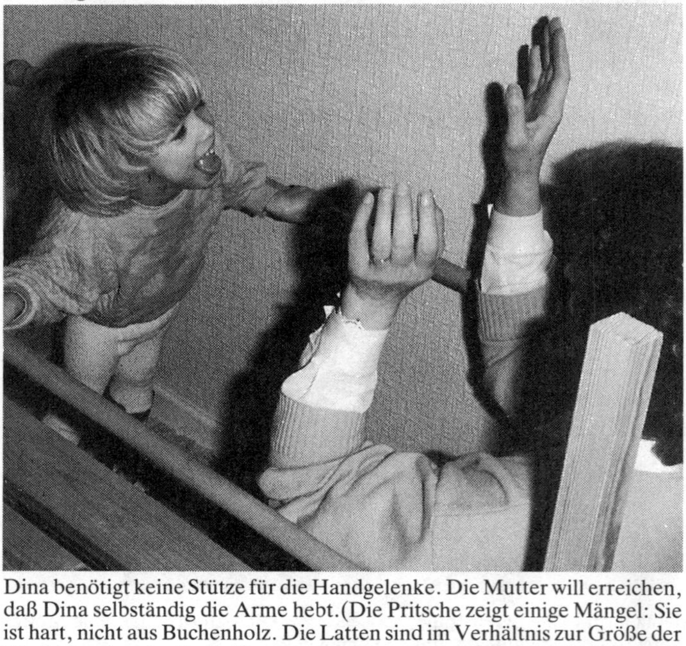

Dina benötigt keine Stütze für die Handgelenke. Die Mutter will erreichen, daß Dina selbständig die Arme hebt.(Die Pritsche zeigt einige Mängel: Sie ist hart, nicht aus Buchenholz. Die Latten sind im Verhältnis zur Größe der Kinderhand zu breit, die Kanten nicht abgerundet. Dina greift sie deshalb nicht besonders gerne.)

Da wir nun schon an der Problemlösung von zwei Kindern beteiligt waren, schrieben wir für Mütter mit cerebral bewegungsgestörten Kindern eine Broschüre über die Praktizierung der konduktiven Pädagogik (s. Teil I dieses Buches).

Dina ist jetzt dreieinhalb Jahre alt. Sie kann während der Mahlzeiten auf einem gewöhnlichen Stuhl am Tisch sitzen. Beim Essen benötigt sie noch zeitweise Hilfe. Sie kann selbständig stehen, wenn sie sich festhalten kann. Sie kann auch gehen, wenn sie an den Händen oder am Rumpf gestützt wird oder wenn sie sich an der Lehne eines leichten Stuhls festhalten und ihn vorwärtsschieben kann. Sie ist sehr lebhaft und nimmt regen Anteil an allem, was um sie herum passiert. Sie fordert ihre Mutter häufig auf, ihr zu helfen, zu einem von ihr bestimmten Ziel hinzugehen. Beim Stehen und Gehen kreuzen sich ihre Beine noch manchmal. Wenn die Mutter sie aber auffordert, diese Stellung zu korrigieren, versteht sie das und korrigiert sich. Auch das andere Mädchen entwickelt sich gut.

Dinas fröhliches Wesen, ihre Aktivität, ihre gesamte positive Entwicklung macht allen, die sie kennen, große Freude, besonders natürlich ihrer Mutter. Auch wir fühlen uns von ihr aktiviert, ja sogar verändert. Sie hat das Leben ihrer Mutter, der diese Entwicklung zu verdanken ist, völlig verwandelt. Frau Seiffer erkennt Tag für Tag, welche außerordentliche Bedeutung ihre Kooperation mit dem Kind hat. Dazu brauchte sie zwar unsere Unterstützung, der Erfolg jedoch ist auf ihren unmittelbaren Einfluß zurückzuführen.

Wir erlebten, wie der problematische briefliche „Fernkurs" überraschende Erfolge gebracht hat. Bisher war die erfolgreiche Praktizierung des Petö-Systems an Spezialistinnen (Konduktorinnen) gebunden, die eine vierjährige praktische und theoretische Ausbildung haben. Hier aber war eine Mutter in der Lage, mit relativ wenig schriftlicher Unterstützung die Entwicklung ihres Kindes in Gang zu setzen und seine Erziehung den veränderten Anforderungen anzupassen.

Das ist zwar theoretisch erklärbar, aber doch überraschend, wenn es in der Realität passiert.

Bei der erfolgreichen Arbeit mit dem Petö-System ist es

wesentlich, daß zur Überwindung der Symptome einer cerebralen Bewegungsschädigung ein ständiger Lernprozeß stattfindet, der vom Aufwachen bis zum Einschlafen ohne Unterbrechung andauert. Er bewirkt eine allmähliche Verminderung und schließlich das völlige Verschwinden der Symptome. Im Petö-Institut initiieren und unterstützen die Konduktorinnen diesen Lernprozeß. Sie beobachten ständig alle Aktivitäten der Kinder und leiten ihre Tätigkeiten durch entsprechende Anweisungen.

Die konsequente Durchgängigkeit in der Erziehung ist eine Forderung, die für die Mutter eines Säuglings natürlich und daher selbstverständlich ist und der sie auch ganz unbewußt nachkommt. Auch für die Mutter eines bewegungsgeschädigten Babys stellt diese Forderung kein besonderes Problem dar.

Eine weitere wesentliche Bedingung für den Erfolg des Petö-Systems ist das aktive Tätigsein des Kindes. Kinder lernen nur, wenn sie ein Ziel aktiv anstreben und es auch tatsächlich erreichen. Auf diese Weise wird die zum Erreichen des Ziels führende Tätigkeit gelernt. Aufgabe der Konduktorin ist es zu erkennen, wonach ein Kind strebt bzw. seine Aufmerksamkeit auf ein Ziel zu lenken, von dem sie aus früheren Erfahrungen weiß, daß es für das Kind interessant ist und ihm beim Erreichen dieses Ziels zu helfen. Von Anfang an erreicht das Kind sein Ziel aus eigener Kraft, zuerst natürlich mit viel Hilfe der Konduktorin. Die notwendige Hilfe wird allmählich verringert und die Selbständigkeit des Kindes nimmt in einem Lernprozeß zu. Dabei lernt das Kind immer besser, wie es die Symptome seiner Gehirnschädigung einschränken kann.

Jede Mutter erzieht ihr Kind spontan auf diese Art und Weise, ohne sich dessen bewußt zu sein. Dadurch wird es immer selbständiger und lernt sprechen. Im Normalfall vollzieht sich dieser Prozeß unauffällig, man nimmt das gar nicht besonders zur Kenntnis.

Diese scheinbar spontan ablaufende Entwicklung bleibt aber bei einem bewegungsbehinderten Kind stecken, weil die Mutter von ihrem Kind nicht die für ihre Erziehungstätigkeit notwendige führende Hilfe („Leitung“) erhält. Bekommt sie jedoch entsprechende Hilfe für diese erzieherische Tätigkeit und werden ihr dadurch die erzieherischen Aufgaben bewußtgemacht, kann sie erkennen, was das Kind – trotz seiner sehr eingeschränkten Aktivität – eigentlich will und wie sie ihm helfen kann, das zu erreichen. Auf diese Weise steigert sich die Leistung des Kindes allmählich durch Lernen und auch seine Symptome verschwinden. Der Mutter ist es also gelungen, den allgemeinen Erziehungsprozeß ihres Kindes schnell und erfolgreich zur „Petö-Erziehung“ umzuwandeln.

Der Erfolg der mütterlichen Anwendung der konduktiven Pädagogik liegt darin, daß die Mutter lernt, wie sie die Motivationen ihres Kindes mit der Schaffung der Bedingungen verbinden kann, die zur Überwindung seiner Schwierigkeiten notwendig sind.

Bald tauchte aber ein neues Problem auf: Dina erreichte das dritte Lebensjahr und fand lebhaftes Interesse an ihren Altersgenossen. Sie brauchte nun das gemeinsame Spielen in der Gruppe. Ihr Leistungsniveau reichte aber noch nicht aus, um in den Regelkindergarten zu gehen und mit gesunden Kindern spielen zu können. Nicht richtig war, sie mit geistig behinderten und autistischen Kindern zusammenzubringen, da diese Kinder nicht so mit Dina spielen können, wie es für ihre Entwicklung förderlich ist. Solche Spiele aber stellen die wirksamste Voraussetzung für die Habilitation der bewegungsbehinderten Kinder im Petö-Institut dar.

Von der konduktiven Pädagogik aus gesehen wäre es ein grober Fehler, Dinas neue Motivation zur Kooperation mit anderen Kindern außer acht zu lassen. Die bisherigen großen Fortschritte hat die Mutter eben gerade dadurch erzielt, daß sie alle Bedürfnisse ihrer Tochter in ihre Erziehungsarbeit miteinbezogen und befriedigt hat. Wie kann sie jetzt eine passende Gruppe für Dina zustande bringen? Es wäre einfach, wenn Steffi in ihrer Nähe wohnen würde. Leider wohnen die beiden Familien aber weit voneinander entfernt. Auch dieses Problem muß gelöst werden.

Unsere Überlegungen dazu: Sicherlich wohnen auch in der Nähe der Familie Seiffer andere Familien mit cerebral bewegungsgeschädigten Kindern in Dinas Alter. Wenn einige solcher Kinder, von ihren Müttern begleitet, für ein bis zwei Stunden pro Tag mit Dina und ihrer Mutter zusammenkämen, wäre damit eine besondere, konduktive, vorläufige Kindergartengruppe geschaffen. Frau Seiffer wird lernen zu erkennen, welche Möglichkeiten für Dinas Entwicklung im Gruppenspiel stecken und wie sie diese nutzen kann. Sie braucht eigentlich nichts wesentlich Anderes zu tun als was sie bisher auch getan hat, es kommt lediglich noch ein spezieller Faktor hinzu, die Motivation zum gemeinsamen Spielen. Voraussetzung für eine richtige Gruppe ist, daß auch die anderen Kinder aktiv miteinander kooperieren. Im Interesse der Weiterentwicklung ihres eigenen Kindes sollte Frau Seiffer also dazu beitragen, daß auch die anderen Mütter die konduktive Pädagogik verstehen und praktizieren können, um die Entwicklung ihrer Kinder zu fördern. Diese Arbeit wird den Müttern durch das positive Beispiel Dinas erleichtert. Jede Zusammenkunft bietet auch Gelegenheit zu intensivem Erfahrungsaustausch für die Mütter.

Wenn die anfangs aus zwei bis drei Kindern bestehende Gruppe eine rasche und sichtbare Entwicklung der Kinder bewirkt, werden mehr Kinder kommen und später bilden sich dann auch weitere derartige Gruppen. So könnte der „Fall Dina“ den Anstoß zu einer Bewegung von Müttern geben, die gemeinsam gegen die cerebrale Bewegungsbehinderung ihrer Kinder kämpfen. Die jüngeren Kinder mit der besten Ausgangssituation werden eine völlige „Metamorphose“ durchmachen und in einen Regelkindergarten oder eine Regelschule aufgenommen werden können.

Von den Müttern, deren Kinder durch diese Metamorphose gesund wurden, wird erwartet, daß sie ihre Erfahrungen an zwei bis drei andere Mütter weitergeben oder daß sie in den konduktiven Kindergärten beraten und mithelfen. Dadurch werden immer mehr Babys mit einer Bewegungsstörung vor oder im Kindergartenalter gesund. Nur die Kinder, bei denen zu spät mit der konduktiven Pädagogik begonnen wurde oder die trotz der Erziehungstätigkeit ihrer Mutter nicht symptomfrei sind – aus welchen Gründen auch immer –, müssen zur Habilitation ins Petö-Institut aufgenommen werden und gehen erst später in eine Regelschule.

Natürlich tauchen auch technische Probleme auf. Ein Kindergarten braucht Räume, Hilfsmittel, Geräte, Spielzeug usw. Es überrascht jedoch, wie einfach die für das Petö-System notwendigen Hilfsmittel sind. Mit einem einfachen Stuhl kann das Kind das Hinsetzen, das Sitzen und das Aufstehen lernen. Es kann sich an der Rückenlehne dieses Stuhls festhalten und so das Stehen und Gehen lernen. Es kann auf ihn hinaufklettern, und mit ein bißchen Phantasie können viele weitere Spiele mit dem Stuhl ausgedacht werden. Wenn man sich einen Sprossenstuhl machen läßt oder selbst herstellt, ist es günstig, die Sprossen auch unterhalb der hinteren Stuhlbeine bis auf den Boden hinunter fortzusetzen. Bei einem teuren Rollstuhl ist das nicht möglich. Es gibt viele Verwendungsmöglichkeiten für solche einfachen und geschickt ausgedachten Geräte. Leider sind sie bis jetzt nirgendwo zu kaufen. Man sollte aber nicht darauf warten, bis es eine institutionelle Lösung gibt, sondern versuchen, in der Familie oder bei Bekannten hilfsbereite Menschen zu finden. „Metamorphose-Vereine“ werden sich aus Müttern, Familien, hilfsbereiten Bekannten und gefälligen Menschen zusammensetzen und die Mütter mit ihren Kindern unterstützen.

Und gerade das ist der Kern des „Falles Dina". Das kleine Mädchen wächst und entwickelt sich und schafft dadurch immer neue Anforderungen nicht nur für ihre Familie, sondern auch für einen sich ständig erweiternden Kreis von Menschen, die sich für die Lösung der Probleme bewegungsgeschädigter Kinder interessieren. Dinas Entwicklung macht bestimmte Kooperationen dieser Menschen erforderlich. Auch wir fühlen uns von ihr motiviert. Wir haben nie geahnt, daß wir einmal eine Broschüre für die betroffenen Mütter schreiben werden. Wir mußten es doch tun. Dann erkannten wir, daß konduktive Übergangskindergärten nötig wären. Vermutlich werden wir durch unsere persönliche Anwesenheit zu ihrer Entstehung und "Ankurbelung" beitragen müssen. Neue Probleme werden auftauchen, wenn der Kreis der Mütter, Kinder und Helfer größer wird. Der Schwung dieser Bewegung wird mehr und mehr Fachleute mit sich ziehen. Es werden immer mehr Menschen kommen, die Hilfe brauchen, aber menschliche Not mobilisiert auch den Willen zu helfen. Die betroffenen Kinder diktieren das Tempo der Bewegung durch ihr Wachsen und ihre Entwicklung. Die Zeit drängt! Dina ist schon dreieinhalb Jahre alt.

Anmerkung: Dieser dringende Hilferuf für Dina blieb ohne Reaktion.

26. Mai 1987

An Susanne Groß:

Es ist schon Sommer, das heißt, es ist Zeit, daß Steffi von den Windeln befreit wird. Tagsüber geben Sie ihr keine Windel, sondern setzen sie regelmäßig zur selben Zeit auf den Topf: morgens nach dem Aufwachen, vormittags um 10 Uhr, bevor sie etwas zu essen bekommt, um 13 Uhr vor dem

Mittagessen, um 16 Uhr vor dem Essen und um 20 Uhr vor dem Schlafengehen. Das Einhalten der Zeiten ist sehr wichtig. Wenn Sie mit Steffi irgendwohin gehen, nehmen Sie den Topf mit. Gewohnheiten werden nämlich in die Gehirnfunktion eingebaut. Dr. Petö nannte das „Konditionierung“. Wenn das Sitzen auf dem Topf den erwarteten Erfolg hat, wird Steffi gelobt. Auf diese Weise wird sie sich bald von selbst melden, wenn sie auf den Topf muß. Die Sauberkeitserziehung steht bei ihr noch nicht dringend an, nur sollte man das auch nicht durch überflüssig langes Windeln hinauszögern, weil Steffi dann nämlich nicht wahrnimmt, wann sie eingenäßt hat.

Hoffentlich ist Steffi schon wieder gesund. Die Widerstandsfähigkeit gegen Krankheiten kann man durch Schwimmen erhöhen. Geben Sie aber acht, daß sie nicht erschrickt. Sie wird sich ans Wasser gewöhnen, wenn man sie plätschern läßt. Beim Herausnehmen reiben Sie sie gut mit einem Frottierhandtuch ab Auch diese Hautreize fördern die Widerstandsfähigkeit.

Versuchen Sie, Steffi das Stampfen beim Stehen und Gehen beizubringen, wenn sie die Petö-Stiefel anhat. Sie soll ein Knie hochheben und dann laut mit dem Fuß aufstampfen. Das muß natürlich auf hartem Boden geschehen. Erfinden Sie ein passendes Spiel und sagen Sie ein rhythmisches Sprüchlein dazu.

Versuchen Sie auch, Spiele zu erfinden, bei denen Steffi geht, während sie sich abwechselnd mit der linken oder rechten Hand an Gegenständen festhält. Sie soll ohne Stiefel mit Hilfe des Sprossenstuhls niederhocken, indem sie eine tieferliegende Sprosse nach der anderen greift und dann wieder auf dieselbe Weise aufstehen. Das ist für das Lernen des selbständigen Gehens wichtig.

Diese Vorschläge sind auch für Dina wichtig. Schicken Sie deshalb bitte auch eine Kopie dieses Briefs an Caroline.

6. Juni 1987

Von Caroline Seiffer:

... Wir haben ja bei unserem Besuch bei Ihnen schon über die Schwierigkeiten gesprochen, die bei Dinas Gehen auftreten. Ich habe meine Enttäuschung eigentlich bis heute nicht überwinden können, denn ich hatte in Dinas Laufaktivität sehr viel Hoffnung gelegt. Natürlich habe ich bemerkt, daß ihre Arme und der Oberkörper inaktiv sind, zumindest zum größten Teil, aber ich dachte, es würde sich leichter beheben lassen. Am Tag nach unserem Besuch bei Ihnen hatte ich ein Gespräch im Institut mit der Gruppenleiterin, der Abteilungsleiterin und einer Dolmetscherin. Sie übersetzte, daß man dort davon ausgehe, Dina könne zwar lernen, sich im Raum zu bewegen, aber ob sie das auf der Straße schaffen werde, könne man nicht sagen. Ich war darüber so schockiert, daß ich vergessen habe zu fragen, ob das eine endgültige Diagnose sei oder nur für die nähere Zukunft gelte. Man sagte mir noch, Dina müsse bis Oktober an Gegenständen entlanglaufen können, das solle mein Ziel sein.

Ich habe mir Ihren Brief immer wieder durchgelesen und weiß jetzt, daß ich noch konsequenter auf die Armarbeit Wert legen muß. Wir laufen in der Wohnung, indem ich sie ausschließlich von vorn mit den Händen halte. Das geht immer besser. Wenn wir allerdings auf den Spielplatz gehen, dann lasse ich sie schon mal kurz so laufen, daß ich sie jetzt oben an den Schulterstücken ihres Anzugs fasse, also nicht mehr an der Hüfte oder dem Oberkörper. Ich lege sie dann auf eine Rutsche auf den Bauch, und sie rutscht zu ihrem größten Vergnügen allein hinunter.

Meine Bemühungen, eine Gruppe Kinder zustande zu bekommen, sind nach wie vor erfolglos. Ich bekomme weder vom Kinderarzt noch vom Behindertenzentrum oder -kindergarten eine Unterstützung. Sie haben geradezu Angst, ich könnte abwerben.

Nach meiner Rückkehr fand ich einen Brief vor, in dem ich aufgefordert wurde, Dina ab ihrem vierten Geburtstag am 15. Juni im Behindertenkindergarten in O. (30 km von hier entfernt) anzumelden. Sie werde mit dem Bus um 8 Uhr abgeholt und gegen 14 Uhr zurückgebracht. Ich hatte zuvor schon gesagt, daß dies für uns nicht in Frage käme, und als ich das jetzt wiederholte, wies man mich auf die möglichen Folgen dieser „Isolierung" hin. Ich habe aber Kontakt aufgenommen zu unserem normalen Kindergarten hier im Ort, vielleicht kann ich bald ein- bis zweimal in der Woche mit Dina für eine Stunde dort hinkommen, um Singspiele, Fingerspiele u.ä. zu machen. Das kann ich etwas leiten.

Anbei ein Brief von einer Frau Brosch. Bevor Sie ihn lesen, will ich Ihnen kurz darüber berichten. Frau Brosch hörte während ihres Urlaubs an der Ostsee durch meine frühere Krankengymnastin von mir. Leider wohnt die Familie 700 km von uns entfernt. Frau Brosch hat viele schlimme Erfahrungen gemacht in Krankenhäusern und mit Ärzten, aber die Hoffnung doch nicht aufgegeben. Ich habe ihr die Broschüre von Ihnen geschickt. Sie will auf jeden Fall die Petö-Methode übernehmen. Sie hat Ihnen alles Wichtige geschrieben und hofft, daß Sie ihr auch noch antworten können. *Das ist geschehen.* Ende Juni wird sie mit Kind und Mann zu uns kommen, und ich werde ihr alles besser erklären können. Sie hat auch an Dr. Hári geschrieben und um einen Termin gebeten, möglichst mit uns zusammen. Diese Mutter wäre genau die richtige für die Gruppenarbeit, aber die Entfernung ist noch weiter als zu Susanne. Sie plant aber, evt. für einige Wochen hierher zu kommen, so wichtig ist es ihr.

Ich habe mit Susanne telefoniert ... Steffi hatte wieder eine schwere Bronchitis und bekommt jetzt ein Aufbaumittel, das weitere Infekte verhüten soll, denn seit Dezember 86 ist sie eigentlich ständig krank. Sie kann schon eine halbe Stunde in ihren Stiefeln am Stuhl stehen und spielen.

14. Juni 1987

An Caroline Seiffer:

... Wir befürchten, daß Sie nun wieder eine unbegründete Angst vor Dinas weiterer Entwicklung bekommen haben. Sie können aber auch weiterhin optimistisch bleiben.

Was man Ihnen im Institut über die praktischen Aufga-

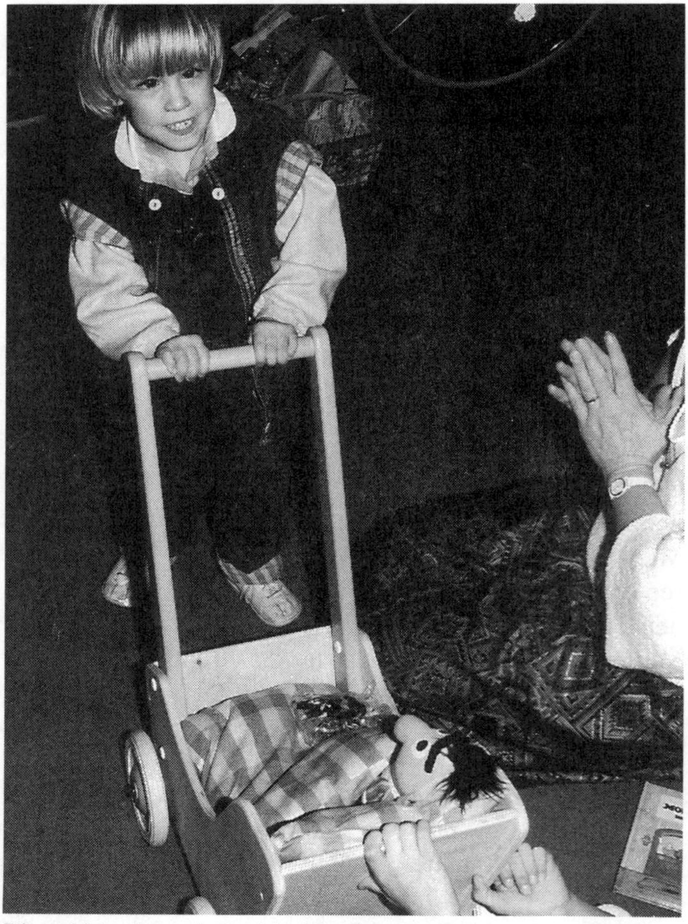

Dina schiebt einen mit Gewicht belasteten Kinderwagen.

ben sagte, ist richtig, die Aufmerksamkeit wurde jedoch zu stark auf das Gehen konzentriert. Die Mutter soll sich dagegen mit der ganzen Persönlichkeit ihres Kindes befassen. Was Ihnen aber über Dinas Gehen auf der Straße gesagt wurde, ist uns unbegreiflich.

Wir bezweifeln nicht, daß Dina auch auf der Straße selbständig gehen wird. Sie müssen sich darüber im klaren sein, welche die aktuell wichtigsten Erziehungsaufgaben sind, da diese sich ja fließend verändern. Sie haben es bereits geschafft, daß Dina ihre Ziele durch Gehen erreicht. Das ist ein großer Erfolg Ihrer erzieherischen Tätigkeit.

Jetzt folgt die bewußte Verbesserung dieses Ergebnisses. Im Hinblick darauf ist es richtig, wenn Sie Dina zu Hause in der Wohnung von vorne helfen. Bitte darauf achten, daß Dina Ihre Finger greift und nicht Sie Dinas Hand. Der Unterschied ist groß, Sie sollen sich dessen auch bewußt sein.

Ihr Erziehungsziel ist es, daß Dina selbständig gehen lernt. Das ist nur schrittweise erreichbar. Einer dieser Schritte ist, wenn Dina Ihre Finger greift, ein anderer, wenn sie z.B. mit beiden Händen einen kurzen Stab, etwa einen dicken Bleistift (waagrecht) festhält und steht, während Sie ihr gegenüber stehen und ihre Hände fixieren, damit sie ein Gefühl der Sicherheit hat. Später genügt es dann, wenn Sie Dinas Griff nur mit einer Hand verstärken, während Ihre andere geöffnete Hand Dinas Hand lediglich berührt. Wenn Dina schwankt, benützen Sie beide Hände wie oben beschrieben, damit sie ihr Gleichgewicht wieder herstellen kann.

Zur Zeit ist es zum sicheren Gehen ausreichend, daß Dina mit beiden Händen (später mit einer) den Stab festhält, während Sie ein Ende des Stabes festhalten und so neben ihr hergehen. So können Sie auch mit ihr auf der Straße gehen.

Solche kleinen Lernschritte sind kurzzeitige Übergänge

zum Erlernen des völlig selbständigen Gehens. Natürlich sind auch andere Möglichkeiten denkbar. Probieren Sie verschiedene Möglichkeiten aus, und wenn das erstrebte Ziel, die gewünschte natürliche Bewegung, erreicht wurde, haben Sie den richtigen Weg gefunden.

Für Dina ist das alles ein Spiel, d.h., sie steckt sich Ziele und erreicht sie. Für Sie als Mutter tauchen dabei günstige Erziehungssituationen auf. Eines Ihrer Lehrziele ist neben anderen das selbständige Gehen. Dazu gehört auch, daß Dina sich zu Hause mit den Händen an Gegenständen festhält und zum Erreichen eines Ziels seitliche Schritte macht. In diesem Lernprozeß ist es für Dina das wichtigste zu lernen, wie sie es schaffen kann, ihr Ziel selbständig zu erreichen. Damit werden gleichzeitig „Übergangsaufgaben" gelöst, wie z.B. das Auseinandersetzen der Beine, das Korrigieren bzw. Verhindern des Überkreuzens, das Lösen des Griffs, um einen anderen Gegenstand zu greifen usw.

Sie helfen ihr dabei, angefangen bei der Motivierung, d.h. bei der Wahl eines Ziels und verändern Ihre Erziehungsziele stufenweise so, wie es Dinas gesteigerter Leistungsfähigkeit entspricht. Wenn ihre Beine z.B. beim Vorwärtsgehen nicht mehr kreuzen und aneinanderstoßen, wenn sie, ohne sich festzuhalten, schon einige Schritte vorwärtsgehen kann, beginnt das selbständige Gehen. Bevor jedoch diese Phase erreicht wird, muß Dina die Arme spontan bewegen können, damit sie sich bei einem eventuellen Sturz vor einer Verletzung schützen kann. Das ist nämlich auch ein Erziehungsziel: Dina muß lernen zu fallen.(Gewicht nach vorne verlagern und mit erhobenem Kopf und nach vorne gestreckten offenen Händen in die Hocke gehen.) Was sie zu Hause erlernt, wird sie auch auf der Straße tun können, nur dort fehlen die Gegenstände, an denen sie sich jetzt noch (!) festhalten muß. Das ist aber nur ein Übergangsproblem, das man z.B. mit einem Stab lösen kann, wie oben beschrieben.

Vielleicht haben wir Ihnen Angst gemacht, als wir Ihnen erklären wollten, wie wichtig es ist, daß Dina ihre Arme und Hände so schnell wie möglich und bleibend ins Körperschema einbaut. Damit wollten wir Ihnen aber nur die allgemeine Bedeutung dieser Problematik vor Augen führen. Das ist jetzt eine aktuelle Schwierigkeit, die jedoch nicht für lange Zeit Erziehungsziel bleibt, da Dina schnell lernen wird, ihre Arme und Hände vielseitig zu gebrauchen. Dann werden die nächsten Erziehungsziele auftauchen. Wir möchten Ihnen helfen zu erkennen, wann neue Erziehungsphasen auftreten, damit sie Prioritäten bei Ihren Zielen setzen können. So wird sich Dinas Leistungsniveau ständig heben.

Lassen Sie sich keine Angst einjagen! Sie haben vollkommen recht, wenn Sie Dina nicht in den Kindergarten weggeben, um sie dort einen halben Tag lang alleine zu lassen, ohne daß Sie dabei sind. Sie sollten diese Möglichkeit aber doch überprüfen, da Sie wahrscheinlich ein unruhiges Gefühl hätten, wenn Sie das nicht täten. Dina könnte sich durchaus allmählich an die neue Umgebung gewöhnen. Darüber müßte gesprochen werden und nicht über eine „Isolationsgefahr", von der gar keine Rede sein kann, da Dina zu Hause in einer relationspsychologisch sehr guten Umgebung lebt. Sie hat eine Mutter, die sich sehr viel mit ihr beschäftigt, einen Vater und zwei Schwestern. Wie kann man da von Isolation reden? Ein langer Aufenthalt von 8 bis 14 Uhr unter Fremden kann da schon eher einen großen Schaden bei Dina verursachen, wenn sie sich nicht Schritt für Schritt an die neue Umgebung gewöhnen kann, auch wissen die Pädagogen dort nichts über die konduktive Pädagogik.

Dina befindet sich jetzt noch im Frühstadium der Überwindung ihrer Schwierigkeiten. Wenn eine neue Bewegungsform bei ihr auftaucht, können das nur Sie sofort erkennen, fördern und bei Bedarf korrigieren. Versuchen Sie, sich in Dina hineinzuversetzen und sich vorzustellen, welche Probleme entstehen werden, wie Dina sie lösen kann und wie Sie ihr bei der Lösung helfen können. So erkennen Sie die neuen Probleme, finden Lösungen und Korrekturmöglichkeiten. Demzufolge sollen sich alle, die an Dinas Erziehung beteiligt sind, auf Ihre Beobachtungen stützen.

Die Idee mit dem Regelkindergarten bei Ihnen im Ort scheint schon viel besser zu sein. Am Anfang wird es wahrscheinlich gut für Dina sein, wenn Sie ein- bis zweimal pro Woche für eine Stunde lang mit ihr dort sind und sich mit ihr beschäftigen. Es wäre gut, wenn die Lehrerin eine kleine Gruppe mit zwei bis drei ruhigen Kindern für Dina zusammenstellen würde. Wenn sich die Lehrerin für Dinas Entwicklung interessiert, könnte das auch der Keim für einen konduktiven Kindergarten sein, da Dinas Beispiel eine Anziehungskraft auf Eltern mit ähnlichen Kindern ausüben könnte...

Übrigens, was ist mit dem „Fall Dina“? Sie wollten den Aufsatz einer Gesellschaft für Spastiker zeigen und an eine Zeitschrift für Eltern behinderter Kinder schicken. Nur die moralische Unterstützung kann diese Kinder gegen bürokratischen Widerstand schützen.

Schade, daß Steffi so häufig krank ist. Es war aber sehr gut zu hören, daß sie schon eine halbe Stunde lang im Stehen spielt. Kann sie mit den Stiefeln gehen? Susanne sollte ihr das nun beibringen...

Anbei die Kopie unserer Antwort an Frau Brosch. Es wäre sehr interessant und wahrscheinlich für beide Kinder sehr gut, wenn Frau Brosch für einige Wochen mit ihrem Kind zu Ihnen kommen könnte.

5. Juli 1987

Von Caroline Seiffer:

Gestern war die Familie Brosch bei uns, und ich will gleich berichten.

Wie ich schon schrieb, habe ich Ihren Brief mit Dank erhalten.

Ihren Zuspruch finde ich immer wieder so wichtig, denn manchmal denke ich doch, es wird mir zuviel, aber dann geht es wieder. Dina und ich üben das Laufen jetzt nur noch am Stuhl und sonst von vorn. Das andere Laufen haben wir ganz aufgegeben. Ich habe begriffen, daß daran viel Falsches war. Wenn ich mit Dina von vorne laufe, faßt sie nur noch meine Finger an, und dann schaffen wir gut und gern 100 m. Dabei muß ich die Beine viel weniger korrigieren als früher. Wir laufen dann zur Rutsche auf dem Spielplatz, und das motiviert. Am Stuhl laufen wir durch die Wohnung, wobei mir Sorge macht, daß sie dann schieflastig läuft. Sie knickt nach links ein, und wenn sie steht, neigt sie ebenfalls nach links. An der Hand fällt es mir nicht so auf, aber eben beim freien Gehen am Stuhl. Das linke Bein erscheint mir verkürzt, aber die Röntgenaufnahmen haben ergeben, daß die Hüfte in Ordnung ist. Ich denke, es wird die starke Verkrampfung der linken Seite sein. Was meinen Sie dazu?

Das Greifen bessert sich, ich achte jetzt auch ständig darauf, daß sie mit beiden Händen etwas zu tun hat.

Sie „redet“ jetzt sehr viel, aber bis auf „Elsie“ und manchmal „Hanne“ ist noch nichts zu verstehen. Aber man merkt, daß sie immer mehr versteht, sie antwortet nicht nur auf gezielte Fragen mit „nee“ oder Kopfschütteln bzw. „ham“ (bedeutet „ja“), sondern auch beim Spiel, wenn man bewußt etwas Falsches anbietet, was nicht zum Spiel gehört.

Ich bin also insgesamt zufrieden.

Steffi wird am 7.7. operiert. Ich glaube, es werden die

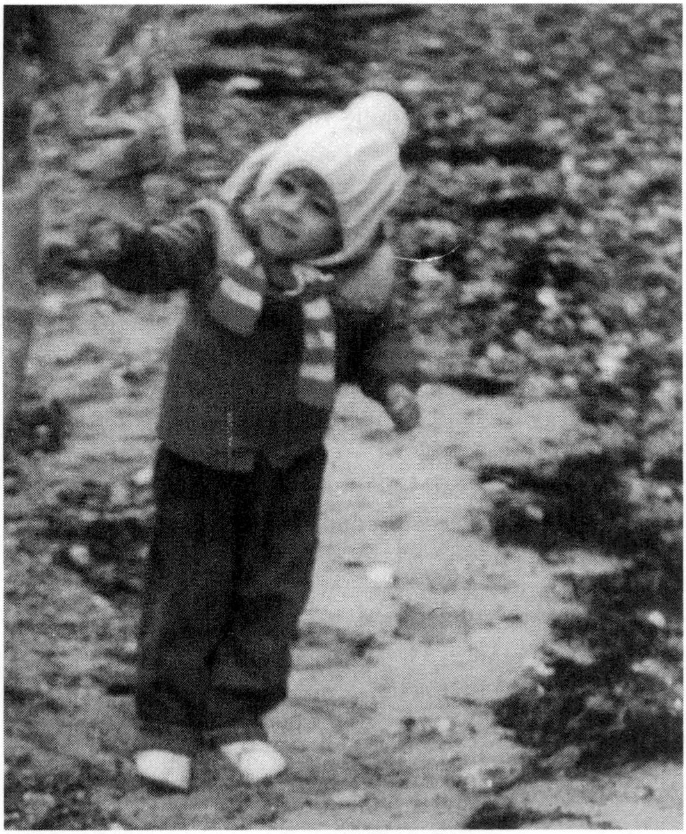

Dina geht mit ihrer Mutter am Strand. Sie geht täglich mehrere hundert Meter weit, wenn sie von vorne oder hinten gestützt wird.

Nasenpolypen herausgenommen und evt. die Mandeln. Der Arzt hatte festgestellt, daß die häufigen Erkältungen damit zusammenhängen, auch würde sie durch den Mund atmen statt durch die Nase. Eigentlich wollten Susanne und Steffi im Juli zu mir kommen für eine Woche, aber nun weiß ich nicht, ob das noch etwas wird.

Nun zu Frau Brosch und ihrem Kind. Wir hatten vor dem Besuch einige Male telefoniert, und sie schien mir sehr interessiert. Ich weiß nicht genau, ob das nach dem Besuch immer noch der Fall ist.

Vater und Mutter Brosch sind gegenüber Fortschritten so negativ eingestellt, daß man nicht dagegen ankommt. Sie glauben nichts mehr.

Die kleine Sylvia ist ein ähnlicher Typ wie Steffi, sehr schlaff mit sporadischen Verkrampfungen. Ihre Augen fixieren nicht gut, sie schaut meistens mit beiden Augen schräg nach oben, man kann sie aber mit Spielzeug davon abbringen. Sie wird total falsch getragen und gefüttert. Sie liegt beim Füttern im Arm, der Kopf neigt sich nach hinten, und die Mutter schiebt das Essen in den Mund hinein, so daß Sylvia nur noch schlucken muß. Dabei ist der Mundschluß sehr gut. Getrunken wird nur aus dem Schnabelbecher (saugen). Gehalten wird sie nur, indem der nach hinten geneigte Kopf fest umklammert wird. Ihre Kopfhaltung ist entsprechend schlecht.

Ich habe den Eltern erzählt, daß ich all diese Dinge ebenfalls falsch gemacht habe und wie Sie mir dabei geholfen haben, es richtig zu machen. Beide sagten dann immer wieder: „Das kann Sylvia nicht, sie kann nur so essen, sonst nimmt sie nichts." Sie sagten, Sylvia könne nicht greifen. Ich habe ihr zwei bunte Hölzer in beide Hände gegeben, sie hielt sie fest, und wir haben „Backe, backe Kuchen" gemacht. Die Eltern sagten nur: „Das ist Zufall, das kann sie nicht." Sylvia kann „Mamam" und „Babab" sagen. Die Eltern meinen, daß sie damit nicht ihre Eltern meint, sie glauben, Sylvia wüßte das gar nicht. Nur zum Schluß kamen beide Eltern durch einen lustigen Zufall ins Wanken.

Ich setzte Dina auf den Topf und schlug Frau Brosch vor, Sylvia auf einen zweiten neben Dina zu setzen. Frau Brosch lehnte das ab, es hätte doch keinen Zweck, Sylvia wisse gar nicht, was sie darauf tun solle. Ich blieb hart und setzte Sylvia neben Dina. Die Mutter stand daneben und wartete wohl auf den Protest des Kindes. Stattdessen „duftete“ es nach einer Minute, und der Topf von Sylvia war voll.

Insgesamt glaube ich, daß beide sehr skeptisch sind und Dinas Fortschritte nicht erkennen können, da sie sie ja vorher nicht kannten.

Sie werden sich wieder bei mir melden, vielleicht haben sie es sich auf der langen Rückfahrt auch anders überlegt.

Anmerkung zum Fehlen einer realistischen Perspektive

Die Einschüchterung der Eltern bewegungsbehinderter Kinder und das Zerschlagen ihrer Hoffnungen ist nicht nur falsch, sondern auch schädlich. Die Angst und der depressive Zustand der Eltern bleiben nicht auf sie selbst beschränkt, sind nicht ihre „Privatangelegenheit“, weil dadurch das ganze Leben ihres Kindes schwer beeinträchtigt werden kann. Nicht nur, weil die Stimmung der Mutter das Verhalten des Kindes beeinflußt – schon ein wenige Wochen alter Säugling kann sehr stark auf den Stimmungswechsel der Mutter reagieren –, sondern auch aus dem folgenden Grund: Die Hoffnungslosigkeit nimmt dem Menschen seine Aktivität, seine Fähigkeit, Probleme lösen zu können. Eine hoffnungslose Mutter (Vater) verliert die Motivation zu helfen, sie hat nicht die nötige „seelische Kraft“ dazu, bleibt passiv.

Die beschriebene Sylvia ist, verglichen mit Dinas ursprünglichem Zustand, eher ein leichter Fall. Sie könnte ihre Schwierigkeiten durchaus überwinden, wenn ihre Eltern mit viel Fleiß und Ausdauer lernen würden, ihre Erziehungsfähigkeit zu entfalten und richtig einzusetzen.

Wir befürchten, daß es nicht dazu kommen wird.

Ich schrieb Ihnen schon, daß sich eine Professorin bei mir gemeldet hat. Sie bereitet eine fachliche Kooperation mit dem Petö-Institut vor. Sie wird mich demnächst anrufen. Vielleicht gelingt es auf diese Weise, interessierte Mütter zu finden. Ich bemühe mich, habe aber das Gefühl, einer Mutter glaubt man nicht, höchstens eine selbst betroffene Mutter. Wenn ich dann aber erzähle, daß eine Professorin an der Methode interessiert ist, hören die Leute gleich besser zu.

Ich habe Kontakt zu der Ärztin in L. aufgenommen, die Dina vor etwa einem Jahr untersuchte und sehr interessiert war. Sie sagte mir jetzt, sie könne nichts für mich tun, da sie nichts Genaues über die Methode wisse. Ihre Broschüre sei nicht genug, sie brauche Fachliteratur. Außerdem dürfe sie keine Werbung betreiben, d.h. Adressen vermitteln.

Im Behindertenzentrum steht man der Sache sowieso skeptisch gegenüber, das schrieb ich ja schon.

Auch Eva hatte Ihre Broschüre einem Arzt nach München geschickt, von dem sie glaubt, daß er sehr interessiert sei. Aber dieser schickte die Unterlagen zurück, er könne dazu nichts sagen, er habe noch nie etwas von Petö gehört und könne es deswegen auch nicht empfehlen.

Bei uns in Deutschland wird erst etwas bekannt, wenn es von "oben" kommt, wenn eine bekannte Persönlichkeit sich öffentlich dafür einsetzt. Susanne berichtet über die gleichen Schwierigkeiten, sie hat auch noch keine Ansprechpartner gefunden. Ich bereite jetzt einen Bericht für eine Zeitung vor, was ziemlich schwierig für mich ist. Vielleicht wird er angenommen...

9. Juli 1987

Von Susanne Groß:

... Steffi habe ich schon länger aufs Töpfchen gesetzt, auch immer mit Erfolg. Trotzdem war sie häufiger naß. Jetzt, wo ich sie zu den angegebenen Zeiten draufsetze, klappt es noch besser. Sie hat teilweise nur einmal in die Hose gemacht.

Ansonsten bin ich zur Zeit nicht so ganz zufrieden mit ihr. Sie läuft recht schlecht. Es ging auch ohne Stiefel schon ganz gut, aber zur Zeit überhaupt nicht. Sie läuft stark überkreuz. Bei heißem Sommerwetter ist sie auch recht schlapp. Da fühlt sie sich am wohlsten in der Badeanstalt im Wasser. Steffi geht sehr gerne dorthin, nur ist es ein Problem mit der richtigen Schwimmhilfe. Dadurch, daß sie das Gleichgewicht nicht halten kann, kippt sie nach vorne über.

Nächstes Wochenende fahren wir zu Dina für 5 bis 6 Tage...

11. Juli 1987

An Caroline Seiffer:

... Ihr Bericht über Dina machte uns deutlich, daß sie sich sehr zufriedenstellend entwickelt. Unser Zuspruch ist niemals unbegründet, und wenn wir etwas kritisieren, rechnen wir mit Ihrem Verständnis, das hat sich bewährt.

So entwickelt sich Dina auch, wie erwartet, in die richtige Richtung. Der Unterschied zwischen den beiden Körperseiten war schon immer vorhanden und scheint kein Anlaß zur Beunruhigung zu sein, muß aber doch immer berücksichtigt werden. Solche Asymmetrien sieht man bei spastischen Kindern nicht selten. Bei Dina standen bisher die schweren Symptome im Vordergrund. Mit ihrem Rückgang wurden die Seitenunterschiede auffälliger. Dina wurde mehrmals orthopädisch untersucht, die Röntgenaufnahme hat keine Auffälligkeit gezeigt, auch ist die linke Hand stärker beeinträchtigt. Sie haben wahrscheinlich recht mit Ihrer Annahme, die Seitendifferenz sei durch die Spastik begründet. Ihr Versuch, dies durch den Gebrauch beider Hände zu korrigieren, ist ebenfalls zweckmäßig. Vielleicht könnte man das noch wie folgt ergänzen: Beim Stehen oder Gehen mit dem Stuhl soll Dina die Sprosse an den äußeren Enden greifen. Die Arme müssen dabei gleich gestreckt bleiben. So wird die Seitendifferenz eliminiert. Loben Sie Dina und sagen Sie zu ihr: „Jetzt stehst (gehst) du schön, so sollst du immer stehen (gehen)." Oder wenn sie beim Essen die eine Hand gebraucht, bemühen Sie sich, daß Dina die „ungeschickte" Hand nicht vernachlässigt, sondern ebenso viel gebraucht wie die andere.(Natürlich soll die linke Hand nicht als „ungeschickt" bezeichnet werden. Aber das wissen Sie schon.) Wenn Dina sitzt, lassen Sie die Seitendifferenz von ihr korrigieren. Das ist sehr wichtig zur Vorbeugung einer Skoliose.

Die Asymmetrien sollen also nicht als bleibender Schaden aufgefaßt werden, sondern als Erziehungsaufgaben, für die Sie eine Lösung finden werden.

Durch das Vorsprechen haben Sie schon einen bedeutenden Fortschritt erzielt. Versuchen Sie jetzt, Dina zum Imitieren Ihrer Mundbewegungen zu bringen. Dazu muß sie Ihnen natürlich ins Gesicht sehen.

Ihr Bericht über die Familie Brosch war sehr plastisch. Das Mädchen erinnert uns an Steffi in ihrem ursprünglichen Zustand. Sie hat eine Diplegie. Hoffentlich ist es Ihnen gelungen, die unbegründet pessimistische Einstellung der Eltern zu ändern. Sie haben alles sehr gut gemacht, und die kleine Sylvia kooperierte sofort überraschend gut mit Ihnen. Wenn die Eltern von ihren Zweifeln befreit werden könnten und die Mutter lernen würde, ihre Fähigkeiten zum kooperativen Lehren auszunutzen, könnte man mit realistischem Optimismus mit der „wunderbaren" Entwicklung des Kindes rechnen.

Frau Baumann schrieb mir, daß sie erst im nächsten Sommer mit ihrem Sohn ins Institut kommen könne. Wolfgang bräuchte aber sofort ein Paar Stiefel.

Hoffentlich ist Steffi gesund und bleibt es auch, damit sie sich gut weiterentwickeln kann. Wir erwarten viel von dem geplanten Treffen der beiden Kinder.

Wir können sehr wohl verstehen, daß Sie Schwierigkeiten haben, mit Ihrem Erfahrungsbericht bei Zeitschriften anzukommen. Es geht um ein brisantes Problem, das für viele Fachleute unangenehm ist. Deshalb müssen diese Dinge sehr vorsichtig angegangen werden. Wenn Sie wollen, könnte ich vielleicht anschauen, was Sie geschrieben haben und – wenn nötig – einige Korrekturen vorschlagen…

Nachwort

Hiermit wollen wir die Dokumentation des "Falles Dina" beenden. Wir würden zwar gerne weiter über Dinas Entwicklung berichten, aber jedes Buch muß ein Ende haben – nur das Leben geht weiter.

Was kann man nun daraus lernen?

Man kann sich kaum schwierigere Bedingungen für die mütterliche Praktizierung der konduktiven Pädagogik vorstellen als in Dinas Fall. Die Arbeit konnte erst relativ spät beginnen, Dina hatte damals schon große Schwierigkeiten. Die Mutter konnte uns ihr Kind einmal im halben Jahr zeigen, d.h. einmal im halben Jahr hatten wir die Gelegenheit, mit ihr persönlich zu sprechen und ihr im Gespräch Ratschläge zu geben. Unsere weitere Hilfe konnte nur schriftlich vermittelt werden. Die schriftliche Korrespondenz ist aber eine langsame und unzureichende Form der Kommunikation, obwohl wir postwendend auf alle Fragen geantwortet haben – wie die Daten zeigen. Zwischen dem Auftauchen eines Problems und dem Eintreffen des Rates verging jedesmal eine lange Zeit. Zudem gab es noch kein schriftliches Material zum Nachschauen, da das einzige kompetente Buch bisher nicht aus dem Ungarischen ins Deutsche übersetzt ist.

Dennoch hat die Mutter große Erfolge erzielt. Unter günstigeren Bedingungen hätte sie in relativ kurzer Zeit weit bessere Erfolge bei der Überwindung der Schwierigkeiten ihrer Tochter haben können.

Die Klärung aktueller Fragen wäre viel leichter gewesen, wenn wir die Möglichkeit gehabt hätten, die Erziehungsbedingungen bei Dina zu Hause wenigstens hin und wieder mit eigenen Augen zu sehen und häufiger Fotos von ihr zu bekommen, Momentaufnahmen über die aktuellen Probleme. Auch hätte die Mutter zur optimalen Organisation von Dinas Tagesablauf mehr Hilfe, wenigstens im Haushalt, benötigt! Das Petö-System ist eine Lebensweise, bei der die Zeit konsequent genutzt werden muß. Die Mutter war jedoch gezwungen, allen Schwierigkeiten alleine zu begegnen. Es wäre eine große Erleichterung für sie, wenn einige andere Mütter, die die konduktive Pädagogik auch praktizieren, in der Nähe wohnen würden und die Mütter ihre Probleme miteinander besprechen könnten. Es wäre ebenfalls ein großer Unterschied, wenn es in der Umgebung Fachleute gäbe, die wenigstens die Prinzipien der konduktiven Pädagogik kennen. Leider gab und gibt es das bis jetzt noch nicht. Die Mutter unternahm den Versuch, ihre Probleme mit anderen Menschen zu besprechen und bekam – sicher oft in bester Absicht – verwirrende Ratschläge, die sie nicht nur einmal nachhaltig beeinflußt haben. Es ist natürlich einfach, konventionelle Begriffe zu benützen. Schwierig ist es dagegen, auf eine neue Art zu denken. Die richtige Praktizierung der konduktiven Pädagogik setzt aber ein radikal neues Denken voraus. Zudem soll die Mutter einfache, vielseitig verwendbare, von Dr. Petö sorgfältig erdachte Geräte benützen, während es für sie viel einfacher ist, komplizierte, technisch hochentwickelte, teure, vielfach aber unzureichende Geräte zu erhalten. Die kindliche Entwicklung wird jedoch nur durch die ersteren gefördert.

Wir hoffen, daß die Mütter und Väter bewegungsbehinderter Kinder eine ganze Menge aus Dinas Fall lernen.

Wir sind der Meinung, daß die aufgetauchten Probleme, die Suche nach Lösungen unter den unterschiedlichsten konkreten Bedingungen, die trotz vieler Frustrationen erzielten Erfolge, also die lebendige Realität des speziellen „Falles Dina", der vorliegenden Korrespondenz eine Bedeutsamkeit verleiht, die über den individuellen Fall hinausgeht.

Die Mutter hat in den ersten drei Lebensjahren des Kindes einen einzigartigen Einfluß auf seine Persönlichkeitsentwicklung. Sie kann eine dramatische Wendung im

Leben ihres bewegungsbehinderten Kindes herbeiführen, wenn sie es mit Konsequenz und Ausdauer im Sinne des Petö-Systems erzieht.

Den Eltern ist heutzutage die biologische Verantwortung für ihr Kind genommen worden. Vor allem den Eltern eines behinderten Kindes wird die Kompetenz zum angemessenen Umgang mit ihm abgesprochen. Es ist gut, daß den Eltern schon vor der Geburt Hilfe vonseiten verschiedener Institutionen angeboten wird. Es ist aber schlecht, daß damit die Entscheidungsrechte der Eltern beschränkt werden. Unserer Meinung nach brauchen die Eltern eine Unterstützung, die es ihnen möglich macht, die Lage ihres Kindes realistisch zu sehen. Im Falle eines bewegungsgeschädigten Babys ist es besonders wichtig, daß die Mutter oder der Vater eine Vorstellung von ihren bzw. seinen eigenen Fähigkeiten entwickeln kann, die die aller Fachleute weit übertreffen.

Die Eltern sollten weder durch Illusionen noch durch Zwang daran gehindert werden, die Lage ihres Kindes richtig zu verstehen.

Über die Verfasser

Die Verfasser, das Ehepaar Dr. med. Károly Ákos (1918) und Magda Ákos (1921), befassen sich seit Jahrzehnten mit der Erforschung der generellen Hirnfunktion, der zeitlichen Funktion des menschlichen Gehirns als Ganzes (Humanchronobiologie). Die beiden konnten erklären, auf welche Weise das individuelle Bewußtsein entsteht. Sie studierten die Zeitlichkeit der physiologischen Hirnfunktion in ihrer Gesamtheit und entwickelten die psychochronographische Untersuchungsmethode (PCG), die eine quantitative Beschreibung der menschlichen Gehirnfunktion und damit ihrer physischen Gesetze und deren Ausgangsbedingungen ermöglicht. Die PCG ist eine Belastungsprobe der Gehirnfunktion und gleichzeitig der klinische Funktionstest der zentralen Ermüdung/Erholung.

Die beiden Autoren erforschten auch die human-biologische Transformation der umfassenden physiologischen Gehirnfunktion des Menschen, d.h. die Entstehung und Entwicklung der Persönlichkeit. Sie stellten die intercerebralen relationspsychologischen (Gruppen-) Bedingungen dieser normalen oder abnormalen Entwicklung dar und zeigten die praktische und theoretische Bedeutung dieser anthropogenen Kooperationen (ACOS).

Dr. Ákos war mit Dr. András Petö, dem Begründer der Konduktiven Pädagogik befreundet; sie kooperierten wissenschaftlich miteinander. Nach Petös Tod setzte Dr. Ákos seine Mitarbeit als wissenschaftlicher Berater des heutigen Petö-Instituts fort und verfaßte mit Frau Dr. Hári, Petös Nachfolgerin in der Leitung des Instituts, das Lehrbuch „Konduktive Pädagogik".

Dr. Ákos und seine Frau arbeiten unabhängig vom Petö-Institut. Dr. Ákos ist Leiter des „Forschungszentrums für Psychochronographie", seine Frau wissenschaftliche Hauptmitarbeiterin.

Die konduktive Pädagogik wurde allein von András Petö, diesem zu Lebzeiten unerkannten, nach seinem Tod in vielen Teilen der Welt berühmt gewordenen Genius entwickelt. Eine Theorie der konduktiven Pädagogik hat er nie ausgearbeitet. Dies wurde von den Verfassern nachgeholt.

Anhang:
Michael – eine Dokumentation von Gabriele Haug

An dieser Stelle möchte ich den “Fall“ Michael dokumentieren. Er ist ein weiteres Beispiel für die großartigen Möglichkeiten, die in der konduktiven Pädagogik stecken, wenn Eltern ermutigt werden, ihre eigenen Fähigkeiten wiederzuentdecken und zu nutzen. Michaels Mutter ist es gelungen, Fortschritte bei ihrem Sohn zu erzielen, die von den zuständigen Fachleuten nicht für möglich gehalten wurden und viele in eine Sprachlosigkeit versetzt haben, die bis heute noch andauert. Dabei sind Frau G.s Voraussetzungen – wie bei Dinas Mutter – denkbar ungünstig. In der Bundesrepublik gibt es weder ein Petö-Institut noch Konduktorinnen. Auch ein Aufenthalt im Budapester Petö-Institut ist so gut wie ausgeschlossen, da inzwischen Tausende von Eltern aus aller Welt auf einen Untersuchungstermin warten. Allein zwei Besuche bei Dr. Ákos und seiner Frau und eine mühsame schriftliche Korrespondenz haben bewirkt, daß Frau G. die Persönlichkeitsentwicklung ihres Sohnes in Gang setzen konnte und sie dabei auch selbst einen beeindruckenden Umdenk- und Entwicklungsprozeß durchgemacht hat.

Am Anfang dieses Buches wurde darauf hingewiesen, daß die Mutter durch eine andere ständige Bezugsperson des Kindes ersetzt werden kann. Es ist aber, zumindest zur Zeit, eine Realität in unserer Gesellschaft, daß die Frauen für die Kindererziehung verantwortlich sind. Deshalb soll noch einmal nachdrücklich darauf hingewiesen werden, daß es bei der Praktizierung des Petö-Systems durch die Mutter nicht darum gehen kann, den Müttern noch eine weitere kostensparende Last aufzubürden: die zeitliche Beanspruchung und die Verantwortung für das Gelingen. Es wird hier auch keiner „neuen Mütterlichkeit“ das Wort geredet, kein alter „Mütter-Mythos“ wiederbelebt. Zu trennen ist zwischen der gesellschaftlich aufgezwungenen Rolle der Frau

(Haushalt, Erziehung etc.) und der wissenschaftlich unbestrittenen Tatsache, daß die frühe Mutter-Kind-Beziehung einen entscheidenden Einfluß auf die Entwicklung des Kindes hat. Diese Form der konduktiven Pädagogik ist nur dann möglich, wenn die Mütter weitgehend in allen anderen Bereichen entlastet werden, z.B. durch Hilfen im Haushalt, zeitweise Versorgung der anderen Kinder der Familie u.v.m. Diese Hilfe muß organisiert werden und kann z.B. durch gemeindenahe, stadtteilorientierte Einrichtungen gewährleistet werden. Dort müssen auch Möglichkeiten geschaffen werden, wo Mütter, die sich in einer ähnlichen Situation befinden, die Möglichkeit zum Erfahrungsaustausch haben. Notwendig ist also ein bedarfsorientiertes Gesundheitswesen, das für die Vorschläge der Betroffenen offen ist. Fachleute und Betroffene müssen zu einer sinnvollen Kooperation finden.

Michael

Michael G. wird im Februar 1986 geboren. Nach der Geburt muß er 1o Tage lang vollständig beatmet werden.

Was hat er? „Wir können Ihnen nicht sagen, was er hat“, so die Aussage des zuständigen Arztes in der Universitätsklinik.

Michael bleibt vier Wochen lang in der Klinik. Schon während des Krankenhausaufenthalts wird er nach Vojta behandelt. Bei der Entlassung kann er seinen Kopf weder heben noch drehen. Die Diagnose im Entlassungschreiben lautet: „Vermutlich Halsmark-Kontusion“.

In Michaels erstem Lebensjahr geht seine Mutter zweimal wöchentlich zur Vojta-Therapie in die Universitätsklinik, dreimal täglich führt sie die vorgeschriebenen Übungen zu Hause durch. Auch das „Handling“ wird ihr gezeigt: Wie ziehe ich mein Kind am besten an? Wie nehme ich es auf den

Schoß? Die Bewegungstherapie zu Hause bringt gewaltige Probleme mit sich. Ein Baby schläft sehr viel, und wenn es wach ist, wird es gefüttert, gepflegt oder einfach in den Arm genommen und liebkost. Wie soll die Mutter da auch noch dreimal ein Programm unterbringen, ohne die emotionale Beziehung zu ihrem Baby zu vernachlässigen? Hinzu kommt noch, daß Michael von Anfang an weint, da er sich unwohl fühlt und seine Mutter auf eine Art und Weise mit ihm umgeht, die seinen heftigsten Widerstand herausfordert, gegen sein Wohlbefinden gerichtet ist, vielleicht sogar wehtut – jedenfalls Angst macht.

Daraus ergibt sich natürlich eine starke psychische Belastung für die Mutter, die spürt, daß sich das Kind vehement gegen diese Behandlung wehrt, und die deshalb auch instinktiv fühlt, daß das so nicht in Ordnung sein kann.

Ein „normaler" Tagesablauf, eine "normale", d.h. entspannte Mutter-Baby-Beziehung ist nicht möglich, da die Therapie immer im Mittelpunkt steht und das Geschehen bestimmt. Das ist sehr hart und macht keinerlei Spaß, im Gegenteil: Mit Widerwillen wird die geforderte Arbeit durchgeführt, weil es offensichtlich keine Alternative gibt und die Mutter sich später keine Vorwürfe machen will, sie habe nicht alles Erdenkliche für ihren Sohn getan.

Der Vater weigert sich, die Vojta-Übungen mit seinem Sohn durchzuführen, da er das Weinen nicht erträgt und der Meinung ist, das könne ja doch alles nichts nützen, da das Kind sich so sehr dagegen sträubt. Auch die Großmutter muß das Zimmer verlassen, wenn mit der Behandlung begonnen wird.

In der Familie G. wird viel gefeiert. Bei einem Fest, das bereits nachmittags beginnt, ist dreimal Vojta nicht möglich. Daraus resultiert ein permanent schlechtes Gewissen der Mutter. Die vernachlässigte Pflicht geht ihr ständig im Kopf herum und nimmt ihr die Freude am Fest. Die Aversion gegen die Therapie geht schließlich so weit, daß sich

Frau G. auf jede Impfung freut, da die darauffolgenden Tage „vojta-frei“ sind.

Etwa im fünften Lebensmonat wird eine starke Skoliose diagnostiziert, sowie eine starke Einseitigkeit: Die rechte Körperseite ist stärker beeinträchtigt. Michael bekommt eine „Säuglingsumkrümmungsbandage“, die er während seines ersten Lebensjahres Tag und Nacht umgeschnallt trägt. Er liegt meistens, da ein Sitzen nicht möglich ist.

An seinem ersten Geburtstag kann er den Kopf zwar kurz halten, jedoch nicht, wenn er auf dem Rücken liegend an den Armen hochgezogen wird. Die Fäuste sind ständig geballt, er kann weder greifen, noch die Hände willkürlich öffnen. Die Beine bewegt er nicht selbständig.

Ein „Kernspintomogramm“ wird durchgeführt, das keine Auffälligkeiten des Gehirns zeigt. Die Ärztin diagnostiziert eine „Halsmarkläsion in Höhe HWK 2“, was sie als „höheren Teilquerschnitt“ erklärt. Die Diagnose einer zweiten zu Rate gezogenen Ärztin lautet: „eine vom Gehirn ausgehende Bewegungsstörung“.

Mit eineinhalb Jahren hat Michael einen starken, durch die Skoliose verursachten Buckel.

Die Behandlung mit Vojta geht weiter, parallel dazu wird eine Bobath-Behandlung begonnen. Das sieht dann konkret so aus: Einmal in der Woche – Vojta-Therapie bei der Therapeutin, zu Hause werden die gezeigten Übungen drei- bis viermal täglich von der Mutter durchgeführt. Einmal in der Woche – Bobath-Therapie bei einer anderen Therapeutin, die der Mutter auch zeigt, wie Michael richtig angezogen wird.

Die Mutter zieht einen bekannten Orthopäden, der ihr empfohlen wurde, zu Rate. Er meint: „Sie müssen sich damit abfinden, daß Sie ein schwerstbehindertes Kind haben, das weder sitzen, noch gehen können wird. Das äußerste Ziel wird sein, daß er vielleicht einmal seinen elektrischen Rollstuhl selbständig führen kann – einen mechanischen wahrscheinlich nicht. Das kann allerdings in zwei Jahren ganz anders aussehen."

Warum sagt ein Arzt so etwas zu einer betroffenen Mutter? Weiß er überhaupt, was er damit anrichtet, wieviel er zerstört?

Bei Frau G. ist damit jedenfalls jede Hoffnung im Keim erstickt. Wozu all diese Anstrengungen und Mühen mit den verschiedenen Therapien, wenn doch alles sowieso nichts nützt? Die Motivation sinkt auf den Nullpunkt. Frau G. geht zwar auch weiterhin zur Therapie, weil sie keine Alternative kennt, sieht jedoch keinen Sinn darin, zumal Michael sich massiv wehrt.

Nachdem die Vojta-Therapeutin die Aussage des Orthopäden gehört hat, meint sie, man müsse die Ansprüche an Michael herunterschrauben, weil er offensichtlich gar nicht in der Lage ist, das auszuführen, was von ihm bislang verlangt worden ist.

Mit eindreiviertel Jahren wird die Vojta-Therapie abgebrochen – erst jetzt, obwohl Michael schon seit seinem ersten Geburtstag keine positiven Reaktionen mehr zeigt und ständig weint. Er ist ein "Blockierer", heißt es. Mit Bobath geht es weiter.

Zu diesem Zeitpunkt hat Michael noch keine Rumpfkontrolle, die Beine bewegt er kaum, die rechte Hand setzt er überhaupt nicht ein.

Michael ist ein ruhiges, zufriedenes Kind, das keinen eigenen Willen hat und mit allem zufrieden ist, was er bekommt. Er ist sehr lärmempfindlich. Zu Beginn der Bobath-Behandlung weint er auch immer, vielleicht, weil sie im selben Raum stattfindet wie die Vojta-Behandlung. Nach einiger Zeit jedoch macht er gerne mit. Die Therapeutin übt das Sitzen und Stehen mit ihm, jedoch auf passive Weise, d.h. sie setzt oder stellt ihn hin und hält ihn fest, während er spielt. „Das macht ihm Spaß, weil er nichts machen muß, sondern nur spielen darf", meint Frau G. Mit ca. zwei Jahren hat sich die Rumpfkontrolle verbessert, die Skoliose ist nicht mehr so stark. Der rechte Arm wird nicht benützt und hängt hinunter. Michael kann ihn aber etwas heben, wenn er motiviert ist, z.B. seine Armkette zeigen will. Ansonsten zieht er den Arm bei Berührung weg. Die Beine bewegt er kaum, beim Kitzeln zieht er sie hoch. Er sitzt, wenn er sich mit dem Rücken anlehnen kann, fällt jedoch bald zur Seite, da er sich nicht abstützen kann. In Bauchlage kann er kurzzeitig den Kopf heben, was aber große Anstrengung erfordert.

Michael bekommt einen speziellen Sitz, in den er hineingeschnallt wird, wenn er spielen will. Das gefällt ihm gut, weil der Sitz bequem ist. Auch für die Mutter ist das bequem – Michael ist für eine Weile beschäftigt, und sie kann zwischenzeitlich etwas anderes erledigen. Michael bekommt auch ein „Stehbrett". Er weigert sich jedoch, sich da hineinschnallen zu lassen. Es steht seither unbenutzt im Keller.

Im Januar 1988 hört Frau G. bei einem Vortrag von mir zum erstenmal über die konduktive Pädagogik und setzt sich mit mir in Verbindung. Sie erfährt mehr über diesen faszinierenden Ansatz und liest die „Broschüre für die Mütter" (s. Teil I dieses Buches). Daraus entnimmt sie, wie ein cerebral geschädigtes Kind zur Sauberkeit erzogen werden kann, indem es auf ein Töpfchen gesetzt wird, das so vor einem Sprossenstuhl steht, daß sich das Kind an einer Sprosse festhalten kann. Genau das ist im Moment ein aktuelles Problem: Wie wird Michael sauber? Er will zwar aufs Töpfchen oder die Toilette, möchte dabei aber alleine sein. Das geht jedoch nicht, weil er ohne Stütze herunterfällt.

Frau G. bekommt die skurrilsten Vorschläge zu hören: allerhand Aufsätze und tolle Konstruktionen, die aber alle ihre „Haken" haben. Einfach zu handhaben ist nichts. Manche erfordern den Umbau der Toilette. Da kommt die Idee mit dem Töpfchen und dem Sprossenstuhl gerade recht! Der Großvater stellt in kurzer Zeit einen solchen Stuhl her.

Erster Versuch: Michael wird aufs Töpfchen gesetzt, und der Stuhl wird so vor ihn hingestellt, daß er sich an einer Sprosse festhalten kann. Die Mutter hilft dabei noch. Er äußert den Wunsch, alleine auf dem Topf zu sitzen. Als ihn die Mutter losläßt, kippt er jedoch um. Er lernt aber schnell, sich so festzuhalten, daß er nicht mehr herunterfällt und ist ganz begeistert, daß er selbständig sitzen kann.

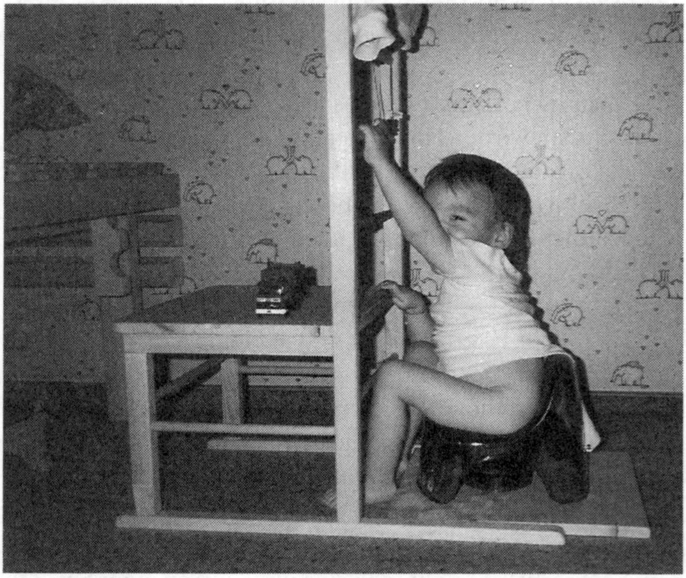

Dieses Beispiel, sowie die Lektüre und die Gespräche lassen die Mutter erkennen, wie zentral wichtig die Motivation und das Selbsttätigsein bei der konduktiven Pädagogik sind.

Als Michael zwei Jahre und vier Monate alt ist, fahren Frau und Herr G. mit ihrem Sohn nach Budapest. Dr. Ákos und seine Frau schauen sich Michael an, die Situation wird eingehend besprochen. Sie erläutern die wesentlichen Elemente der konduktiven Pädagogik in Bezug auf Michael und geben den Eltern Ratschläge und Anleitungen (kostenlos).

Michael soll z.B. zunächst so wenig wie möglich hingesetzt werden. Stattdessen soll mit ihm viel in Bauch- und Rückenlage gespielt werden, vorerst auf dem Boden, bis eine Pritsche hergestellt ist. Dr. Ákos würde die Familie gerne in zwei Monaten wiedersehen. „Ich bin aber nicht so sehr auf Michael gespannt wie auf Sie“, sagt er.

Der Anfang ist schwierig, da Michael gerne in seinem Spezialstuhl sitzt. Die Mutter (und auch der Vater, wenn er Zeit hat) versucht, sich Spiele auszudenken, die ihm gefallen und ihn dazu motivieren, die Arme auf die Ellbogen aufzustützen und Oberkörper und Kopf zu heben. Eine Motivationsmöglichkeit ist z.B. seine Vorliebe für die Fernsehserie „Heidi“. Also legt die Mutter ihn so auf den Boden, daß er, wenn er Heidi sehen will, sich abstützen muß. Und – so unglaublich das klingt – es gelingt ihm tatsächlich, den Kopf zu heben und sich für einige Zeit abzustützen. Es dauert nicht lange, bis er sich mit zunehmender Sicherheit für immer längere Zeit abstützen kann, ohne umzufallen.

Er findet immer größeren Gefallen daran, sich zu drehen, vom Bauch auf den Rücken und zurück. Je besser er auf dem Boden liegen und sich dort bewegen kann, desto lieber liegt er dort.

Auch seine Haltung zur Umwelt und zu allem, was um ihn herum vorgeht, ändert sich: Er interessiert sich für alles Mögliche und spielt bald selbständig, ohne immer wieder zu betonen, daß er das nicht kann und die Mama ihm helfen soll. „Ich will alleine“, ist bald häufig zu hören. Das ist natürlich auch eine große Erleichterung für die Mutter, die dadurch mehr Zeit für andere Dinge zur Verfügung hat.

Michael vollzieht eine faszinierende Wendung zu einem aufgeweckten, interessierten, neugierigen Kind, das seinen eigenen Willen entdeckt. Er ist nicht mehr mit allem zufrieden, was ihm vorgesetzt wird, sondern äußert durchaus lautstark seinen Unmut und versucht, seinen „Kopf“ durchzusetzen.

Der Prozeß von Michaels Persönlichkeitsentwicklung ist in Gang gesetzt worden durch die Art und Weise, wie sich seine Mutter mit ihm beschäftigt. Im Mittelpunkt dieser Beschäftigung steht seine Motivation. Die Mutter geht auf ihn ein, läßt sich von seinen Bedürfnissen und Fortschritten leiten und hilft ihm beim Erreichen seiner Ziele. Auch die Mutter hat nun das Gefühl, sich auf dem richtigen Weg zu befinden, da Michael nach relativ kurzer Zeit schon beachtliche Fortschritte gemacht hat. Durch seine Persönlichkeitsentwicklung und seine motorischen Fortschritte ermutigt schöpft sie wieder Hoffnung und ist motiviert, den eingeschlagenen Weg konsequenter und zielbewußter zu gehen.

Auch früher hat Frau G. schon viel mit Michael gesungen. Da sie jetzt weiß, wie wichtig Rhythmus, Musik und Lieder für gehirngeschädigte Kinder sind, singt sie viel mit ihrem Sohn, dem das sehr viel Spaß macht. In der konduktiven Pädagogik spielt die Sprache eine zentrale Rolle. Tätigkeiten und Bewegungen werden über die Sprache bewußt. Frau G. erkennt diese Zusammenhänge allmählich und beginnt, all das zu versprachlichen, was Michael tut bzw. was sie mit ihm tut.

Als Michael zwei Jahre und fünf Monate alt ist, reist die Familie G. ein zweites Mal nach Budapest zu Dr. Ákos und seiner Frau. Die neue Situation wird erörtert, Probleme und Fragen werden geklärt, neue Ratschläge und Anleitungen gegeben (kostenlos). Dr. Ákos und seine Frau sind überrascht von Michaels unerwartet schneller Entwicklung. Voller Freude stellen sie fest, daß er jetzt seine Beine von selbst bewegt. Als Frau G. erzählt, daß er mit beiden Beinen ein Schrittchen machen kann – natürlich wenn er dabei gestützt wird – sagt Dr. Ákos: „Jetzt weiß Michael, daß er Beine hat."

Michael versucht nun, in Bauchlage beim Abstützen den linken Arm zu heben, um etwas zu greifen und zu sich herzuholen. Schon bald streckt er dabei auch den linken

Arm und läßt die Hand offen – eine Erfahrung, die ihm selber sehr gefällt.

An zahllosen Beispielen erfahren die Eltern immer wieder, wie wichtig die Motivation ist, damit Michael selbst tätig wird, seine Neugierde entdeckt und sich dadurch selbst fordert.

So sitzt er z.B. einmal auf seinem Töpfchen und hält sich am Sprossenstuhl fest. Plötzlich ruft er nach seiner Mama, die über das „Kunststück" staunt, das sie nun zu sehen bekommt: Er hat herausgefunden, daß er den Sprossenstuhl wegschieben kann, indem er die Arme streckt und sich nach vorne beugt und ihn wieder zu sich heranziehen kann. Das wiederholt er dutzende Male, weil es ihm so viel Spaß macht.

Bald wird der Spezialsitz nicht mehr verwendet, weil Michael nicht mehr drin sitzen will.

Wenn er schief dasitzt und seine Mutter ihn auf diese falsche Sitzposition aufmerksam macht, indem sie sagt: „Michael, wie sitzt du denn?", korrigiert er seine Haltung sofort und setzt sich aufrecht hin. Manchmal zittert sein linker Fuß („Klonus"). Dann genügt die Aufforderung der Mutter: „Michael, schau mal, dein Fuß!", um ihm das Zittern bewußtzumachen und es abzustellen, indem er den Fuß gegen einen Gegenstand drückt.

Diese Beispiele verdeutlichen die Einheit von Sprache und Bewußtsein. Über die Sprache kann eine Haltung, Bewegung oder Tätigkeit bewußtgemacht werden. Dadurch wird die Voraussetzung für deren Änderung geschaffen.

Michael sitzt gerne auf einem niedrigen, schmalen Mäuerchen im Garten, wenn dort der Großvater und die Nachbarskinder sitzen, spielen und sich unterhalten. Dabei hielt ihn seine Mutter bislang fest. Einmal fordert er: „Mama, laß mich los!", worauf die Mutter sagt, sie könne ihn doch nicht loslassen, ohne daß er umfiele. Er aber beharrt: „Doch, laß mich los!" Und sie läßt ihn los mit der Gewißheit, seinen Fall gleich abfangen zu müssen. Michael jedoch sitzt tatsächlich und bleibt auch sitzen: aufrecht, abgestützt durch seine Beine, angelehnt am Zaun, ohne sich mit den Händen abzustützen und ohne seitlichen Halt, was bislang nicht möglich war.

Michael kann es selbst nicht fassen, kommt ganz in Aufregung, freut sich schrecklich und lacht. Er will, daß alle ihn sehen und bleibt „ewig" sitzen, wie es der Mutter scheint. Seither will er oft auf dem Mäuerchen sitzen. Frau G. fordert ihn immer wieder auf, sich mit den Händen auf der Mauer abzustützen, damit er sicher sitzen kann und zeigt ihm auch, wie er das tun soll. Manchmal tut er's schon.

Michael ist ein schlechter Esser. Bislang wurde er immer gefüttert. Vor kurzem äußerte er den Wunsch, selbständig zu essen. Die Mutter zeigt ihm, wie er Gabel oder Löffel greifen und zum Mund führen kann. Anfänglich verstärkt sie seinen Griff mit der eigenen Hand und führt die Bewegung mit ihm aus. Er lernt aber schon bald, das alleine zu tun. Seit er selbständig ißt, ißt er auch mehr als vorher.

Seine schwer beeinträchtigte rechte Hand ist bereits viel beweglicher und geschmeidiger geworden. Er beginnt, sie willkürlich zu öffnen und wieder zu schließen, wenn die Mutter sein Handgelenk stützt. Dabei spricht sie zu ihm.

Ein ganz wesentlicher Punkt im wechselseitigen Lehr- und Lernprozeß zwischen Mutter und Kind ist die Beobachtung. Frau G. beobachtet Michaels Leistungsentwicklung ständig ganz genau und paßt die Art und Weise, wie sie sich mit ihm beschäftigt und spielt, daran an. Sie hat sich z.B. ein Spiel ausgedacht, bei dem er beide Hände einsetzen muß. Durch die symmetrischen Bewegungen hat sich die Seitendifferenz vermindert. Dazu trägt auch bei, daß Michael seit einiger Zeit aus einem zweihenkligen Becher trinkt, den er mit beiden Händen greift. Seine Mutter stützt sein rechtes Handgelenk noch beim Trinken.

Bei jeder Beschäftigung und jedem Spiel werden zwei

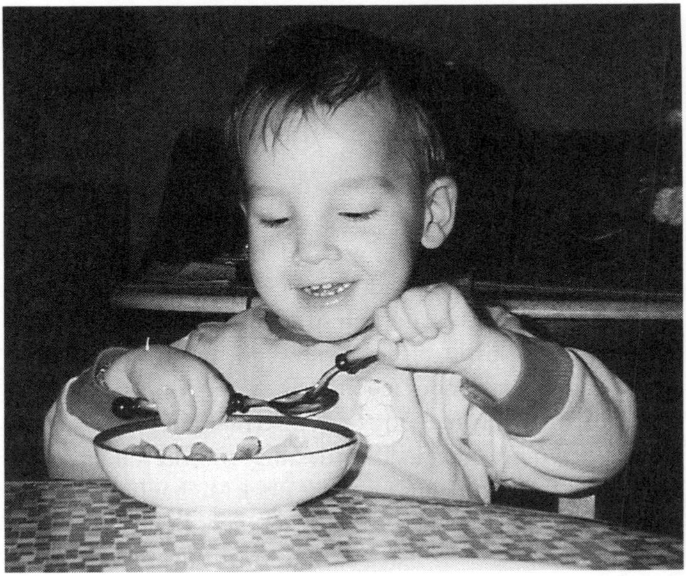

Ziele angestrebt. Einmal soll es dem Kind Spaß machen, sonst wird es nicht aktiv und lernt auch nichts dabei. Das andere Ziel ist die Steigerung der Fähigkeit, die Hände, Arme und Beine angemessen zu gebrauchen. Das sind Voraussetzungen für das selbständige Sitzen, Stehen und Gehen. Dadurch nehmen die Symptome der Bewegungsschädigung allmählich ab. Aufgabe der Mutter ist es, ihre Erziehungsziele mit den Motivationen des Kindes in Einklang zu bringen.

Frau G. macht immer wieder Fotos von Michael, um sie mit ihren Fragen und Erläuterungen ihrer Arbeit zu Dr. Ákos und seiner Frau zu schicken. Wir haben auch Videoaufnahmen gemacht und nach Budapest geschickt. Die beiden Ákos diskutieren das Material und geben brieflich Erklärungen, Anweisungen und Tips.

Inzwischen hat sich auch die Einstellung von Frau G. zu ihrem Sohn entscheidend geändert. Früher bestimmte seine Behinderung das Verhältnis zwischen ihr und ihm. Er war ihr krankes Kind. Selbstmitleid kam hinzu (Warum gerade ich?), verstärkt durch das Mitleid von Verwandten und Freunden. Eine negative Sichtweise beherrschte nach und nach das ganze Leben, insbesondere das Familienleben.

Heute ist Michael nicht mehr das behinderte Kind, sondern in erster Linie ihr Sohn, der einen größeren Erziehungsbedarf hat als andere gleichaltrige Kinder. Die gesamte Situation ist entspannter geworden, es macht ihr und Michael Spaß, sich miteinander zu beschäftigen. Die künstliche, aufgezwungene Therapiesituation gibt es nicht mehr. Michael macht nicht nur freiwillig mit, er entwickelt auch selbst Ideen, von denen sich Frau G. wieder inspirieren läßt.

Die zuständigen Ärzte/innen, Krankengymnastinnen, Pädagogen/innen der Frühförderung und die anderen Eltern sind gleichermaßen erstaunt über Michaels großartige Fortschritte, die sie nie für möglich gehalten haben. Dadurch hat Frau G.s Selbstsicherheit stark zugenommen. Sie vertraut zunehmend auf die eigenen Fähigkeiten und ist stolz auf das Erreichte.

Gabriele Haug

Nach Drucklegung:
Die Mutter berichtet voller Freude, daß Michael nun – sich am Sprossenstuhl haltend – die ersten Schritte seines Lebens macht.

Der ungarische Arzt und Pädagoge Dr. András Petö (1893-1967) entwickelte nach dem zweiten Weltkrieg die „konduktive Pädagogik" und gründete im Jahre 1952 in Budapest ein Institut, das seit einigen Jahren den Namen „Mozgássérültek Petö András Intézete" („Petö-Institut für motorisch Beeinträchtigte") trägt. Hier werden auch Konduktoren/innen ausgebildet.

Mit großem Erfolg kann dem folgenden Personenkreis durch die konduktive Pädagogik geholfen werden:

Kindern mit:
- cerebralen Bewegungsschädigungen:
  Spastik
  Athetose
  Ataxie
  alle Mischformen der vorgenannten
- spinomotorischen Dysfunktionen (Rückenmarksschädigungen):
  Spina bifida
- peripheromotorischen Dysfunktionen

Erwachsenen mit:
- cerebralen Dysfunktionen:
  Parkinson Krankheit
  Multipler Sklerose
  Hemiplegie (Halbseitenlähmung)
- spinomotorischen Dysfunktionen:
  Querschnittslähmung

Weitere Literatur in deutscher Sprache zum Thema „konduktive Pädagogik“:

Gabriele Haug:
Was ist konduktive Pädagogik?
Ein Überblick
32 Seiten mit 10 Abbildungen
Alabanda-Verlag, 1988
erhältlich über den Vertrieb Karlstr. 101, 7900 Ulm
oder im Buchhandel DM 7,–

In Vorbereitung ist die deutsche Bearbeitung des
Grundlagenwerks zur konduktiven Pädagogik:
Károly Ákos/Mária Hári:
Konduktive Pädagogik
Alabanda-Verlag, 1989